高等职业学校"十四五"规划药学类及中医药类专业新形态一体化特色教材

（供药学、药物制剂技术、药品经营与管理等专业使用）

药学服务技术

U0166003

主　编　郑　辉　范高福

副主编　马　腾　黄　娇　蓝　俊

编　者　（按姓氏笔画排序）

丁宇翔　益阳医学高等专科学校

马　腾　枣庄科技职业学院

马运成　幸福人大药房连锁（山东）有限公司

孙莉华　合肥职业技术学院

李　娟　贵州护理职业技术学院

杨　玲　贵州护理职业技术学院

陈惠心　贵州护理职业技术学院

范高福　合肥职业技术学院

郑　辉　枣庄科技职业学院

黄　娇　重庆三峡医药高等专科学校

蓝　俊　贵州护理职业技术学院

华中科技大学出版社
http://press.hust.edu.cn
中国·武汉

内 容 简 介

本教材是高等职业学校"十四五"规划药学类及中医药类专业新形态一体化特色教材。

本教材共分为五个模块,内容包括认识药学服务、药学服务道德与礼仪、药学信息服务、药品调剂、静脉用药集中调配、药物治疗管理、药品不良反应与药源性疾病、治疗药物监测与个体化给药、特殊人群的用药指导、常见症状的自我药疗、常见疾病的自我药疗、常见慢性疾病的健康管理及实训。

本教材可供药学、药物制剂技术、药品经营与管理等专业使用。

图书在版编目(CIP)数据

药学服务技术/郑辉,范高福主编.—武汉:华中科技大学出版社,2023.8
ISBN 978-7-5680-9422-1

Ⅰ.①药… Ⅱ.①郑… ②范… Ⅲ.①药物学-教材 Ⅳ.①R9

中国国家版本馆 CIP 数据核字(2023)第 157799 号

药学服务技术
郑 辉 范高福 主编
Yaoxue Fuwu Jishu

策划编辑:史燕丽
责任编辑:曾奇峰 丁 平
封面设计:原色设计
责任校对:刘小雨
责任监印:周治超
出版发行:华中科技大学出版社(中国·武汉)   电话:(027)81321913
　　　　　武汉市东湖新技术开发区华工科技园   邮编:430223
录　　排:华中科技大学惠友文印中心
印　　刷:武汉科源印刷设计有限公司
开　　本:889mm×1194mm　1/16
印　　张:15.25
字　　数:470 千字
版　　次:2023 年 8 月第 1 版第 1 次印刷
定　　价:49.90 元

高等职业学校"十四五"规划药学类及中医药类专业
新形态一体化特色教材编委会

网络增值服务

使用说明

欢迎使用华中科技大学出版社医学资源网 yixue.hustp.com

1 教师使用流程

（1）登录网址：**http://yixue.hustp.com**（注册时请选择教师用户）

注册 ＞ 登录 ＞ 完善个人信息 ＞ 等待审核

（2）审核通过后，您可以在网站使用以下功能：

下载教学资源　　建立课程　　管理学生　　布置作业　查询学生学习记录等

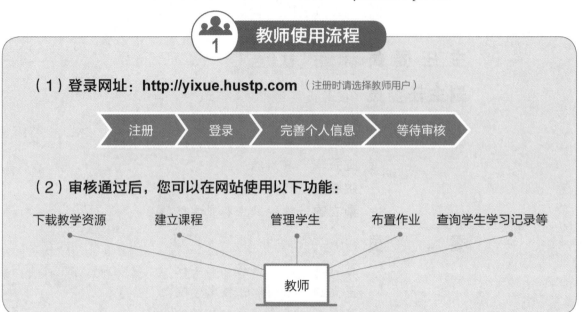

教师

2 学员使用流程

（建议学员在PC端完成注册、登录、完善个人信息的操作）

（1）PC 端操作步骤

① 登录网址：http://yixue.hustp.com（注册时请选择普通用户）

注册 ＞ 登录 ＞ 完善个人信息

② 查看课程资源：（如有学习码，请在个人中心－学习码验证中先验证，再进行操作）

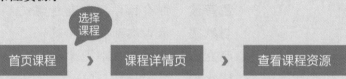

选择课程

首页课程 ＞ 课程详情页 ＞ 查看课程资源

（2）手机端扫码操作步骤

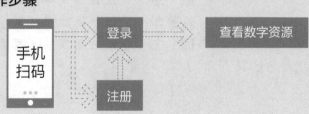

手机扫码　　登录　　查看数字资源

注册

前言

本教材是根据 2021 年 8 月华中科技大学出版社在线上组织召开的"高等职业学校'十四五'规划药学类及中医药类专业新形态一体化特色教材"编写研讨会精神组织编写的,供全国高职高专药学、药物制剂技术、药品经营与管理等专业使用。

本教材具有以下特点。

1. 对接标准、课证融通 紧扣执业药师(综合知识与技能)考试大纲,与考试零距离对接,全面覆盖知识点与考点,有效提高考试通过率,真正实现课证融通。

2. 对接岗位、强化技能 根据零售药店及医院药房真实岗位需求,认真调研,安排编写大纲,理论与实践相结合,使学生掌握岗位核心能力的同时,真正实现强化技能。

3. 紧跟变化、创新形式 根据学情,打破传统,创新编写模式,采用任务驱动,设置学习目标、岗位对接、导学情景、知识链接、点滴积累、历年真题、模拟检测等内容,丰富教材内容,提高学生兴趣。

4. 紧跟时代、课程思政 紧跟时代变化,通过知识拓展,将思想政治课程的各种教育元素融入专业课中,"润物细无声",使思想政治工作贯穿教育教学的全过程,提升思想政治教育的亲和力和针对性,满足学生成长与发展的需求和期待,使专业课程与思想政治理论课同向同行,形成协同效应。习近平总书记在党的二十大报告中强调,"社会主义核心价值观是凝聚人心、汇聚民力的强大力量……用社会主义核心价值观铸魂育人,完善思想政治工作体系,推进大中小学思想政治教育一体化建设"。

本教材共分为五个模块,包括十二个项目和实训。具体分工如下:陈惠心编写项目一;李娟编写项目二;黄娇编写项目三;马腾编写项目四;蓝俊编写项目五;杨玲编写项目六;范高福编写项目七、八;丁宇翔编写项目九;孙莉华编写项目十;郑辉编写项目十一;项目十二及实训一起由所有编者参与编写。

本教材按 94 学时编写,其中理论知识 58 学时、实训 36 学时。各学校可根据实际情况在课时安排上灵活调整。

本教材在编写过程中,查阅了许多学者的成果,也得到了编者所在学校领导的大力支持。同时,华中科技大学出版社对本教材的编写和出版做了大量的工作,在此一并表示感谢。

本教材是编者集体智慧的结晶,由于编者的水平和能力有限,书中难免有疏漏和不当之处,恳请广大读者批评指正。

编 者

目录

模块五　实　　训

模块一

药学服务知识

认识药学服务

扫码看课件

学习目标

知识目标

1.掌握:药学服务的定义、服务对象以及工作内容。

2.了解:药学服务的产生背景。

能力目标

1.熟知药学服务的重点服务对象。

2.能够运用所学知识开展药学服务工作。

素质目标

1.培养学生尽职尽责、爱岗敬业、用心服务的职业素养。

2.提高学生依法售药、童叟无欺的职业意识。

岗位对接

职业面向:药品经营。

职业要求:接待患者,仪表大方,问病荐药,顾客满意。

导学情景

情景描述:王奶奶,65岁,由于天气转凉未及时添加衣服,忽感全身发冷、头痛、咳嗽,去药店购药。李药师根据病情及其他合并疾病,推荐了某种感冒药。同时,李药师详细讲解了药物的使用注意事项,对王奶奶有疑问的问题进行了解答,指导其合理用药,提供了相关的药学服务。

学前导语:下面将学习药学服务的基本概念、药学服务的服务对象,以及药学服务的基本工作内容。

任务一　药学服务概述

药学服务(PS)是指药学技术人员应用药学专业知识、技能和工具,向社会公众(包括医护人员、患者及其家属、其他关心用药的群体等)提供直接的、负责任的、与药品使用相关的各类服务。

药学服务的宗旨是提高药物治疗的安全性、有效性和经济性,提高社会公众的健康水平和生活质量。

　　"药学服务"一词最早出现在 20 世纪 70 年代,其理念源自"为药物使用负责"的思想,以区别于之前单纯的药品调配工作,该思想突破了临床药学关注药物的局限。目前,人们普遍接受美国学者 Hepler 和 Strand 等人于 1990 年给出的上述概念,我国于 20 世纪 90 年代初引入药学服务概念。

　　药学服务的基本要素是"与药物使用有关"的"服务"。这种服务主要以提供专业知识和信息的形式满足患者在药物治疗上的特殊需求,包括药物的选择、给药途径与给药方法、药品不良反应监测、疗效评估、健康教育等。药学服务是全程化的服务,涵盖药物使用的整个过程,包括用药前的教育、用药过程中的咨询、用药后的监测与评价等;药学服务还必须落实到药物的使用效果上,即以改善和提高患者的生活质量为目标。

一、药学服务的服务对象

　　药学服务的中心是患者,服务对象包括医护人员、患者及其家属和其他关心用药的群体等,是一种以患者为中心的主动服务。

　　药学服务的重点服务对象如下。

　　(1)用药周期长的慢性疾病患者,或需要长期甚至终身用药者。

　　(2)患有多种疾病,需要同时应用多种药物者。

　　(3)特殊人群,如小儿、老年人、妊娠期和哺乳期妇女、肝肾功能不全者、特殊体质者、血液透析者等。

　　(4)药物治疗效果不佳,需要重新选择药物或调整用药方案者。

　　(5)用药后容易出现明显不良反应者。

　　(6)使用特殊剂型和特殊给药途径的患者。

　　(7)使用安全范围小、个体差异大的药物,需进行治疗药物监测者。

　　药学服务具有很强的社会属性。药学服务的社会属性不仅表现在服务于治疗用药,还表现在关注预防用药和保健用药,即向公众宣传合理用药知识、开展健康教育指导。

二、药学服务的产生背景

　　药学服务是随着药学发展逐渐兴起的一个分支学科,其在临床药学的基础上逐渐细化并形成一个知识体系。其发展至今大概经历了三个阶段。

　　第一阶段以保障药品供应为中心,药品供应、调配为主要工作内容。

　　第二阶段以临床用药实践为中心,指导临床合理用药为主要工作内容。

　　第三阶段以患者为中心,指导患者合理用药、提高患者生活质量为主要工作内容。

　　美国国会在 1951 年通过了由一位药师参议员提出的 *Durham-Humphrey Amendment*(即《处方药修正案》),规定了处方药与非处方药的分类标准,在世界上首创了药品分类管理制度。该制度是实施药学服务的制度保障。我国也于 1999 年发布了《处方药与非处方药分类管理办法(试行)》,此后相继发布了第 1～6 批国家非处方药目录,并建立起一整套管理法规。药品分类管理制度很好地确立和深化了处方药与非处方药的合理使用,增强了社会公众自我保健、自我药疗的意识,使药师在自我药疗与自我保健中的作用更加突出,满足了公众对药学服务的需求,促进了我国社区药学服务工作的开展。

　　社会公众的迫切需求是实施药学服务的社会基础。随着我国人口结构逐渐老龄化,心脑血管疾病、代谢性疾病、神经系统疾病等慢性非传染性疾病(简称慢性疾病)已成为我国常见病和多发病。这些疾病一般病程较长,甚至伴随患者终身,使得患者必须长期依赖药物治疗。此外,随着人们自我保健、自我药疗意识的增强,慢性疾病患病率的上升,人们越来越关注如何更加安全、有效、经济地使用药品。但是新药的研发、用药复杂性的增加、药价的虚高、虚假药品广告的蔓延、药品不良反应和药源性疾病等药害事件的频频出现,致使社会公众出于对药品使用安全性的需要,对药师的要求已不再仅限于为他们提供安全、有效的药品,而且还包括为他们提供与药物治疗有关的全方位药学服务。

　　学科的发展和不断细化为药学服务奠定了坚实的理论基础。随着现代生命科学的发展和医药科技的进步,药学学科分支也得到了快速发展,逐渐趋于完善。药物作用机制及靶向作用位点的详细阐明、药物治疗方面知识的完善、药物基因组学的开拓、治疗药物监测手段的发展等,促进了个体化给药方案的优化实施。药学信息学对合理用药进行了解释和设计,药物经济学对药物治疗的成本-效果提供了比较方法和更多选择,循证药学为研究药品疗效、不良反应的发生等提供了重要方法和依据。

不断提高药学技术人员素质也为高效率开展药学服务提供了重要的技术保障。专业素养是药学服务成功开展的关键。为了适应现代药学事业的发展,满足公众对药学服务的需求,满足药学服务岗位对药学人才培养的要求,大部分医药院校在药学、药品营销等专业的课程体系构建中增加了临床医学概论、临床药物治疗学、药学服务技术等课程。这些课程改变了药学专业学生传统的知识体系,由以往的理论为主,变成理论与实践相统一,将所学知识与工作日常相结合,使其能够更好地满足药学服务岗位的需求。此外,从2020年起国家执业药师资格考试大纲进行了改革,在考试中逐渐加大了对药学实践技能和综合知识应用能力的考查,以使药学技术人员能够做到活学活用、知行统一,为有效开展药学服务夯实基础。

三、药学服务的意义

(1)协助医护人员制订适宜的药物治疗方案,指导患者正确用药,对治疗过程进行监测,提高药物的疗效、减少不良反应,减轻患者痛苦。

(2)对公众进行健康知识宣教,促进公众采取健康生活方式、合理饮食、适量运动,正确保健、积极预防疾病,遵医嘱治疗疾病,提高医疗质量。

(3)对药物的利用情况进行研究与评价,对药物使用情况进行监测,合理配置资源,为医药卫生政策的调整提供技术支持,节约有限的医药卫生资源。

(4)为公众提供药学服务,为社会做出有益贡献,获得社会的尊重与认可,以实现药师的自身价值。

(5)改善医院或零售药店的用药管理,提升其核心竞争力。

点 滴 积 累

1.药学服务(PS)是指药学技术人员应用药学专业知识、技能和工具,向社会公众(包括医护人员、患者及其家属、其他关心用药的群体等)提供直接的、负责任的、与药品使用相关的各类服务。

2.药学服务的中心是患者,服务对象包括医护人员、患者及其家属和其他关心用药的群体等。

任务二 药学服务发展现状

一、国外药学服务发展现状

药学服务的概念首先由美国学者提出。美国作为临床药学的发源地,其药学服务的发展历程主要分为三个阶段:被动服务阶段、由被动向主动转变的过渡阶段、药学监护阶段。

(一)被动服务阶段

在这段时期,药师主要在医院内部开展工作,工作重心围绕药品供应和质量控制,药师对患者的药物治疗结果不承担直接责任。

(二)过渡阶段

药学服务工作范围进一步扩大,药师参与患者的具体药物治疗工作,注重面对面的患者服务,并且将工作范围向医院以外人群的合理用药及健康保健领域延伸。

(三)药学监护阶段

20世纪90年代以后,药学服务的概念发生了根本转变,工作模式从传统的"以药物为中心"转向"以患者为中心"。药师的工作职能和范围进一步拓宽,开始直接面向患者、面向所有的医疗机构、面向整个社会,目的也不仅是促进合理用药,还包括改善和提高患者的生活质量,提升医疗质量和公众健康水平,同时降低卫生资源的消耗。

在美国,较多地区的药学服务呈现专科化发展趋势,专科化的药学服务可以进一步提高药学服务的品质;此外,药师融入医疗团队中发挥作用也得到关注和重视。2014年美国临床药学学会提出"建立以患者为中心的医疗之家服务模式,实现对患者的全面药学服务"。这种模式不同于传统的基本药学服务,强调以患者为中心的团队性综合医疗服务,通过临床、护理、药学人员的多方协作,开展防病和健康管理教育,从多方面提升患者生活质量及降低医疗费用。与此同时,相对完备的临床药学教育体系为其药学服务的提升奠定了坚实的基础。目前,美国的临床药学教育已经全面实施8年制的Pharm.D(药学博士)教育,即药学博士学位已成为唯一的药师实践准入"门槛"。再者,毕业后规范化继续教育也为药师开展药学服务提供了有力保障。

同时,美国医疗政策变革和医疗保险制度的发展在药学服务的发展进程中也扮演了重要的角色。为了有效管控和降低医疗费用、提高医疗质量,医疗机构和药学机构进行了多项医疗经济学和药物经济学研究。美国于1990年颁布的协调预算法案OBRA-90要求各州以法规的形式赋予药师向患者提供用药指导的责任。由此可见,药师的角色与功能已经获得社会认可。目前在美国,平均每百张病床配备各类药师17.37人,绝大多数医院能够开展形式多样的临床药学服务,提供涵盖以下内容的药学服务:药物合理使用、药学信息咨询、患者用药教育、药物利用评价、治疗药物监测(TDM)、药品不良反应(ADR)监测与报告等,为患者提供全方位的专业药学服务。

另外,社区和社会(药房)也是药师提供药学服务的重要场所。英国、德国的社会药师需要给患者提供个体化健康方案和长期用药指导,其工作内容涉及预防保健和护理服务等药学服务的各个方面。丹麦、荷兰的药店药师干预疾病模式目前已得到关注和推广。芬兰、葡萄牙和澳大利亚的社会药店药师参与慢性疾病的管理,深入社区疾病管理,参与家庭存药管理评价以及健康促进工作等。加拿大社区药师除提供传统药品调剂服务之外,还为患者提供术后药学服务和家庭护理,并参与初级卫生保健、长期护理和一些专业性的药学服务,如老年药学服务等。

在意大利等欧洲国家,临床药师主要分为两种,即医院等健康机构的临床药师和社区药房的临床药师。医院各项检查及诊断完全免费,但一般只负责急诊和重大疾病,需要预约及等待。医院的临床药师收集药物应用信息,从治疗角度为医师及患者提供药学信息;帮助医师在开具处方时选择和确定治疗药物;进行药品不良反应监测与报告;进行治疗药物监测;参与药品管理与应用;参与药物临床试验;参与处方评审、新药评价、停药计划的制订与咨询;参与护士等医务工作者的教育培训工作。而社区药房的临床药师主要为普通疾病患者提供药学服务:对于非处方药,通过患者主诉,药师根据其症状对患者进行药物治疗,为患者详细讲解药物使用方法与剂量等相关内容,促进其合理用药;对于处方药,一般由家庭医生(在欧洲,基本每个人都会有自己的家庭医生,也称全科医生)开具处方,患者持处方来药店,药师对其处方进行审核并调配,有必要的话还需进行处方点评,并反馈给医师以进行药物干预。

可以看出,与我国的临床药师相比,欧洲的临床药师更注重疾病的提前干预,以及给患者提供个体化健康方案及长期指导。因此,欧洲高校的临床药学教育注重将药学与医学相结合,着眼于纯学术研究的同时也为学生提供实践机会。比如在意大利,临床药学是五年制本硕连读,不同于我国的药学课程以化学为主、培训方向着重于实验室药学研究,意大利的临床药学教育已经接近生物医学或"生物-心理-社会"医学培养模式,将药学课程(药物化学、药剂学、药理学等)与医学课程(病理学、生理学、诊断学、内科学等)、临床药学课程(临床药物治疗学、毒理学、药学法规等)完美地结合在一起,且在课程达到一定的学分之后,必须参与临床用药实践且至少达到900学时。上述各种因素使其培养出来的药师基本能够满足医院药房或社区药房等对药学服务的需求。

目前,国外药学服务实践范围广泛,并逐渐形成专科化趋势,如抗凝血管理服务、艾滋病的临床药学服务、疼痛管理服务等,药学服务正向更高层次发展。如美国肯塔基大学设有急救药学、社区药学、老年药学、药物经济学四个方面。临床药师地位较高,综合能力强,同时具备医学及药学相关知识,能够从药物治疗角度为患者和医师提供合理的建议,其发展主要集中在利用和借助药物基因组学以研究个体化用药。随着人类基因研究的进展,基因诊断、基因治疗已经成为现实;随着基因芯片技术的推广应用,未来的药物治疗将依据每个人的基因类型来决定,从而实现真正意义的个体化用药。

二、国内药学服务发展现状

我国药学服务的发展主要经历三个阶段。

(1)传统的药品调配、供应,即以保障药品供应为中心的阶段。

(2)参与临床用药实践,以促进合理用药为主的临床药学阶段。临床药学逐渐成为医院药学部门工作的重心,但此阶段药师关注的重点依然是药物或药物治疗本身。

(3)更高层次的以患者为中心,强调提高患者生活质量的药学服务阶段。

20世纪90年代后,随着我国医药卫生体制的改革以及国外先进理念的引入,药学服务的意识逐步增强并得到发展,基本工作模式从"以保障供应为主"转向"以技术服务为主",工作重心也从"物"转向"人"。

经过广大药学工作者的不懈努力,积极开展国内外学术交流、学习并引进国外先进的药学服务理念和工作模式,我国的药学服务取得了较快发展;药学专业人员的数量和质量都有了较大的提高;"以患者为中心"的服务理念已被广泛接受,工作重心逐步由"物"转向"人"。自动摆药系统、处方审核及不合理医嘱自动拦截系统、信息化系统、治疗药物监测、静脉用药集中调配等先进模式和管理手段的应用,有效提升了药学服务质量和工作效率,促进了合理用药,方便了患者,提高了药学服务水平。此外,临床药师到临床参与药物治疗,对患者进行用药教育、监测与评估,并进行药历的书写、参加重症患者的会诊等工作。

总之,依靠国家政策的有力支持和药学工作者的艰苦努力,我国的药学服务已不再局限于医院范围,而是由被动变为主动,走进药店、走进社区、走进公众,正呈蓬勃发展之势。

 点 滴 积 累

1.药学服务的概念首先由美国学者提出。美国作为临床药学的发源地,其药学服务的发展历程主要分为三个阶段:被动服务阶段、由被动向主动转变的过渡阶段、药学监护阶段。

2.我国药学服务的发展主要经历三个阶段:①传统的药品调配、供应,即以保障药品供应为中心的阶段;②参与临床用药实践,以促进合理用药为主的临床药学阶段;③更高层次的以患者为中心,强调提高患者生活质量的药学服务阶段。

(陈惠心)

历年真题 　　　　模拟检测

药学服务道德与礼仪

扫码看课件

任务一　药学服务道德

一、职业道德与药学服务道德

（一）职业道德

职业道德是人们在从事职业活动中所遵循的行为准则和道德规范的总和，由职业理想、职业态度、职业技能、职业纪律、职业责任、职业良心、职业荣誉、职业作风八个要素构成。职业道德不仅是从业人员在职业活动中的行为标准和要求，更是其对社会所承担的道德责任和义务。职业道德是社会道德在职业生活中的具体化表现。

(二)药学服务道德

药学服务道德是指药学技术人员在依法开展药学服务活动时必须遵循的道德标准。药学服务道德是社会道德在药学领域的表现,是从事药学服务工作者的职业道德,它具有很强的专属性、广泛的适用性和鲜明的时代性。高尚的药学服务道德要求药学技术人员既掌握扎实的药学知识和技能,又有良好的人文精神,以适应新形势下对药学服务的要求。药学技术人员应当具有对社会公众健康高度的责任感和献身精神,在药学服务工作中要认真仔细;关心患者,热忱服务,一视同仁,平等对待;语言亲切,态度和蔼;尊重人格,保护隐私。

二、药学服务道德的基本原则

知识拓展

药学服务的道德原则是药学技术人员在药学服务实践活动中应遵循的基本指导原则,它调整着药学服务领域各种人际关系,统帅药学服务道德的一切规范和范畴,贯穿于药学服务道德发展过程的始终,是评价与衡量药学服务领域内所有人员的个人行为和思想品质的道德标准。

药学服务道德的基本原则包括以下几点。

(一)保证药品安全有效

优质安全的药品直接关系到社会公众的健康,甚至影响整个社会的稳定和经济的发展。药学服务道德要求药学技术人员坚持以人为本,从治愈疾病和提高患者的生活质量出发,在保证药品安全有效的前提下,尽可能提供经济、合理的药品,真心实意地为患者提供药学服务,以满足社会公众防病治病的需求。

(二)实行人道主义

人道主义在医药道德领域内具有十分重要的意义。人道主义的核心是尊重人的生命。一视同仁地维护健康、关心患者是传统医药道德的精华所在。我国提倡的人道主义,不仅是对个人的尊重、肯定个人的价值、关心个人的幸福,而且扩展到对社会群体健康的关怀,并贯穿于整个医药卫生事业之中,从各个方面提供和保证优质的药学服务。

(三)全心全意为公众的健康服务

药学技术人员在具体工作过程中,要真正做到全心全意为公众健康服务,必须处理好以下三个方面的关系。

1.正确处理药学技术人员自身与服务对象的关系 药学技术人员的直接服务对象是患者,通常情况下,药学技术人员处于主动地位,患者处于被动地位。这就需要药学技术人员时刻以服务对象的利益为重,主动热情地提供与药品使用有关的各种服务,以高度负责的态度确保药品质量和用药安全,维护和促进社会公众健康。

2.正确处理个人利益与集体利益的关系 药学服务工作需要依靠集体的力量来完成,因此药学技术人员之间的密切配合尤为重要。在个人利益与集体利益发生矛盾时,应牺牲个人利益,以广大社会公众的生命健康利益为重,不可因个人或小集体利益损害社会公众的权益。

3.正确处理德与术的关系 药学技术人员要做到全心全意为社会公众的防病治病、健康服务,既需要有良好的道德品质,又要有过硬的技术本领,两者缺一不可。

三、药学服务道德规范

药学服务道德规范是指药学技术人员在依法开展药学服务活动时必须遵守的行为准则和道德规范。药学服务道德规范用以指导人们的言行,协调药学服务领域中的各种人际关系,是社会对药学技术人员行为基本要求的概括,是药学服务道德基本原则的具体表现、延伸展开和补充深入。药学服务道德规范也是道德行为和道德关系普遍规律的反映,是衡量和评价药学技术人员道德水平与行为的具体标准,它体现了社会对药学技术人员道德行为的基本要求。

（一）药学服务道德规范的特点

1. 针对性 药学服务道德是针对药学技术人员中存在的不良道德现象所提出的具体职业道德要求。

2. 理想性 药学服务道德既包含基本的道德要求，又包含较高的道德要求，药学技术人员必须对患者具有高度责任心并乐意为药学事业献身。

3. 现实性 药学服务道德要求药学技术人员在执业过程中将患者及公众的身体健康和生命安全放在第一位，尊重患者、依法执业，严格遵守药品管理法律和法规，科学指导用药，避免调配错误处方等。药学服务道德规范是药学技术人员在药学服务实践的基础上所提出的，因此通过努力是完全可以实现的。

（二）药学服务道德规范的基本内容

1. 药学技术人员对服务对象的道德规范

（1）仁爱救人，文明服务：药学技术人员必须将服务对象的健康和安全放在首位，对待服务对象要有仁爱之心，同情、体贴患者疾苦。在药学服务工作过程中，药学技术人员要维护服务对象的合法权益，尊重服务对象的人格，公平对待、一视同仁，保证合理的药物治疗。

（2）严谨治学，理明术精：药学服务工作具有很强的技术性，药学技术人员需要不断扩充自己的专业知识，以科学求真的态度对待药学服务实践活动，保证药品质量，提供合格药品，开展药学服务，全力维护公众用药安全有效。

（3）济世为怀，清廉正派：药学服务工作是一项解除患者疾苦、促进公众健康的高尚职业。药学技术人员在工作过程中，应该为服务对象保守秘密，确保其享有接受安全、有效治疗的权利；自觉抵制各种不良诱惑，不利用自身在专业上的优势欺诈患者，谋取私利。

2. 药学技术人员对社会的道德规范

（1）坚持公益原则，维护人类健康：药学技术人员在实践中运用自己所掌握的知识和技能为服务对象工作的同时，还肩负着维护社会公众利益的责任。药学技术人员以发展药学事业为目标，只能获取与自己服务相对应的公正合理的报酬，做到对服务对象负责与对社会负责的高度统一。

（2）宣传医药知识，承担保健职责：在药学服务工作中，药学技术人员应向社会宣传医药卫生知识，积极开展健康教育，实现社会公众的安全、合理用药。

3. 药学技术人员间的道德规范

（1）谦虚谨慎，团结协作：谦虚的态度是一切求知行为的保障。药学技术人员要孜孜不倦地钻研业务知识，以谦虚谨慎的态度向他人学习，尊重他人的价值和能力，对同事应主动热情地给予帮助，与有关人员和机构通力合作，以促进药学服务质量的提高。

（2）勇于探索创新，献身药学事业：解除人类疾病痛苦，不断满足社会公众对健康的需求，不断在科学发展的道路上探索新理论、新技术、新产品，是药学技术人员的神圣使命和职责。药学技术人员应树立献身药学事业的精神，追求至善至美的境界，从而不断促进药学服务事业的健康发展。

四、药学服务道德范畴

药学服务道德范畴既是对药学服务道德实践普遍本质的概括和反映，又是一般道德范畴与药学服务实践相结合的产物，反映了一般道德范畴在药学服务实践中的应用。

药学服务道德范畴包括以下几个方面。

（一）良心

良心是道德观念、道德情感、道德意志和道德信念在个人意识中的统一，是人们在履行对他人、对社会的义务过程中所形成的道德责任感和自我评价能力。因此，药学技术人员在从业过程中应时刻以职业良心来约束自己，真正将患者的利益放在首位，对患者充满同情与爱护，以积极的态度热心为患者和社会公众服务。

（二）责任

责任是一定的社会或阶级在一定的社会条件下所表达或规定的个人应尽义务,关系着患者的生命安危。因此药学技术人员要以极其负责的态度对待工作,认真调配每张处方、解答患者的每个问题,确保社会公众的用药安全。

（三）信誉

信誉是人们通过一个具体的行为所赢得的社会信任和赞誉,是行为人或团体的一种高尚道德追求,反映了行为人的意志品质和心理特征。信誉的获得主要通过多种形式的舆论表达,尤其是群众舆论,它表现为一种广泛性和深刻性的评价能力。信誉一经获得,会对行为人的全部其他行为产生深远的影响。所以,药学技术人员应以信誉为动力,踏实工作,全心全意地为社会公众的健康服务。

（四）职业理想

职业理想是人们在职业上依据社会要求和个人条件凭借想象而确立的奋斗目标,即个人渴望达到的职业境界。职业理想是人类特有的一种精神现象,是与人生奋斗目标相联系的有实现可能性的想象,是鼓舞人奋斗前进的巨大精神力量。药学技术人员应树立崇高的职业理想,立志为药学服务事业的健康发展贡献力量。

点 滴 积 累

1.药学服务道德是指药学技术人员在依法开展药学服务活动时必须遵循的行为准则和道德规范。

2.药学服务道德的基本原则包括保证药品安全有效、实行人道主义、全心全意为公众的健康服务。

3药学服务道德规范的基本内容包括药学技术人员对服务对象、对社会以及药学技术人员间的道德规范。

4.药学服务道德范畴包括良心、责任、信誉和职业理想。

任务二 药学服务礼仪

服务礼仪是指服务人员在工作中,通过言谈、举止、行为等对客户表示尊重和友好的行为规范。

服务礼仪体现了服务的过程和手段,使无形的服务有形化、规范化、系统化。做好服务工作,不仅需要职业技能,更需要懂得服务礼仪规范。良好的服务礼仪能让服务人员在与服务对象的交往中赢得理解、好感和信任。服务人员应具备热情周到的态度、敏锐的观察能力、良好的口语表达能力,以及灵活、规范的事件处理能力。

知识链接

服务礼仪的基本理论

白金法则:1987年,美国学者亚历山大·德拉博士和奥康纳博士在一篇论文中提出了"在人际交往中要取得成功,就一定要知道交往对象需要什么、我们要在合法的条件下满足对方什么"的白金法则。白金法则有三个要点,一是行为合法,二是交往应以对方为中心,三是对方的需要是基本标准。

三 A 法则：即 accept，接受对方；appreciate，重视对方；admire，赞美对方。

首轮效应与末轮效应：首轮效应是人与人在第一次交往中给对方留下的印象，在对方的头脑中形成并占据主导地位的效应。末轮效应是相对于首轮效应而言的，强调服务结尾的完美和完善。

零度干扰：使顾客不受到语言、表情、举止等任何干扰。

一、服务礼仪的特征

（一）规范性

服务礼仪主要以服务人员的仪容规范、仪态规范、服饰规范、语言规范等岗位规范为基本内容。在具体问题上，服务礼仪对于服务人员到底应该怎么做和不应该怎么做都有详细的规定和特殊的要求。

（二）可操作性

服务礼仪的可操作性表现得非常具体，绝不抽象，它不是"患者至上""以人为本"的口号，而是一条条、一款款可操作的细则。比如有的药店规定，向顾客介绍、引导、指明方向时，手指自然并拢，手掌向上斜，以肘关节为轴，指向目标，上身稍向前倾等服务礼仪的规范要求。

（三）单向性

服务礼仪拥有其他礼仪没有的单向性，这是由服务关系的特殊性所决定的。服务从内容上讲是服务人员满足服务对象需求的行为，消费者向服务人员提出需求，服务人员依据消费者的需求提供服务。在服务关系中，服务人员有义务最大限度地满足服务对象的各种需求，却不能同时要求服务对象来满足自己的某些需求。如药学技术人员面对患者的大声呵斥和不满时，即便自身有理也不能以同样的方式"回敬"患者。

二、服务礼仪的原则

（一）尊重

孔子说："礼者，敬人也。"这是对礼仪核心思想的高度概括。所谓尊重，就是要将对服务对象的重视、恭敬和友好放在第一位，这是服务礼仪的重点与核心。因此，在服务过程中，要长存敬人之心。在与服务对象的交往中，只要不失敬人之意，哪怕具体做法一时失当，也容易获得服务对象的谅解。

（二）真诚

真诚就是要表达对服务对象的尊敬和友好，倘若仅将服务礼仪当作一种道具和伪装，在具体操作服务礼仪规范时口是心非、言行不一，则有悖服务礼仪的基本宗旨。

（三）宽容

宽容就是要求我们在服务过程中既严于律己，又宽以待人。要多体谅他人，多理解他人，学会与服务对象进行心理换位，而不要求全责备、咄咄逼人，这实际上也是尊重服务对象的一个主要表现。

（四）从俗

由于国情、民族、文化背景的不同，"十里不同风，百里不同俗"的现象广泛存在。从俗就是要求我们在服务过程中坚持入乡随俗，确保自己的言行与绝大多数人的习惯性做法保持一致，切勿目中无人、自以为是、唯我独尊，切勿随意批评和否定他人的习惯性做法。尊重习俗，可使服务礼仪规范应用得得心应手。

（五）适度

适度就是要求应用服务礼仪时，为了保证取得成效，必须注意技巧、合乎规范，特别要注意做到把握分寸、认真得体。凡事过犹不及，假如做了头，或者做不到位，都不能正确地表达自己的自律和敬人之意。

三、药学服务礼仪要求

药学服务礼仪是礼仪在药学服务行业的具体运用,是药学技术人员在自己的工作岗位上向服务对象提供的标准的、正确的药学服务行为,它包括药学技术人员的仪容、服饰、仪态、语言和岗位规范等基本内容。良好的药学服务礼仪是药学技术人员必备的职业素质之一。

(一)仪容

(1)头发整洁,发型美观大方,适合工作场所要求。男士不宜留长发、大鬓角和胡须;女士化淡妆,给人清新、淡雅和自然的感觉,不宜使用香味浓重的香水。

(2)指甲长短适宜、保持清洁。制剂人员不得佩戴戒指,药房窗口人员必要时可戴手套调配和发药。

(3)口腔保持清洁,工作时间不吃零食。

(二)服饰

工作人员应按规定着工作服上岗,保持服装干净,并佩戴好工作牌。工作服、衬衣等应熨烫平整,男士领带以素色为宜,工作时间不穿拖鞋。

(三)仪态

1.站姿 两脚着地,合上脚跟和膝盖,脚尖分开微向外,挺胸直背,两臂自然下垂,置重心于脚掌,保持姿态优美、文明。

2.手势 向顾客介绍、引导、指明方向时,手指自然并拢,手掌向上斜,以肘关节为轴,指向目标,上身稍向前倾。

3.表情 目视前方,表情得体,面带微笑,情绪饱满热情,精力集中、持久,适度兴奋、谨慎。

(四)接打电话

(1)听到电话铃响,应尽快接听,通话时应先问候"您好",仔细听取并记录对方的讲话要点,结束时礼貌道别,待对方挂断电话。

(2)通话内容应简明扼要,不应在电话中聊天。

(3)对自己不能处理的电话内容,应做出合理解释或向上级反映。

(五)文明用语

1.打招呼 与服务对象打招呼时应落落大方、微笑相迎,使其有宾至如归的感觉,如"阿姨,您好!请问有什么可以帮您?"等。

2.介绍 要求热情、诚恳、实事求是,突出药品特点,抓住服务对象心理,当好服务对象的参谋,如"这是品牌药品,疗效好,价格合理,一向很受欢迎!"等。

3.收款 要求唱收唱付、吐字清晰、交付清楚,将找回的差款递送到服务对象手中,如"您买药品共计×元,收您×元,找您×元,请点一下!"等。

4.包装 要求在包装过程中提醒服务对象注意事项,双手将药品递交给服务对象,如"药品我已帮您装好,请不要倒置!"等。

5.道别 要求谦逊有礼、和蔼亲切,使服务对象感觉愉快和满意,如"请慢走,祝您早日康复!"等。切记,不要使用"欢迎下次光临!"

知识链接

微 笑 训 练

嘴角上翘练习:口里念普通话的"一"字音,使双颊肌肉上抬,口角的两端平均地向上翘起。

眼中含笑练习:取厚纸一张,遮住眼睛以下部位,对着镜子,心里想着那些让自己高兴的事情,使笑肌抬升收缩,鼓起双颊嘴角两端做出微笑的口型,自然地呈现出微笑表情。紧接着放松面部肌肉,眼睛恢复原形,目光中会反射出脉脉含笑的神采。

四、药患人际沟通

人际沟通是人与人之间、人与群体之间思想与感情传递和反馈的过程,以求达成思想和感情的一致。药患人际沟通是通过药学技术人员与患者的沟通与交流,建立相互信任的、开放的医患关系,使患者获得有关用药的指导,以利于疾病的治疗,提高用药的依从性、有效性和安全性,减少药疗事故的发生。同时,药学技术人员从中可获取患者的信息、问题,并通过药学技术人员科学、专业、严谨、耐心的回答,解决患者在药物治疗过程中存在的问题。伴随着沟通的深入、交往频率的增加,药学技术人员和患者加强了解并建立信任关系,从而使药学技术人员的服务更贴近患者。患者对治疗的满意度增加,可确立药学技术人员的价值感,树立药学技术人员的形象,提高公众对其认可度。

灵活应用沟通与交流的技巧可避免药学服务纠纷。良好的交流与沟通是一个双向过程,它依赖于是否能抓住听者的注意力和正确地解释所掌握的信息。沟通成功与否不仅在于沟通的内容,而且在于沟通的方式。药学技术人员要做到在药学服务中游刃有余,应学会有效的沟通技巧。

(一)充分准备

(1)在沟通前认真分析或通过察言观色等不同的形式,了解沟通对象的个体特征,包括利益特征、性格特征、价值特征、人际关系特征等有用信息,并随时把握其可能的态度。

(2)认真准备沟通的表达内容,尽可能做到条理清楚、简明扼要、用语通俗易懂,必要时可以拟写沟通表达提纲。

(3)选择恰当的沟通方式,即使是面对面沟通,也要事先进行选择和设计。

(4)事先告知沟通的主题内容,让沟通对象也为沟通做好准备。

在与沟通对象交换意见的基础上,共同确立沟通的时间、时限和地点。

(二)尊重对方

要想保证沟通的效果,在沟通过程中应做到尊重对方,尤其要避免以下现象。

(1)高高在上,没有秉持平等的心态对待沟通对象。

(2)对沟通对象不尊重、不礼貌。

(3)以冷嘲热讽的语气与沟通对象讲话。

(4)正面反驳沟通对象。

(5)随意打断沟通对象说话。

(6)心不在焉地听取沟通对象讲话。

(7)出现过于夸张的手势。

(8)出现否定沟通对象价值的用词。

(三)用心倾听

用心倾听就是要充分给予沟通对象以阐述自己意见和想法的机会,并设身处地依照沟通对象的表达思路,找出沟通对象说话的合理性,以充分了解沟通对象,收集自己未知的信息,并将沟通对象引导到所要沟通讨论的议题上来,使沟通对象感受到自身价值和尊重。大多数人有表达欲望,希望有机会阐述自己的意见、观点和情感。所以,如果你给他们一个机会,让他们尽情地说出自己想说的话,他们会立即觉得你和蔼可亲、值得信赖。很多人在交往过程中不能给人留下一个良好的印象,不是因为口才不好,而是由于不会倾听,没有耐心地听取别人讲话。在别人讲话的时候,他们或是四处环顾、心不在焉,抑或强行插话、打断对方的讲话,让对方感到忍无可忍。具体要注意以下几点。

(1)不断向沟通对象传递接纳、信任与尊重的信号,或者偶尔复述沟通对象的讲话,或者用鼓励、请求的语言激发对方,比如"您说得非常有价值""很好!""请接着讲""您能讲得更详细些吗?",一方面使沟通对象感觉到被重视,另一方面又让沟通对象把话说透彻。

(2)保持与沟通对象的眼神接触,但又要避免长时间地盯着沟通对象,否则将使沟通对象感到不安。

(3)端正坐姿,并使身体稍向前倾,面向沟通对象;在沟通对象讲话过程中,不时地做笔记,尤其应注意不要给沟通对象留下一种无精打采的感觉。

(4)不要东张西望,若有所思。避免跷着二郎腿、双手抱胸、双目仰视天花板或者斜视,上述动作容易使沟通对象误以为你不耐烦、抗拒或高傲。

(5)以热诚、友善的态度倾听,避免任何冷漠、自我优越感、吹毛求疵的行为。

(6)要有心理准备听取不同意见,即使沟通对象所说的话伤害了你,也绝对不要马上在表情、语调上表现出来,至少要让人把话说完。

(四)语言表达

沟通过程中,要让沟通对象首先感觉到对他的人格尊重,对他所罹患疾病的同情和理解,以及发自内心的真诚帮助。这要求药学技术人员使用沟通对象听得懂或能够理解的交流方式,包括口语或文字,就其所涉及的每一种药物交代清楚;教育或忠告沟通对象如何使用所取的药物,确保其了解所使用药物的作用,明确何时和如何使用药物,一般应包括以下内容:药品名称(国际非专利名、商品名),理想的给药途径、剂型、剂量、给药时间,特殊药品的储存方法,有效期,用药注意事项,常见的不良反应及其防范措施,药物治疗自我监测的方法,药物与药物、药物与食物之间的相互作用或其他潜在的治疗禁忌,当服药剂量发生错误时应采取的补救方法等。

(五)非语言表达

非语言表达也是一种很重要的沟通方式,其中姿势(肢体)语言占55%。非语言表达包括面部表达(眼神、表情)、肢体表达(体位、手势)、资料(宣传单页、小册子、展板、壁报、告示)等。

(六)积极反馈

反馈就是在沟通过程中,对沟通对象所表述的观念、想法和要求给予态度上的回应,让对方明白自己的态度和想法。现实中,有些药学技术人员总是想把自己的观点、想法灌输给对方,让对方无条件地接受,往往不寻求对方的反馈,也不对对方的反馈进行分析、调整自己的想法和思路。其结果是沟通的时间花费不少,但毫无沟通效果,总是"沟而不通"。对于一个完整、有效的沟通,仅有表达和倾听是不够的,还必须有第三个环节——反馈,即信息的接收者在接收信息后,及时地回应沟通对象,向沟通对象告知自己的理解、意见和态度,以便澄清"表达"和"倾听"过程中可能出现的误解和失真。

反馈时应注意做到以下几点。

(1)避免在对方情绪激动时反馈自己的意见,尤其当要做一个与对方所寻求意见不一致的反馈时。

(2)避免全盘否定性的评价,或者向沟通对象泼冷水,即使要批评下属,也必须先肯定下属工作中积极的一面,再针对需要改进的地方提出建设性建议,使下属能够心悦诚服地接受。

(3)使用描述性而不是评价性的语言进行反馈,尤其强调要对事不对人,避免将对事的分析处理变成对人的褒贬。既要使沟通对象明白自己的意见和态度,又要有助于沟通对象行为的改变。

(4)向沟通对象明确表示你将考虑如何采取行动,让对方感觉到这种沟通有立竿见影的效果,以增加沟通对象对你的信任。

(5)从沟通对象的立场,针对沟通对象所需要的信息进行反馈。

(6)反馈应表达明确、具体,若有不同意见,要提供实例说明,避免发生正面冲突。

五、接待投诉与处理纠纷

接待患者投诉和处理纠纷是在药学服务过程中经常遇到的棘手问题。患者投诉属于危机事件,需要及时处理。妥善处理患者投诉,可改善药学技术人员的服务,增进患者对药学技术人员的信任。

（一）投诉的类型

患者投诉的原因主要有药学技术人员的服务态度和质量、药品的数量和质量、药品的不良反应和价格等。

1. 服务态度和质量 药学技术人员的服务态度不尽如人意、工作效率低而导致患者等候时间长，这些问题的存在直接影响患者的心情及药物治疗的安全性和有效性。在以患者为中心的药学服务过程中，要不断掌握药品专业知识，将药学技术人员的责任心、爱心、细心、耐心渗透到整个药学服务过程中，落实到实际工作中，从而提高药学服务的质量。

2. 药品数量 这类投诉占比较大。通过加强药学技术人员的工作责任心，严格执行核对制度，可大大减少此类投诉的发生。

3. 药品质量 部分患者取药后发现与过去的药品外观有差异，因此怀疑药品的质量存在问题而投诉。药学技术人员对确属药品质量有问题的，应立即予以退换。但对品牌更换、包装改变等导致患者产生疑问的，应耐心细致地予以解释。

4. 退药 《医疗机构药事管理规定》指出，为保障患者用药安全，除药品质量原因外，药品一经发出，不得退换。遇特殊情况，确需退药时，各医疗机构、社会药房都制定了相关的规章制度。此类投诉原因比较复杂，既有患者方面的，也有医疗机构、社会药房方面的。患者退药通常是由于各种原因认为药品不适合自己使用，有时也因医师对药物的作用和应用、不良反应、禁忌证、规格、剂量、用法等信息了解不够，导致处方不当，造成退药投诉。因此，对退药投诉应综合考虑医疗机构、社会药房和患者的利益，充分尊重患者的特殊要求，妥善处理。

5. 用药后发生严重不良反应 对于此类投诉，应会同医务人员共同应对，原则上应先处理不良反应，减轻对患者的伤害。

6. 价格异议 医疗机构和社会药房应严格执行国家药品价格政策。如因招标或国家药品价格调整而导致价格上调，应耐心向患者解释。但对价格或收费有误的，应立即查明原因并退还多收的费用。

案例分析

案例：某患者，取药后认为医师开药数量过多，要求退药。

分析：对于未拆封的注射用药，如果有正当理由和医师退药处方，一般均予以退药；对于口服药，如果患者缴费后未取药或取药后未离开配药窗口可以退药，但需医师开具退药处方。其他情况不予退药。对于不能退药者，应给出合理解释，取得患者理解，如："对不起，根据国家药监部门的规定，除药品质量原因外，药品一经发出，不得退换，很抱歉，我不能给您退药。"

（二）对患者投诉的处理

1. 选择合适的地点 接待患者的地点宜为办公室、会议室等场所，以利于谈话和沟通。发生投诉时，应尽快将患者带离现场，以缓和患者的情绪，转移其注意力，尽量避免事件对其他患者造成影响。

2. 选择合适的人员 接待投诉的人员必须具备较强的亲和力、有一定的经验且善于沟通。一般性的投诉，可由当事人的主管或同事接待。事件比较复杂或患者反映的问题比较严重时，则应由科主任、店长或经理亲自接待，无论是即时还是事后，均不宜由当事人接待患者。

3. 接待投诉的基本方法及技巧 接待患者投诉时，接待者的行为举止至关重要。接待者的行为端庄、语言得体等细节能使投诉者感到自己是倍受尊重的，可使投诉过程从抱怨、谈判变为倾诉和协商，有利于投诉问题的解决。接待者应表现出积极主动地处理问题的态度，不打断患者的陈述，用平和的语气稳定患者激动的情绪，从患者的立场想问题，对患者的行为表示理解，主动做好投诉细节的记录,重复患者所说的重点,确认投诉的重点所在。要注意就事论事,援引相关法律法规和政策制度,耐心地解释、处理。对超权限范围的问题,要首先向患者说明,并迅速请示上级管理者。对于确实属于药学技术人员失误的,要迅速与相关管理者一同处理投诉。暂时无法处理的,可详细记录事情经过,留下患者的联系方式,并承诺尽快答复。最后,应感谢患者提出药学服务工作的不足,并表示今后一定改进工作,对由于服务工作失误而造成的患者的不便予以道歉。

4.重视保全证据 对于患者投诉的问题,应有确凿的证据,在工作中应当注意保存有形的证据,如处方、清单、病历、药历或计算机存储的相关信息,以应对患者的投诉。

点 滴 积 累

1.良好的药学服务礼仪是药学技术人员必备的职业素质之一,主要包括药学技术人员的仪容、服饰、仪态、语言和岗位规范等基本内容。

2.患者投诉的常见原因有服务态度和质量、药品数量、药品质量、退药、用药后发生严重不良反应、价格异议等。

3.药学技术人员接待患者投诉时应选择合适的地点、人员,注意接待投诉的基本方法及技巧,并重视保全证据。

（李 娟）

模拟检测

药学信息服务

扫码看课件

学习目标

知识目标

1. 掌握：药学信息的分类；药学信息服务的概念、用药咨询的内容及模式；面对不同咨询对象的注意事项。

2. 熟悉：药学信息的概念、来源和获取途径；药学信息服务的方式和质量评价标准；药学信息的收集、整理与评价；用药咨询的对象及咨询内容。

3. 了解：药学信息服务的发展现状；用药咨询的由来。

能力目标

具有药学信息检索的基本技能，能初步开展用药咨询服务。

素质目标

1. 培养学生顾客至上、患者至尊、爱岗敬业、用心服务的职业素养。

2. 提高学生合理用药的药学服务意识。

岗位对接

职业面向：用药咨询、用药指导。

职业要求：接待患者，仪表大方，问病荐药，顾客满意。

导学情景

情景描述：一位宝妈到药店咨询碳酸钙、葡萄糖酸钙、活性钙，儿童补钙到底选哪种更好？

学前导语：下面将学习药学信息的概念、分类、来源和获取途径，药学信息服务，用药咨询等相关知识。

任务一 药 学 信 息

药学信息（PI）也称为药物信息或药品信息（DI），是指与药学密切相关的各种信息的总称。

药学信息包括与药物直接相关的信息，如药动学、药物作用机制、不良反应、药物相互作用、妊娠用药危险度、药物经济学等，也包括与药物间接相关的信息，如疾病变化、生理病理状态、耐药性、健康保健等，还包括药品研制信息、专利信息、生产和上市信息、价格信息、监督和管理信息以及药学教育信息等。药学信息是开展药学信息服务工作的基础,只有拥有全面、可靠的信息才能有效地开展药学信息服务工作。现今,药学信息学已经成为一门独立的分支学科。

一、药学信息的特点

药学信息的特点是载体多样、传递快捷,分布广泛、交叉分散,内容丰富、数量激增,历史悠久、蕴义精深。

二、药学信息的分类

药学信息来源丰富,信息的类型也很多,比如印刷型、声像型、微缩型和电子数字型等。随着互联网技术的发展,目前大量医药学期刊及数据库发布了网络版本。利用互联网对数据库进行检索,能够很方便地获取最新的医药学文献信息。

药学信息按照其最初来源通常分为三级,即一级信息、二级信息和三级信息。

(一)一级信息

一级信息是指以期刊发表的原创性论著为主的信息资源,主要包括实验研究结果、病例报道、一些评价性和描述性的研究结果。一级信息也就是一些原始资料,在国内期刊、国外期刊、学术会议交流的论文、高等院校的学位论文、研究部门上报的科研成果、药学专利、临床试验药物疗效的评价和病例报告等药学资料中可查阅。比如《中国药房》《中国药业》《中国药事》《中国药学》(英文版)等。

(二)二级信息

二级信息是指以引文和摘要服务为主的信息资源,实际上是对一级信息资源的文献进行加工、整理后形成的各种目录、索引和文摘。二级信息资源主要用于检索一级信息。二级信息可提供摘要、引文、索引(包括或不包括)及目录,全文数据库或文摘数据库是用于获取文献信息的常用二级信息资源。如国内常用的《中国药学文摘》(CPA)、《中文科技资料目录·医药卫生》《中文科技资料目录·中草药》,国外常用的《国际药学文摘》(IPA),此外还有《医学索引》(IM)、《化学文摘》(CA)、《医学文摘》(EM)、《生物学文摘》(BA)等。

(三)三级信息

三级信息是指从原创性研究中提取出被广泛接受的数据信息,对其进行评估而发表的结果。这是在一级、二级信息的基础上归纳、综合、整理后形成的出版物,包括药品集、药典、处方集、教材类及工具书等医药图书、光盘或在线数据库、药学应用软件以及临床实践指南、系统评价或综述性的文章等。其中,药品集以面向临床介绍药品为主,所以是临床药师和执业药师必备的参考工具书。如:《新编药物学》是我国目前知名度最高、发行量最大的药品集;《马丁代尔药物大典》是由英国皇家药学会编辑出版的药品集,该书的特点是结合临床,参考文献丰富,知识更新及时。常用的工具书有《英汉化学化工词汇》《中国药品通用名称》《化学名词》等。

三、药学信息的来源与获取途径

(一)药品说明书

药品说明书是包含药品安全性、有效性的重要科学数据、结论和信息,用于指导安全、合理使用药品的文件。它由国家药品监督管理部门在药品注册管理过程中审批,是法定文件,也是最重要的药学信息,是医师、药师确定和执行用药方案的依据,具有技术上和法律上的意义。药品说明书可以作为药品管理领域一系列法律事实的认定依据,包括判定假药劣药、缺陷药品、虚假药品广告和药品召回对象。

《药品说明书和标签管理规定》(国家食品药品监督管理局令第24号)于2006年3月10日经国家食品药品监督管理局局务会审议通过,自2006年6月1日起施行。《化学药品和治疗用生物制品说明书规范细则》规定了药品说明书的具体格式和内容。

药品说明书的内容应包括药品的名称、主要成分、性状、药理毒理、药动学、适应证或功能主治、用法用量、禁忌、不良反应和注意事项、特殊人群用药、药物相互作用、规格、生产企业、批准文号、产品批号、有效期,中药制剂说明书还应包括全部活性成分或组方中全部中药药味、性状、药理作用、贮藏等。注射剂和非处方药还应列出所用全部辅料名称。若含有可能引起严重不良反应的成分或辅料,则都应予以说明,且其核准日期和修改日期应当在说明书中醒目标示。药品说明书能提供用药信息,是医务人员、患者了解药品的重要途径。药品说明书的规范程度与医疗质量密切相关。

(二)图书、期刊及网络药学信息资源

1. 药学信息专著

(1)《中国国家处方集》:它是我国第一部统一的国家级权威性处方集,它既是合理用药的指导性文件,也是实施国家药物政策的重要文件。其参照英国国家处方集和世界卫生组织示范处方集,结合我国实际疾病治疗情况,按疾病系统分为20章,采取"以病带药"的编写模式,收录药物1336种,以优先使用基本药物为选用原则,针对临床上20个系统中常见、多发和以药物治疗为主的199种疾病,提出了用药原则和具体药物治疗方案,并详细列举了每个病种的症状和治疗策略及药物适应证、禁忌证、不良反应、合理用药提示等。针对儿童,我国还发布了《中国国家处方集(化学药品与生物制品卷·儿童版)》。

(2)《国家基本药物处方集》:国家基本药物政策是新医改重要方案中的重要政策,其在药品使用、生产和销售等环节均将起到非常重要的作用。《国家基本药物处方集(化学药品和生物制品)》(2018年版)全书正文分总论、各论两部分。总论部分包括合理用药概述、药品不良反应和药品不良反应监测、药物的体内过程、影响药物作用的因素、特殊人群的用药、肝肾功能不全的患者用药等内容。各论部分各章节结合相关疾病的选药、用药,首先根据各类药物在作用机制或临床应用方面的共性进行叙述,再按药物品种分项进行系统论述,包括通用名(中文、英文)、药理作用、适应证、禁忌证、不良反应、注意事项、药物相互作用、用法和用量、剂型和规格、贮存等项目。对涉及儿童用药的剂型,在"用法和用量"部分专项列出用法用量。

(3)《中华人民共和国药典临床用药须知》:由国家药典委员会编写,分为化学药和生物制品卷、中药饮片卷和中药成方制剂卷。其主要收载药品的适应证、药理作用、不良反应、禁忌证、注意事项、药物相互作用、给药说明、用法与用量、制剂与规格等项目。其收载药品品种众多,信息广博,内容科学、翔实,论述严谨、有序,具有较强的实用性和较高的权威性,是一部密切结合临床实际、反映我国用药水平的学术性著作,也是广大临床医务工作者案头必备的工具书。

(4)《新编药物学》:该书已出版70余年,现在是第18版。在"准(确)、新(颖)、实(用)、全(面)"这一编写方针的指导下,该书紧跟医药学科的发展,不断满足临床医师和药学工作者的需要,以安全合理使用药物为重点,为读者提供了丰富的医药学知识。第18版在药物品种方面推陈出新,补充国内批准上市的新品种,淘汰临床确已不用的品种。在编写内容方面注重循证,参考国家批准的药品说明书,并符合国家临床诊疗指南和临床路径中的有关药物治疗内容;加强特殊人群的安全用药资料,尤其是儿童用法用量相关内容;强化药物相互作用的准确性和实用性;加强药物类别和各类药中各个药物品种科学排序。该书不断地发展提高和修订再版,为我国的医药卫生事业做出了应有的贡献。

(5)《马丁代尔药物大典》:该书为英国皇家药学会汇集全球成千上万名医药学专家智慧精华,造就的经典之作,容纳了海量信息。该书第35版逾1000万字,收录5500余篇药物专论、128000种制剂,引用40700篇参考文献,涉及660余种疾病,用药数据经全球临床用药实践检验及反馈,值得信赖。该书为临床医师、药师提供了准确的全球用药资讯;数据库中随时收入全球临床用药信息,并及时更新;医药紧密结合,每一章先介绍疾病,再介绍药物。"医中有药,药中有医";编排新颖、独特,有利于快速检索各种信息。

除以上专著外,还有《美国医院处方集服务处:药物信息》《药物事实与比较》《医师案头参考》《美国药典药物信息》《英国国家处方集》《药物信息手册》《药品不良反应》《梅氏药物副作用》《最新450种中西药物注射剂配伍禁忌应用检索表》《注射药物手册》《药物相互作用的分析与处理》《妊娠期和哺乳期用药》《治疗学的药理学基础》《药物治疗学:病理生理学的方法》等。

2. 药典

(1)《中华人民共和国药典》(2020 年版):主要分为四部,其中一部为中药,二部为化学药,三部为生物制品,四部为通用技术要求和药用辅料。共收载品种 5911 种,新增 319 种,修订 3177 种,不再收载 10 种,因品种合并减少 6 种。一部中药收载 2711 种,其中新增 117 种、修订 452 种。二部化学药收载 2712 种,其中新增 117 种、修订 2387 种。《中华人民共和国药典》(2020 年版)持续完善了以凡例为基本要求、通则为总体规定、指导原则为技术引导、品种正文为具体要求的药典架构,不断健全以《中华人民共和国药典》为核心的国家药品标准体系,贯彻药品全生命周期的管理理念,强化药品研发、生产、流通、使用等全过程质量控制。

(2)《美国药典》(USP)/《美国药典-国家处方集》(USP-NF):由美国政府所属的美国药典委员会编辑出版。它是美国政府对药品质量标准和检定方法进行的技术规定,也是药品生产、使用、管理、检验的法律依据。《美国药典》正文药品名录分别按法定药名字母顺序排列,各药品条目大都列有药名、结构式、分子式、CAS 登记号、成分和含量说明、包装和贮藏规格、鉴定方法、干燥失重、炽灼残渣、检测方法等常规项目,正文之后还有对各种药品进行测试的方法和要求的通用章节及对各种药物的一般要求的通则。可根据书后所附的《美国药典》和《国家处方集》的联合索引查阅本书。

(3)《英国药典》(BP):由英国药品委员会编辑出版,英国卫生和社会安全部颁布施行的英国国家药品标准。《英国药典》于 1864 年首版,最新版本为 2023 年版,共 6 卷。书后附药典所有内容的关键词供索引。《英国药典》在世界各国药典中享有一定声誉,如在国际贸易中,一些贸易机构和贸易商常以《英国药典》为标准签订合同,作为药品质量检验的依据。

此外,常用的药典还有《欧洲药典》(EP)、《日本药典》(JP)以及《国际药典》(Ph. Int)等。

3. 医学信息工具书和专著

(1)《实用内科学》:全书分上、下册,共 24 篇,内容覆盖内科学的各个学科、专业。与传统教科书相比,本书内容更加丰富;而与某一专科的医学专著相比,本书则更侧重于实用。本书主要包括内科各种疾病和综合征的诊断方法、诊断标准和成熟的治疗方法,各病种有关病因、发病机制、诊断和治疗方面的新发展。本书主要从临床实际出发,而不是从基础医学角度进行深入的论述。本书内容丰富、图文并茂、涉及面广、实用便利、编辑严谨,每 4 年修订出版一次,以保持其内容能够及时反映国内外最新进展,保持先进性。

(2)《西塞尔内科学》:这是一部世界医学经典名著,被各国医学界誉为"内科学标准参考书"。本书汇集了当时世界医学研究的最新理论和最新技术,详细介绍了内科各种疾病的概念、发病机制、病理生理学、临床表现、诊断和治疗,充分反映了当时国际科学研究的最新成就和最高水平。

此外,常用的医学信息工具书和专著还有《哈里逊内科学原理》《默克诊疗手册》等。

4. 期刊

(1)常用的中文药学期刊:中文药学期刊以各种形式收载原始文献和数据资料,这些资料数量大、品种多,但各有侧重。如《中国医院药学杂志》主要记载侧重于医院药学、临床合理用药等方面的数据资料;《中国新药杂志》跟踪报道我国新药开发研究与应用方面的最新成果,宣传新药政策法规等;《药学服务与研究》收录临床上有关合理用药、用药咨询、不良反应等方面的数据资料;《中国药理学报》以报道最新药理学研究数据资料为主;《中国中药杂志》则以报道中药方面数据资料为主。总之,国内中文药学期刊数量多,在药学信息服务中起着关键性的作用。

(2)常用的英文药学期刊:国外的英文药学期刊种类多,记载的数据质量高,主要包括药理学、药物治疗学、药事管理、药物利用评价、药师继续教育等方面的数据资料。有些期刊还包括病例报道、研究综述、调查研究等。常见的英文药学期刊主要有 *Pharmacotherapy*、*Biomedicine & Pharmacotherapy*、*Expert Opinion on Pharmacotherapy*、*Psychopharmacology*、*Neuropharmacology*、*Neuropsychopharmacology*、*Biochemical Pharmacology*、*Alimentary Pharmacology & Therapeutics*、*Clinical and Experimental Pharmacology and Physiology* 等。

5.网络药学信息资源

(1)数据库和软件:在国家卫生健康委合理用药专家委员会、国家药典委员会、国家药品监督管理局信息中心、国家药品监督管理局药品审评中心、中国医师协会和中国药师协会的支持下,四川美康医药软件研究开发有限公司开发了具有处方审查功能的合理用药监测系统(PASS)、集成国内外权威临床信息的合理用药信息支持系统(MCDEX)和上市药品标准化基础数据库信息系统(CDD)等医药信息化产品,这些数据库中涵盖了国内外药品的基本信息、药品说明书、药物相互作用、药学专论、注射剂配伍等信息,为医药卫生专业人员实现对医药信息的有效掌握和利用、预防用药差错,提供了一系列重要的技术手段。此外,上海大通医药信息技术有限公司开发的药物咨询及用药安全监测系统,医院购买后将该软件嵌入医院信息系统,一旦发现处方或医嘱中有用药不合理之处,它会报警提示,从而减少药品不良事件的发生。

除以上数据库和软件以外,还有一些医药文献数据库可提供药学信息。如国家科技图书文献中心网络资源、CNKI 全文数据库、万方数据库、中文科技期刊数据库、Embase 数据库、Pubmed/MEDLINE 数据库、CA 数据库、SpringerLink 数据库、OVID 电子期刊全文数据库等。这些国内外数据库记载了大量药学信息,供临床医师和药师查阅。

(2)互联网站:通过网络搜索引擎、药学信息资源整合与利用药学数据库和药学信息资源网站,对这些信息进行有效的组织、整理,建立资料库,能够使大家方便、及时地查询网上最新的专业学术信息。互联网上有着非常丰富的药学信息资源,专业网站与普通公共搜索引擎相比,专业性和可信度都较高,且日益成为我国药学领域广大科研、教学人员获取学术信息的重要渠道。

这些网站主要包括国家卫生健康委、国家药品监督管理局、中国疾病预防控制中心、国家知识产权局、美国食品药品监督管理局、美国国立卫生研究院、欧盟药监局等的网站,以及专业学术机构网站(中华医学会、中国药学会、美国药学会、美国糖尿病学会、美国癌症学会等)。

知识链接

药学信息网站

1.中华人民共和国国家卫生健康委员会	http://www.nhc.gov.cn/
2.国家药品监督管理局	https://www.nmpa.gov.cn/
3.国家中医药管理局	http://www.natcm.gov.cn/
4.中国食品药品检定研究院	https://www.nifdc.org.cn/nifdc/
5.美国食品药品监督管理局	https://www.fda.gov
6.美国国立卫生研究院	https://www.nih.gov
7.欧盟药监局	https://www.ema.europa.eu
8.中华医学会	https://www.cma.org.cn
9.中国药学会	https://www.cpa.org.cn
10.365 医学网	http://www.365heart.com

(3)微信公众号:随着智能手机的普及,手机阅读已成为获取信息的主要方式之一,丰富多样的微信公众号提供了大量的药学信息。

6.临床治疗指南　临床治疗指南是指将临床经验与文献证据整合起来,为临床医师提供临床诊断和详细治疗方案的文献。其中主要形成相对标准化的详细诊治流程,能够体现本领域的最佳研究和诊疗现状,指导并规范临床医师的诊断和治疗,故临床治疗指南目前成为极其受临床医师和临床药师欢迎的工具之一。比如《临床诊疗指南·肠外肠内营养学分册》《中草药相关肝损伤临床诊疗指南》《临床诊疗指南·神经病学分册》《临床诊疗指南·小儿内科分册》《临床诊疗指南·皮肤病与性病分册》《中医临床诊疗指南》等。

四、药学信息的收集、整理与评价

(一)药学信息的收集

药学信息种类多,临床药师主要通过以下几种方式来获取与收集药学信息。

(1)利用专业期刊,其是药学信息的源泉,采用各种方式来储存药学信息。

(2)利用计算机建立咨询服务系统,为临床解决实际问题储存信息。

(3)参加学术会议、继续教育讲座,这也是获取药学信息的途径。

(4)在临床工作中,与医师、护士学习交流获取药学信息。

(二)药学信息的整理与评价

药学信息的处理必须经过五个循环往复阶段,即信息寻找阶段、信息收集阶段、信息整理阶段、信息再生阶段和再生信息传递阶段。对于传统的信息资料,管理方法主要有卡片式摘录、笔记本式摘录、剪辑式摘录;对于药学信息资料的计算机管理,一般利用 Word、Excel、Access 等软件处理文献目录信息和期刊目次信息,但需注意计算机的管理,防止文件丢失;还可利用文献信息管理系统管理药学信息,此系统可帮助用户处理所汇集的各种期刊、工具书等目录信息。使用者可通过输入如关键词、作者、标题等字段,按照记录中的内容字段进行检索,还可进行排序、增减记录等操作。

药学信息评价是指利用科学、系统的方法对检索到的药学信息进行客观、合理的分析评价,精选出有专业证据的高质量信息,指导临床合理用药。药师要根据一级、二级、三级信息的特点来进行专业的评价。

1.一级信息的评价

(1)一级信息的优点。

①所提供的信息比二级、三级信息源的内容更新。

②使用一级信息源可以看到有关研究的具体细节,如实验设计方法、实验对象的一般资料和对数据的统计分析,以及对研究结果可靠性的评估。

③读者可以自己对文献进行评价,不受他人观点的影响。

(2)一级信息的缺点。

①如果是单一临床试验得到的信息,其结果或结论有可能是错误的,可能会误导读者。

②要求读者具有对药学或医学文献进行评价的能力。

③由于是原始文献,故阅读大量的一级信息文献需要花费比较长的时间。

对一级信息的评价是药师必须掌握的专业技能,也是药师在药学信息服务实践活动中向医师、护士或患者提供客观准确答案的保证。药师需要对药物治疗研究论文的前言、材料和方法、研究结果、讨论和结论部分进行评价,尤其是研究结果、结论部分更需重点评价。

2.二级信息的评价

(1)二级信息的优点。

①读者利用索引或文摘服务可以对想要的一级信息中的数据和文献进行筛选。

②对于读者查询的药学信息,可以提供丰富的内容供读者参考。

(2)二级信息的缺点。

①每一个提供索引或文摘服务的数据库中的期刊量都是有限的,故要想获得更全面的信息,只使用一个检索工具是不够的。

②由于从文献的发表到建立索引需要一定时间,故会影响到最新信息的检索服务。

③文摘是对原始文献的概括,文摘提供的信息不够全面,甚至会存在错误,这些都需要药师查阅和评价原文。

因此,药师要根据所使用数据库的特点,充分利用检索工具检索文献,并利用专业知识分析、评价文献。

3.三级信息的评价

(1)三级信息的优点。

①对一个具体的问题提供的信息全面翔实,且简明扼要。

②所涉及内容广泛,使用方便。

③可提供疾病与药物治疗的基础知识。

(2)三级信息的缺点。

①由于书籍编写时间长,故书中所提供的内容并不一定是该领域的最新内容,仍需从其他途径更新或补充信息。

②编写书籍时若准备的资料不够充分,或篇幅限制,会导致书中有些内容的论述不够全面。

③作者可能对一级信息和二级信息的理解有误、偏倚,这样就会造成作者转录的数据有误。故读者查阅三级信息资源时,需要利用书中列出的参考文献去验证内容的真实性和准确性。

鉴于此,需要从以下五个方面来考虑对三级信息的评价:作者是否为该领域的专家;提供的内容是否为最新内容;所附参考文献是否支持所提供的信息内容;是否提供相关信息的引文或链接;信息内容有无偏倚或较明显的错误。

任务二　药学信息服务

药学信息服务或称药学信息活动,是指所有涉及药学信息的活动,即药师进行的药学信息的收集、整理、评价、传递、提供和利用等工作。

一、药学信息服务的方式

药学信息服务的具体工作内容如下:药学信息的收集;药学信息的整理和保存;建立和维护医院药品处方集;收集并汇总上报药品不良反应报告;提供药学信息的培训教育工作;开展药学信息服务的研究工作等。同时,药学信息服务主要通过以下几种方式得以体现。

(一)编写文字资料

编写药学信息的文字资料,是药学信息传递的重要方式,其主要的形式有医院处方集、药讯、新药介绍、黑板报等。

(二)提供咨询服务

药师主要向医师、护士、患者及其家属等提供药学咨询服务。咨询服务的内容主要有药品的用法用量、药动学、不良反应、相互作用、治疗效果以及药品鉴别等。药师应该从患者肝功能、肾功能、联用药物等方面进行考虑,利用工具书、专著、期刊论文等参考文献,提炼归纳总结药学咨询结果,最终填写药学咨询表。

(三)参与临床药物治疗活动

2011年卫生部等发布的《医疗机构药事管理规定》明确提出:"药学部门具体负责药品管理、药学专业技术服务和药事管理工作,开展以病人为中心,以合理用药为核心的临床药学工作,组织药师参与临床药物治疗,提供药学专业技术服务。""药师参加查房、会诊、病例讨论和疑难、危重患者的医疗救治,协同医师做好药物使用遴选,对临床药物治疗提出意见或调整建议,与医师共同对药物治疗负责。"药师在协助制订更加合理的用药方案时,应更多地注意防范潜在的药品不良反应。临床药师通过病区查房,以患者主诉的不适、异常实验室指标为依据,分析患者疾病史、用药史与目前用药品种、用法用量,通过收集药学信息,分析可能发生的药品不良反应。此外,药师应运用掌握的药学信息,以患者可以理解的语言和方式,向其讲解用药知识、用药后果、注意事项等,进一步提高患者的用药依从性。

（四）提供辅助工具服务

医院信息系统（HIS）是指应用计算机和网络通信设备和技术，为医院及其所属各部门提供患者医疗信息以及药品、财务、核算、行政管理和决策分析等统计信息的计算机应用软件系统，已成为现代化医院必不可少的基础设施与技术支撑环境。医院药学信息系统，可以将药物治疗信息咨询系统和实时处方审查系统，以及电子药历系统等第三方软件嵌入网络，实现处方的实时审查、药物相互作用审查、药物过敏史审查、剂量审查、重复用药审查、禁忌证审查、药物配伍禁忌审查、药品不良反应自动监测、特殊人群用药审查以及药物使用量动态监测等功能。其还可在局域网上建立主页，发布电子药讯、新药介绍、合理用药、医院药事动态等栏目，医务人员既可上网浏览、查询药学信息，也可在网上进行不良反应报告的填写、特殊药品使用申请审批等；临床药师可通过建立论坛，开展在线药物咨询，方便医师、药师、护士之间的信息交流。

（五）其他方式

可利用传统大众媒介如报纸、电视、广播传播药学信息；医院可利用宣传栏、电子屏幕设置药物知识宣传栏发布药学信息；在社区可以利用派发传单、上门服务、举办药学知识讲座等形式进行用药咨询、药品不良反应的收集和咨询工作。

二、药学信息服务的质量要求

药学信息服务在实施过程中有一定的质量要求，即其需要具备可靠性、针对性、及时性、系统性和公开性。

（一）可靠性

药学信息服务是全程化药学服务的精髓，是医院药学存在和发展的根本。通过提供药学信息服务，消除医护人员和患者用药过程中的情报信息障碍，是药师的基本责任。因此，药师必须以高度的责任感，通过查阅文献资源以及利用专业知识，确保所提供的药学信息内容准确可靠。

（二）针对性

药学信息服务应该有针对性地实施。医师主要关注药物的疗效、护士关注用药的配伍禁忌，而药师应该有针对性地关注药物的不良反应、药物相互作用、疗效等信息，在提供咨询时要注重实用性。

（三）及时性

药学信息服务的及时性实际上是药学信息服务存在的理由所在，是药学信息服务的基本要求。考察信息的及时性主要是查看信息的出版和报告时间，特别是那些定期修订出版的信息源值得信赖，可提供最新的药学信息。此外，网络药学信息具备及时性，从速度上看，基本与广播、电视、报纸同步，又能兼有期刊可重复阅读的特点。与报纸相比，网站又具有可大量累积和分类保存的优点。特别是对一些政策法规、药学新闻，网站信息往往独具优势。

（四）系统性

药学信息服务的内容要具有系统性，其主要是针对不同的信息源来评价的。例如，药物手册所收载的药品品种的数量就是观察其系统性的指标，品种越多系统性就越好。不同的信息源，观察系统性的指标不一样，有些是信息源收载或查询的期刊数量的多少，有些是病种的多少等。循证医学的Meta分析对评价信息的质量很有帮助。

（五）公开性

药学信息服务的宗旨是面向医师、护士、患者等提供药学信息。药物相关信息如新药专利、科研成果以及应用报告等都是公开报道的，特别是在互联网时代，很多都已经无偿公开供查阅。如美国FDA药品信息公开制度的实施，使我们能通过互联网了解美国FDA就某药进行辩论的会议记录、审批报告及批复，甚至官员签名。

任务三　用药咨询服务

一、用药咨询

用药咨询是药师利用药学专业知识和工具向患者、患者家属、医护人员等提供药学信息,宣传合理用药知识,交流用药相关问题的过程,以提高药物治疗的安全性、有效性、经济性和依从性。

用药咨询是药学服务的具体表现形式之一,是在临床药学的基础上发展而来的。随着医药卫生体制改革的不断深入,药师的职责已发生了翻天覆地的变化。药师从"以药品为中心"转变为"以患者为中心",从"以保障药品供应为中心"转变为"在保障药品供应的基础上,以重点加强药学专业技术服务、参与临床用药为中心"。这些促进药学工作更加贴近临床、贴近社会,有助于提供优质、安全、人性化的药学专业技术服务。

(一)用药咨询的对象

用药咨询的范围非常广泛,与药有关的人员都是用药咨询的对象。用药咨询的对象包括患者、医师、护士等。不同的对象,其需要了解的药品相关知识也会有所差异。药师不仅要对患者的用药剂量、疗程、药物的选择、不良反应及药物相互作用等进行全面分析,还要关心患者的心理、行为、生活环境、经济、生活方式、职业等影响药物治疗的各种自身或社会因素可能对康复或用药产生的影响。

(二)用药咨询需要掌握的技能

1. 医药学基础知识　扎实的基础知识是用药咨询的基础。面对丰富多样的问题,药师必须具备相关学科的基础知识。所涉及的学科十分广泛,包括生理学、生物化学、病理生理学、微生物学、天然药物化学、药剂学、药理学、药物化学、药物治疗学等。只有将这些理论知识融会贯通,才能全面分析患者存在的问题并给予准确的解答。

2. 沟通技巧　建立融洽、理解、信任的医患关系是良好用药咨询的基础,而患者和药师等的多方面因素都会影响良好医患关系的建立。多数患者因缺乏医疗常识,在沟通与理解方面存在障碍;病态的生理状况(如存在认知障碍)导致交流障碍等也会影响良好医患关系的建立。同时,药师有时工作繁忙,可能会对患者的耐心不足,这也会在很大程度上影响咨询的质量。养成良好的咨询习惯是顺利开展用药咨询的关键。用药咨询时应注意以下几点。

(1)咨询过程应有耐心,不要轻易打断患者的讲话。

(2)在咨询过程中注意非语言形式的交流,如适时地点头、微笑,并赋予手势等。

(3)站在患者的角度考虑问题,设身处地为患者着想,真正解决患者的问题。

(4)在咨询过程中详细记录也是非常重要的,不仅要记录患者的基本情况和问题,避免对患者的病情及问题有所遗漏,还要对咨询内容进行分析、整理,提高应答的能力。

(5)适时做出回应,体现对患者的尊重,及时整理思路,回答患者的咨询。

3. 文献查阅能力　用药咨询时经常会遇到一些一时解决不了的问题,需要检索文献。通过查阅文献可以了解国内外对于某一领域研究的最新进展,从而为药师进行咨询应答提供文献支持。除了具备文献检索的能力以外,药师也应该具备评价文献以及分析整理的能力。

4. 投诉应对能力　医疗知识的不对等使医患关系成为社会普遍关注的问题之一。药师作为医师和患者之间的桥梁,可以在调解医患关系方面起到关键作用。用药咨询是药师面向患者的窗口,投诉应对能力在此阶段显得尤为重要。如何化解患者对医疗工作的不满情绪,通过沟通帮助患者了解药品及其应用,了解医疗工作,建立更好的信任关系,是药师在用药咨询过程中应该掌握的基本技能。

二、患者用药咨询

医药领域是专业性非常强的特殊领域,绝大多数患者是不可能掌握较全面的医学或药学知识的,药师作为药学专业技术人员,应利用自己掌握的专业知识指导患者用药,最大限度地提高患者的药物治疗效果,提高用药的依从性,保证用药安全、有效。

(一)咨询环境

用药咨询的地点应选择在紧邻门诊药房或药店大堂、环境舒适、适当隐秘的地方,并有明确的标识。配备药学、医学的参考资料以及面对患者发放的用药教育宣传资料。有条件的单位可以配备装有数据库的计算机及打印机,可当场打印患者所需的文件。

(二)咨询方式

咨询方式分为主动方式和被动方式。药师应该主动向患者讲授安全用药知识,向患者发放一些合理用药宣传材料或通过互联网向公众宣传促进健康的小知识。另外,药师日常接待的咨询内容以被动咨询居多,往往采用面对面的方式和借助其他通信工具,比如电话、网络或信函询问等。由于患者的情况各异,涉及的专业角度不同,希望了解的问题深度也各不相同,因此,药师在接受咨询时需要尽量全面了解信息,应首先问清患者希望咨询的问题,还可通过开放式提问的方式了解患者更多的背景资料,以便从中判断患者既往用药是否正确、存在哪些问题,然后告知正确的用药信息。

(三)咨询内容

(1)药品名称:包括通用名、商品名、别名。

(2)适应证:药品适应证是否与患者病情相对应。

(3)用药方法:包括口服药品的正确服用方法、服用时间和用药前的特殊提示;栓剂、滴眼剂、气雾剂等外用剂型的正确使用方法;缓释制剂、控释制剂、肠溶制剂等特殊剂型的用法;胶囊能否打开服用;如何避免漏服药物以及漏服后的补救方法。

(4)用药剂量:包括首次剂量、维持剂量,每日用药次数、间隔,疗程。

(5)服药后预计疗效及起效时间、维持时间。

(6)药品不良反应与药物相互作用。

(7)是否有替代药物或其他疗法。

(8)药品的鉴定辨识、储存和有效期。

(9)药品价格、药品的报销方式,是否进入医疗保险报销目录等。

(四)药师应主动向患者提供咨询的几种情况

(1)患者同时使用2种或2种以上含同一成分的药品时,或合并用药较多时,或本次所开药品与原患慢性疾病冲突时。

(2)患者用药后出现不良反应时,或既往有不良反应史。

(3)患者依从性不好时,或患者认为疗效不理想时,或剂量不足以起效时。

(4)因病情需要,处方中药品超适应证、剂量超过规定剂量时(需医师、药师双签名确认);处方中用法用量与说明书不一致时。

(5)患者正在使用的药物中有配伍禁忌或配伍不当时(如有明显配伍禁忌,应第一时间联系医师以避免纠纷的发生)。

(6)患者需要进行治疗药物监测(TDM)时。

(7)近期药品说明书有修改(如商品名、适应证、禁忌证、剂量、有效期、储存条件、药品不良反应)。

(8)患者所用的药品近期被发现有严重或罕见的不良反应。

(9)使用麻醉药品、精神药品的患者,或应用特殊药物(抗生素、抗真菌药、抗凝血药、抗肿瘤药、双膦酸盐、镇静催眠药、抗精神病药等)、特殊剂型(缓释制剂、控释制剂、透皮制剂、吸入剂)者。

(10)同一种药品有多种适应证或用法用量复杂时。

(11)药品被重新分装,而包装的标识物不清晰时。

(12)使用需特殊条件储存的药品时,或使用临近有效期的药品时。

(五)需要特别关注的问题

1. 尊重患者的意愿 药师向患者提供咨询服务时,要注意到患者对信息内容及解释的需求存在种族、文化背景、性别及年龄的差异,应采用适宜的方式和方法,并注意尊重患者的个人意愿。

2. 对特殊人群需注意的问题 老年患者的记忆力减退,视力、听力和用药依从性差,认知能力下降,因此向他们解释时语速宜慢,应反复交代药品的用法和禁忌证直至他们听懂;还可以适当多用文字、图片以方便他们理解和记忆。有条件时可配备分剂量药盒,并叮嘱老年患者的亲属或看护人员敦促老年患者按时、按量服药。对于女性咨询患者,还要注意问询是否已经妊娠或是否有准备妊娠的打算、是否正在哺乳,这些都是在解答问题时特别要注意的地方。患者的疾病状况也是不能忽视的问题。比如患者有肝肾功能不全时,会影响药物的代谢和排泄,易致药品不良反应的发生和中毒。

3. 解答的技巧 对于患者的咨询要以通俗易懂的语言解答。

4. 针对特殊患者,应尽量提供书面宣传材料 如第一次用药的患者;使用地高辛、茶碱等治疗窗窄药物的患者;用药依从性不好的患者。

5. 保护患者的隐私 在药学实践工作中,一定要保护患者的隐私,更不应该将咨询档案等患者的信息资料用于商业目的。

6. 及时回答不拖延 对于患者所咨询的问题,能够当即给予解答的就当即解答。不能当即答复的,或者答案不十分清楚的,不要冒失地回答,要问清对方何时需要答复;待进一步查询相关资料后尽快给予正确的答复。拖延太久的答案时常会失去它的意义。因此,如何有效地利用资源,用较短的时间来回答问题,不仅受条件设施的影响,还与药师自身的知识结构和技术素质有关。

三、医师用药咨询

医师的咨询侧重于药物资讯、处方用药配伍禁忌的问题,包括药物的药效学与药动学、治疗方案和药品选择、国内外新药动态、新药临床评价、药物相互作用、基因组学和肝细胞色素同工酶对药物代谢的影响、妊娠期及哺乳期妇女或肝肾功能不全者禁用药品、药品不良反应、药品与化学品的中毒鉴别与解救等信息。

药师可着重从以下几个方面向医师提供用药咨询服务。

(一)提高药物治疗效果方面

1. 新药信息 随着药品研发和制药工业的迅猛发展,新药和新剂型不断涌现,带给医师更多的治疗选择,同时也带给他们更多的困惑,加上大量仿制药的出现和"一药多名"现象,导致医师在开具处方时无所适从。此时,需要给予医师以信息支持,使他们了解新药作用机制、作用靶点、药效学/药动学指标、临床评价等信息,为临床合理使用提供依据。

2. 合理用药信息 特别是在合理使用抗菌药物方面,由于抗菌药物种类多,在合理使用方面,医师希望得到药师的信息咨询。如:某患者急性上呼吸道感染,高热不退,白细胞计数升高,有青霉素过敏史,痰培养结果对头孢哌酮、头孢曲松钠均高度敏感。医师开始选用头孢哌酮,皮试结果呈阳性,后改用左氧氟沙星等治疗皆效果不佳。咨询药师的用药意见,药师详细了解患者情况之后,建议使用与头孢哌酮侧链化学结构差异较大的头孢曲松钠配成浓度为 $500\ \mu g/mL$ 的稀释液进行皮试,结果呈阴性。在医务人员密切监护下缓慢静脉滴注,未发现有过敏反应,用药3日后热退。尽管头孢曲松钠说明书中明确注明"对头孢菌素类抗生素过敏者禁用",该患者应用头孢曲松钠治疗尚存在一定风险,但基于患者对其他抗菌药物均不敏感,药师通过查阅相关文献,发现头孢曲松钠与头孢哌酮的侧链结构差异较大,单凭头孢哌酮皮试阳性结果,就简单地停止应用所有头孢菌素类抗生素,将使患者失去合理用药和及时治疗的机会。特殊人群如肝肾功能不全患者用药时,要注意调整剂量。对不同年龄的患儿用药的限制及剂量要关注药品说明书的警示,并结合患儿年龄和体质调整剂量。

3. 治疗药物监测(TDM) 目前,治疗药物监测工作已从最初的对地高辛、氨基糖苷类抗生素、抗癫痫药的血药浓度监测扩展到对器官移植者的免疫抑制剂(环孢素、他克莫司)的监测等。通过监测,可及时了解每个患者的个体血浆药物水平,规避中毒风险,保证治疗药物的安全有效,延长患者的存活时间。

(二)降低药物治疗风险方面

1. 药品不良反应 药师在及时发现、整理和上报药品不良反应的同时,尚要搜寻国内外有关药品不良反应的最新进展和报道,并提供给临床医师参考。如抗病毒药阿昔洛韦可致急性肾衰竭、肾功能异常及肾小管损害;利巴韦林可致畸胎、肿瘤和溶血性贫血;人促红细胞生成素可引起纯红细胞再生障碍性贫血;肝素可诱发血小板减少症,导致血栓并发症。

2. 禁忌证 药师有责任提示医师防范有用药禁忌证的患者,尤其是医师在使用本专业(科室)以外的药物时。如加替沙星可能增加糖尿病患者出现低血糖或高血糖症状的风险,并影响肾功能,故糖尿病患者禁用。坦洛新为高选择性 α_1 受体阻滞剂,其中 α_1 受体又分为 α_{1A}、α_{1B}、α_{1C} 受体亚型,α_{1A} 受体主要分布于前列腺、膀胱颈、尿道平滑肌,而 α_{1B} 受体主要分布于血管平滑肌。坦洛新主要选择性阻断尿道平滑肌上的 α_{1A} 受体,可改善尿频、排尿困难等症状,并可减少残尿量,主要用于治疗良性前列腺增生,而非降压。因此,其不能作为抗高血压药应用,尤其是女性。

3. 药物相互作用 氟喹诺酮类药物培氟沙星等可致跟腱炎,约半数为双侧,如联合应用糖皮质激素,则更为危险,严重者可致跟腱断裂。抗抑郁药氟西汀、帕罗西汀若与单胺氧化酶抑制剂(包括呋喃唑酮、异烟肼、异卡波肼、吗氯贝胺、帕吉林、司来吉兰等)合用,易引起 5-羟色胺综合征,出现高热、兴奋、意识障碍、癫痫发作、肌阵颤、高血压危象,甚至死亡,两类药替代治疗时应至少间隔 14 日。羟甲戊二酰辅酶 A 还原酶抑制剂(他汀类)可抑制胆固醇(CH)的合成,降低血浆低密度脂蛋白(LDL-C)、总胆固醇(TC)和甘油三酯(TG)的水平。但本类药在治疗剂量下与对 CYP3A4 有抑制作用的药品(如环孢素、依曲康唑、酮康唑、克拉霉素、罗红霉素等)合用能显著增高本类药的血浆水平。尤其不宜与吉非贝齐、烟酸合用,因为合用可能出现致死性横纹肌溶解症。因此,其初始剂量宜小,并将肌病的危险性告知患者,叮嘱他们及时报告所发生的肌痛、触压痛或肌无力,并每隔 4～6 周监测一次肝酶(AST、ALT)和磷酸肌酸激酶(CPK)、肌红蛋白水平。

(三)医师用药咨询注意事项

1. 专业性与时效性 面对医师的咨询时,回答所涉及的信息一定要专业,其中包括知识点和用词专业准确。药师作为医疗团队中合理用药的保障者,应该提供及时、准确的药学信息。医学是一门实践学科,信息化社会使得医疗技术的更新十分迅速,医师对最新药学信息的需求十分迫切。因此药师在回答医师咨询问题的过程中,提供具有时效性的信息是十分必要的。

2. 整理与归纳的重要性 目前我国患者数量巨大,特殊情况层出不穷,这需要药师在回答医师咨询问题的同时,尽可能整理与归纳最新资料,并对资料进行评价,用最简洁的语言呈现出最全面的信息,帮助临床医师了解药学信息,节约时间,提高效率。

 学 以 致 用

工作场景:

医师咨询临床治疗中常遇到肾功能受损的患者,为减少不良反应并避免调整剂量带来的麻烦,可选用哪些经肝代谢的抗菌药物?哪些经肝、肾双通道代谢的抗菌药物?请各举 1～2 种药物。

知识运用:

可选的经肝代谢的药物,包括大环内酯类、利福平、多西环素、氯霉素、克林霉素、甲硝唑;经肝、肾双通道代谢的药物,包括哌拉西林、头孢曲松、头孢哌酮。

四、护士用药咨询

护士的工作主要为执行医嘱、实施药物治疗(注射给药和口服用药),他们需要更多地获得有关口服药品的剂量、用法,注射药品配制溶剂、稀释体积与浓度、静脉滴注速度、注射药品的稳定性和配伍禁忌等信息。

(一)药品的适宜溶剂

1. 不宜选用氯化钠注射液溶解的药品

(1)普拉睾酮不宜选用氯化钠注射液溶解,以免出现浑浊。

(2)洛铂用氯化钠注射液溶解可促进其降解。

(3)两性霉素 B 用氯化钠注射液溶解可析出沉淀。

(4)红霉素静脉滴注时若以氯化钠或含盐类注射液溶解,可形成溶解度较小的红霉素盐酸盐,使疗效降低,添加 5% 碳酸氢钠注射液 0.5 mL,使 pH 升高至 5.0 以上,则有助于其稳定。

(5)哌库溴铵与氯化钾、氯化钠、氯化钙等联合使用,可使其疗效降低。

(6)氟罗沙星用氯化钠、氯化钙注射液等溶解,可出现结晶。

2. 不宜选用葡萄糖注射液溶解的药品

(1)青霉素结构中含有 β-内酰胺环,极易裂解而失效,与酸性较强的葡萄糖注射液配伍,可促进青霉素裂解为无活性的青霉酸和青霉噻唑酸。

(2)大多数头孢菌素属于弱酸强碱盐,与酸性的葡萄糖注射液配伍,两者可发生反应产生游离的头孢菌素。

(3)苯妥英钠属于弱酸强碱盐,与酸性的葡萄糖注射液配伍可析出苯妥英沉淀。

(4)阿昔洛韦属于弱酸强碱盐,与酸性的葡萄糖注射液直接配伍可析出沉淀,宜先用注射用水溶解。

(5)瑞替普酶与葡萄糖注射液配伍可使效价降低,溶解时宜用少量注射用水溶解,不宜用葡萄糖注射液稀释。

(6)依托泊苷、替尼泊苷、奈达铂等在葡萄糖注射液中不稳定,可析出细微沉淀,宜用氯化钠注射液、注射用水等充分稀释,溶液浓度越低,稳定性越好。

(二)药品的稀释体积

注射药品的溶解或溶解后稀释的体积十分重要,不仅直接关系到药品的稳定性,而且与疗效和不良反应密切相关。如地诺前列素使用时应取 2 mg 与碳酸钠 1 mg 溶于 0.9% 氯化钠注射液 10 mL 中,摇匀后稀释于 5% 葡萄糖注射液 500 mL 中;静脉滴注速度因适应证而不同,中期引产为 4～8 μg/min,足月引产为 1 μg/min。

(三)药品的滴注速度

静脉滴注速度不仅关系到患者心脏负荷,而且关系到药品的疗效和稳定性,部分药品滴注速度过快可导致过敏反应和毒性(死亡)。如万古霉素不宜肌内注射或直接静脉注射,静脉滴注速度过快可致由组胺引起的非免疫性剂量相关反应(出现红人综合征),突击性大量注射不当可致严重低血压。

(四)药品的配伍禁忌

临床上,多种药品同时使用较为常见,药品的配伍禁忌在临床上必须得到足够的重视。如应用酚妥拉明 20 mg、多巴胺 20 mg、呋塞米 20 mg,加入 5% 葡萄糖注射液 250 mL 溶解,静脉滴注过程中,可出现黑色沉淀;盐酸多巴胺为一种酸性物质,其分子中有两个游离的酚羟基,易被氧化为醌类,最后形成黑色聚合物,在碱性条件下更明显;呋塞米注射液呈碱性,与盐酸多巴胺配伍后可使多巴胺氧化而形成黑色聚合物,这两者不宜配伍使用。

五、社会公众用药咨询

伴随社会的高速发展、文明程度的提高和医药学知识的普及,公众的自我保健意识不断加强,更加注重日常保健和疾病预防,也常常会自行在药店购买药物进行自我药疗。药师需要承担起新的责任,主动承担公众自我保健的咨询,尤其是在常见病治疗、减肥、补充营养素等方面提供科学的用药指导,除了药品的用法、适宜的给药时间、注意事项、禁忌证、不良反应及相互作用等外,还应提供药品的储存、运输、携带等方面的信息,促进公众合理使用药物。

点 滴 积 累

1.药学信息也称为药物信息或药品信息,包括药学学科所有方面的信息。

2.药学信息分为一级信息、二级信息、三级信息。

3.药学信息获取的途径主要有药品说明书、期刊文献、图书、网络药学信息资源、临床治疗指南等。

4.药学信息服务是指所有涉及药学信息的活动,即药师进行的药学信息的收集、整理、评价、传递、提供和利用等工作。

5.药学信息服务的质量要求是可靠性、针对性、及时性、系统性、公开性。

6.用药咨询的对象有患者、医师、护士等。

(黄　娇)

历年真题　　　　　模拟检测

模块二

药学服务技能

药 品 调 剂

扫码看课件

知识目标

1.掌握:处方的结构与内容,处方的管理制度,处方调剂操作规程,处方审核的内容与标准。

2.熟悉:处方的含义、分类与性质,处方常用缩写词的含义,处方点评结果的判定,电子处方管理。

3.了解:处方调剂差错的防范与处理。

能力目标

具有应用处方审核标准判断并分析处方中不合理用药问题的能力。

素质目标

1.培养学生依法执业、公平对待的职业意识。

2.提高学生为公众健康服务的意识和安全用药的责任感。

3.培养学生良好的人际交往、适应社会和自身发展的能力。

岗位对接

职业面向:医院药房、零售药店。

职业要求:尊重患者、文明服务、谦虚谨慎、终身学习。

导学情景

情景描述:李同学因感冒发热到医院就诊,经医师诊断后开具处方,李同学缴费后拿处方到门诊药房取药,接收处方的药师先仔细查阅处方,然后交给另一位药师配药,配药人员将药品配齐后送到发药窗口,由另一位药师详细交代药品如何使用,最后将药品交到李同学手中。

学前导语:医师开具处方后须由药师进行处方调剂。处方调剂工作是药学服务的重要内容之一,也是医院或社会药房直接面对患者的重要工作之一。其服务水平及质量直接关系到患者的用药安全,同时也影响患者对医院或药房的信任度及患者用药的依从性。因此药师应根据医师处方,严格遵守规章制度并执行操作规程,认真审核处方,准确地调配和分发药品,发药的同时对患者进行合理用药指导,避免处方调剂差错,从而保障患者的权益与用药安全,同时也为患者与医务人员之间搭起沟通的桥梁。

任务一 处方知识

处方是指由注册的执业医师和执业助理医师(以下简称医师)在诊疗活动中为患者开具的,由取得药学专业技术职务任职资格的药学专业技术人员(以下简称药师)审核、调配、核对,并作为患者用药凭证的医疗文书。处方还包括医疗机构病区用药医嘱单。

一、处方的分类

(一)根据性质不同分类

1. 法定处方 《中华人民共和国药典》(以下简称《中国药典》)和国家药品监督管理局标准收载的处方,具有法律约束力。在制备法定制剂或医师开写法定制剂时均应照此规定。

2. 医师处方 医师为患者诊断、治疗与预防用药所开具的处方。

3. 协定处方 医院药剂科与临床医师根据医院日常医疗用药的需要,共同协商制订的处方。它适合大量配制和储备,便于控制药品的品种和质量,可以提高工作效率,缩短患者取药等候时间。每个医院的协定处方仅限于在本单位使用。

(二)根据《处方管理办法》的规定分类

具体分类见表 4-1。

表 4-1 处方种类

处方种类	处方颜色	右上角标注
普通处方	白色	无标注
急诊处方	淡黄色	急诊
儿科处方	淡绿色	儿科
麻醉药品和第一类精神药品处方	淡红色	麻、精一
第二类精神药品处方	白色	精二

(三)根据处方形式不同分类

1. 纸质处方 医师开具的以纸张为载体的用药文书。

2. 电子处方 医师开具的以医院信息系统为载体的用药文书。由于电子处方具有高效存储、系统管理、便携传输和方便重现等特点,近年来越来越受到医疗机构的重视。

二、处方的性质

(一)法定与强制性

正确开具、调配处方是医师、药师的法定义务,否则造成医疗事故就要承担相应的法律责任。开具违反药品标准的处方,导致假药、劣药的产生,同样要受到法律制裁。

(二)科学与技术性

药品是特殊商品,开具和调配处方必须由具备临床医学、药学知识和技能的专业技术人员进行并且要遵循安全、有效、经济的原则。

(三)凭证的经济性

处方是药品消耗及药品经济收入结账的凭据,是药剂科统计药品消耗、预算采购药品的依据,同时也是患者在诊疗全程用药的真实凭证。

(四)固定与非固定性

法定处方的内容是固定不变的,否则必须经过国家药品监督管理部门批准;医疗机构协定处方由省级药品监督管理部门批准；医师处方的内容根据患者病情而定，不具备固定性。

三、处方的结构

处方由前记、正文和后记组成。普通处方示例如图 4-1 所示。

处　方　笺 00000001

科别　　费别　　门诊号　　年　月　日

姓名　　年龄　岁　性别 □男 □女

住址/电话　　过敏史

临床诊断

R

医师______ 审核______ 金额______

调配______ 核对______ 发药______

图 4-1　普通处方示例

（一）前记

前记包括医疗机构全称，科别，费别，门诊号或住院号，患者姓名、年龄、性别，处方开写日期，临床诊断等。也可根据需要，在前记中添列特殊要求的项目。

麻醉药品和第一类精神药品处方还应当包括患者身份证号或代办人姓名及其身份证号。

（二）正文

正文以“R.”或“Rp.”(拉丁文 Recipe“请取”的缩写)起头，意为“请取下列药品”。正文内容包括药品名称、剂型、规格、数量、用法用量等。

（三）后记

后记包括医师、审核人、调配人、核对人、发药人的全名签名（或加盖专用签章）及药品金额等。

四、处方制度

2007 年 5 月 1 日起施行的《处方管理办法》，对处方的监管、开具、审查、调剂、保管、点评的相应机构和人员做出了具体的规定，以及对不合理用药及时干预、提出动态监测及超常预警等，进一步完善了我国的处方管理制度。下面介绍处方管理制度的部分内容。

（一）处方权与调剂资格的规定

(1)医疗机构授予本单位经过注册的执业医师处方权、药师调剂资格。经注册的执业助理医师在医疗机构开具的处方，需经所在执业地点执业医师签名或加盖专用签章后方有效。

(2)经注册的执业助理医师在乡、民族乡、镇、村的医疗机构独立从事一般的执业活动，可以在注册的执业地点取得相应的处方权。

（3）医师在注册的医疗机构签名留样或者专用签章备案后，方可开具处方。

（4）试用期人员开具的处方，经所在医疗机构有处方权的执业医师审核并签名或加盖专用签章后方有效。进修医师由接收进修的医疗机构对其胜任本专业工作的实际情况进行认定后授予相应的处方权。

（5）二级以上医院应当定期对医师、药师进行抗菌药物临床应用知识和规范化管理培训。医师经本机构培训并考核合格后，方可获得相应的处方权。副主任医师以上的可获得特殊使用级抗菌药物处方权，主治医师可获得限制使用级抗菌药物处方权，医师可获得非限制使用级抗菌药物处方权。

（6）执业医师经麻醉药品和精神药品使用知识和规范化管理的培训，考核合格后取得麻醉药品和第一类精神药品的处方权。药师经考核合格后取得麻醉药品和第一类精神药品的调剂资格。

医师取得麻醉药品和第一类精神药品处方权后，方可在本机构开具麻醉药品和第一类精神药品处方，但不得为自己开具该类药品处方。药师取得麻醉药品和第一类精神药品调剂资格后，方可在本机构调剂麻醉药品和第一类精神药品。

知识链接

抗菌药物临床应用分级管理

我国自 2012 年 8 月 1 日起施行《抗菌药物临床应用管理办法》，依办法对抗菌药物临床应用实行分级管理。根据安全性、疗效、细菌耐药性、价格等因素，将抗菌药物分为三级：非限制使用级、限制使用级与特殊使用级。具体划分标准如下。

1. 非限制使用级抗菌药物　经长期临床应用证明安全、有效，对细菌耐药性影响较小，价格相对较低的抗菌药物。

2. 限制使用级抗菌药物　经长期临床应用证明安全、有效，对细菌耐药性影响较大，或者价格相对较高的抗菌药物。

3. 特殊使用级抗菌药物　具有以下情形之一的抗菌药物。

（1）具有明显或者严重不良反应，不宜随意使用的抗菌药物。

（2）需要严格控制使用，避免细菌过快产生耐药性的抗菌药物。

（3）疗效、安全性方面的临床资料较少的抗菌药物。

（4）价格昂贵的抗菌药物。

抗菌药物分级管理目录由各省级卫生行政部门制定，报国家卫生行政部门备案。

（二）处方书写规定

（1）处方记载的患者一般情况、临床诊断填写清晰、完整，并与病历记载相一致。

（2）处方必须在专用处方笺上书写，每张处方仅限一名患者的用药。

（3）字迹清楚，不得涂改；如需修改，医师应当在修改处签名并注明修改日期。

（4）药品名称必须为法定的通用名、新活性化合物的专利药品名称和复方制剂药品名称，医疗机构及其医务人员不得自行编制药品缩写名称或者使用代号；医疗机构自配制剂名称以省级药品监督管理部门批准的名称为准。

书写药品名称、剂量、规格、用法用量要准确规范，药品用法可以使用规范的中文、英文、拉丁文或者缩写体书写（表4-2），但不得使用"遵医嘱""自用"等含糊不清的字句。

药品剂量与数量用阿拉伯数字书写。剂量应当使用法定剂量单位：重量以克（g）、毫克（mg）、微克（μg）、纳克（ng）为单位；容量以升（L）、毫升（mL）为单位；有的使用国际单位（IU）、单位（U）；中药饮片以克（g）为单位。片剂、丸剂、胶囊剂、颗粒剂分别以片、丸、粒、袋为单位；溶液剂以支、瓶为单位；软膏及乳膏剂以支、盒为单位；注射剂以支、瓶为单位，并注明含量；气雾剂以瓶或支为单位；中药饮片以剂为单位。

表 4-2 处方常用缩写词

缩写词	中文含义	缩写词	中文含义
qd.	每日1次	add.	加
bid.	每日2次	qs.	适量
tid.	每日3次	aa.	各
qid.	每日4次	po.	口服
qh.	每小时1次	ih.	皮下注射
qod.	隔日1次	im.	肌内注射
q4h.	每4h1次	iv.	静脉注射
qm.	每晨	iv. gtt.	静脉滴注
qn.	每晚	Tab.	片剂
am.	上午,午前	Cap.	胶囊剂
pm.	下午,午后	Inj.	注射剂
prn.	必要时	Amp.	安瓿剂
sos.	需要时	Supp.	栓剂
ac.	餐前(服)	Pil.	丸剂
pc.	餐后(服)	Syr.	糖浆剂
st.	立即	Sol.	溶液剂
Sig.	标记(标注用法)	Co.	复方的,复合的
ad.	加至		

(5)患者年龄应当填写实足年龄,新生儿、婴幼儿写日龄、月龄,必要时要注明体重。

(6)西药和中成药可以分别开具处方,也可以开具一张处方,中药饮片应当单独开具处方。开具西药、中成药处方,每一种药品应当另起一行,每张处方不得超过5种药品。

(7)中药饮片处方的书写一般应当按照"君、臣、佐、使"的顺序排列;调剂、煎煮的特殊要求注明在药品名右上方,并加括号,如先煎、后下、布包等;对饮片的产地、炮制有特殊要求的,应当在药品名称之前写明。

(8)药品用法用量应当遵循药品说明书规定的常规用法用量,特殊情况需要超剂量使用时,应当注明原因并再次签名。

(9)除特殊情况外,应当注明临床诊断。开具处方后的空白处应画一斜线以示处方完毕。

(10)处方医师的签名式样和专用签章应当与院内药学部门留样备查的式样相一致,不得任意改动,否则应当重新登记留样备案。

(三)处方限量规定

处方开具当日有效,特殊情况下需延长有效期的,由开具处方的医师注明有效期限,但有效期限最长不得超过3日。处方一般不得超过7日用量;急诊处方一般不得超过3日用量;对于某些慢性疾病、老年病或特殊情况,处方量可以适当增多。根据国家卫生健康委《关于加快药学服务高质量发展的意见》,对评估后符合慢性疾病长期处方管理政策要求的慢性疾病患者,一次可开具12周以内用量的相关药品。

(四)特殊管理药品限量规定

麻醉药品和精神药品每张处方限量如表4-3所示。医疗用毒性药品每张处方剂量不得超过2日极量。除需长期使用麻醉药品和第一类精神药品的门、急诊癌症疼痛患者和中、重度慢性疼痛患者外,麻醉药品注射剂仅限在医院内使用。

表 4-3　麻醉药品和精神药品每张处方限量(日常用量)

患者类别	麻醉药品	第一类精神药品	第二类精神药品
门、急诊癌症疼痛患者和中、重度慢性疼痛患者	注射剂 3 日量 缓控释制剂 15 日量 其他剂型 7 日量	注射剂 3 日量 缓控释制剂 15 日量 其他剂型 7 日量	—
门、急诊患者	注射剂 1 次量 缓控释制剂 7 日量 其他剂型 3 日量 盐酸二氢埃托啡 1 次量 盐酸哌替啶 1 次量 罂粟壳 3 日量(不得单方发药,每日 3～6 g,连续使用不得超过 7 日)	注射剂 1 次量 缓控释制剂 7 日量 其他剂型 3 日量 哌醋甲酯用于儿童多动症为 15 日量[①]	一般为 7 日量,慢性疾病或某些特殊情况可增加

注:①2011 年由卫生部下发的《关于延长哌醋甲酯缓释剂治疗注意缺陷多动障碍处方限定时间的通知》(卫办医政函〔2011〕1120号)指出,每张哌醋甲酯缓释剂治疗注意缺陷多动障碍(ADHD)处方限定时间延长为 30 日。

知识链接

《长期处方管理规范(试行)》

2021 年 8 月 10 日,国家卫生健康委办公厅、国家医保局办公室发布通知,《长期处方管理规范(试行)》自印发之日起施行。《长期处方管理规范(试行)》共分为 7 章 43 条,主要明确了长期处方的适用对象、开具长期处方的医疗机构等实施主体以及开具的主要流程等。

《长期处方管理规范(试行)》明确规定,长期处方适用于临床诊断明确、用药方案稳定、依从性良好、病情控制平稳、需长期药物治疗的慢性疾病患者。治疗慢性疾病的一般常用药品可用于长期处方。《长期处方管理规范(试行)》中也明确强调,医疗用毒性药品、放射性药品、易制毒药品、麻醉药品、第一类和第二类精神药品、抗微生物药物(治疗结核等慢性细菌真菌感染性疾病的药物除外),以及对储存条件有特殊要求的药品不得用于长期处方。

《长期处方管理规范(试行)》还明确,根据患者诊疗需要,长期处方的处方量一般在 4 周内;根据慢性疾病特点,病情稳定的患者适当延长,最长不超过 12 周。超过 4 周的长期处方,医师应当严格评估,强化患者教育,并在病历中记录,患者通过签名等方式确认。

长期处方药品原则上由患者本人领取。特殊情况下,因行动不便等原因,可由熟悉患者基本情况的人员,持本人及患者有效身份证件代为领取,并配合做好相应取药登记记录。此外,《长期处方管理规范(试行)》提出,鼓励通过配送物流延伸等方式,解决患者取药困难问题。

(五)电子处方的管理

医师利用计算机开具、传递普通处方时,应当同时打印出纸质处方,其格式与手写处方一致;打印的纸质处方经签名或者加盖签章后有效。药师核发药品时,应当核对打印的纸质处方,无误后发放药品,并将打印的纸质处方与计算机传递处方同时收储备查。

(六)处方保存的规定

处方按规定由调剂处方药品的医疗机构妥善保存,以备查阅。普通处方、急诊处方、儿科处方保存期限为 1 年,医疗用毒性药品、第二类精神药品处方保存期限为 2 年,麻醉药品和第一类精神药品处方保存期限为 3 年。麻醉药品和第一类精神药品处方由专人保存、单独放置。处方保存期满后,按规定程序经医疗机构主要负责人批准、登记备案,方可销毁。

(七)处方调剂操作规程

处方调剂亦称药品调剂,是指药学专业技术人员按照医师处方或医嘱单为患者调制、配制、发放药剂或方剂,并且明确标示、说明药品用法用量及用药注意事项的药学服务活动。处方调剂的基本程序包括接收处方、审核处方、调配处方、复核处方、发药并指导用药等环节或过程。

处方调剂操作规程是指《处方管理办法》规定的处方调剂程序和要求,即认真审核处方;准确调配药品,正确书写药袋或粘贴标签,注明患者姓名和药品名称、用法用量,包装药品;向患者交付药品时,按照药品说明书或者处方标注的用法进行用药交代、指导,包括每种药品的用法用量、注意事项等。

违反处方调剂操作规程且情节严重的,由县级以上卫生行政部门责令改正、通报批评、给予警告,并由所在医疗机构或者其上级单位给予纪律处分;未按照规定调剂麻醉药品、精神药品处方造成严重后果的,由原发证部门按照《麻醉药品和精神药品管理条例》第七十三条的规定吊销其执业证书。

学 以 致 用

工作场景:

某门诊成年肺炎患者,伴有刺激性咳嗽,除抗菌消炎治疗外,还需要镇咳,因使用外周性镇咳药效果不好,现改用中枢性镇咳药可待因,医师开具的处方正文内容如下。

Rp. ①阿莫西林胶囊 0.25 g×60 粒

Sig. 0.5 g tid. po.

②阿司匹林片 0.3 g×六片

Sig. 0.3 g prn. po.

③可待因片 30 mg×21 片

Sig. 30 mg tid. po.

请分析该处方的正文内容是否符合《处方管理办法》的要求。

知识运用:

阿莫西林胶囊的药品名称、剂型、规格、用法用量均与药品说明书一致,但每次服 2 粒,每日服 3 次,60 粒药可服用 10 日,超过 7 日的用量;阿司匹林片的药品名称、剂型、规格、用法用量均与药品说明书一致,但开具数量用中文"六",违反了《处方管理办法》关于药品数量用阿拉伯数字书写的规定;可待因片的药品名称、用法用量均与药品说明书一致,按该处方用法用量,21 片可待因可服用 7 日,但可待因片是麻醉药品的普通片剂,其每张处方用量不得超过 3 日常用量。所以该处方违反了《处方管理办法》的规定,为不合理处方。

点 滴 积 累

1.处方是指由医师在诊疗活动中为患者开具的,由药师审核、调配、核对,并作为患者用药凭证的医疗文书。

2.处方可分为法定处方、医师处方和协定处方,具有法定与强制性、科学与技术性、凭证的经济性及固定与非固定性,其结构包括前记、正文和后记。

3.处方调剂的基本程序包括接收处方、审核处方、调配处方、复核处方、发药并指导用药等环节或过程。

4.现行处方管理制度是于 2007 年 5 月 1 日起正式实施的《处方管理办法》,包括处方权、处方书写规定、处方限量规定、处方保管规定等 8 章 63 条内容。

任务二　处方调剂

处方调剂亦称药品调剂,是集专业性、技术性、管理性、法律性、事务性、经济性于一体的活动过程。调剂人员应当准确快速地调配,并确保患者用药安全、有效、经济、适当。

一、处方调剂流程

处方调剂的基本程序主要包括接收处方、审核处方、调配处方、复核处方、发药并指导用药等环节或过程。

《处方管理办法》规定,药师调剂处方时必须做到"四查十对"。

查处方,对科别、姓名、年龄:核查处方前记部分,患者姓名、年龄、科别是否准确,可以与患者口头确认。对于婴幼儿、儿童和老年人,注意年龄,核对建卡时的年龄和就诊取药当天是否一致。

查药品,对药名、剂型、规格、数量:对药品与处方中的药品名称、剂型、规格、数量进行核对,检查是否有误。注意一品双规、外观看似、名称听似的药品是否混淆。

查配伍禁忌,对药品性状、用法用量:检查处方中药品之间是否存在配伍禁忌,如果有则填写处方审核反馈表,由医师重新开具处方;核对药品的外观如颜色、形状、液体异物检查是否合格,注意药品的有效期。检查注射剂、液体药品等有无破损、污染。贵重药品、毒性药品、麻醉药品和精神药品应当面核对到最小包装。

查用药合理性,对临床诊断:检查处方所开药品的适应证与处方记载的临床诊断是否一致,必要时询问患者所患疾病是否和诊断一致,有无遗漏。特别注意跨科开药又无诊断支持的患者,以防超适应证、超药品说明书用药,出现用药风险。

(一)接收处方

接收处方是药师接触患者的第一个环节,态度应和蔼。

(二)审核处方

收方后首先要审核处方,包括合法性审核、规范性审核和适宜性审核,参见本项目任务三"处方审核"中具体内容。

(三)调配处方

处方调配由药士以上人员负责,准确调配药品并传递至复核、发药岗位(台)。目前自动化调配设备已逐渐用于医院处方调配环节,可提高调配的速度并减少人工差错。

(1)调配处方时应当认真阅读处方内容,按所列药品顺序依次调配,做到药品名称、剂型、规格、数量、产地准确无误。尤其注意一品双规、外观看似、名称听似、原研和国产的药品,避免出现调配差错。为减少处方调剂差错,药品摆放应遵循以下基本原则:内服、外用药品分开;注射剂、口服药分开;高警示药品单独存放并挂醒目标识;近效期药品悬挂醒目提示标识;一品双规药品,外观看似、名称听似药品尽量分开并保持适当距离,以避免调剂差错。药品禁止与非药品混放,储存药品的冰箱禁止放食物、生活用品。需要遮光的药品应配备遮光盒。

(2)对麻醉药品、第一类精神药品分别登记账卡。

(3)调配药品时应首先检查药品的批准文号并注意药品的有效期,以确保使用安全。所取的同一药品若有不同批号,取用批号最早的药品。

(4)药品调配齐全后,对照处方逐一核对药品名称、剂型、规格、数量和用法。对药名相似而药理作用不同的药品,应问清患者病情,看是否与所用药品对应。

(5)调配西药方剂时禁止直接用手接触药品;调配中药方剂时称量要准确,不得估量取药,重量误差一般不超过5%,按处方药味顺序调配,以便于核对。

(6)中药方剂中先煎、后下等需特殊煎服的药品应单独包装注明,坚硬药品应破碎。

（7）中药调配要避免药箱间串药，称药后及时将药箱放回原处。严禁调配发霉、变质、虫蛀的药品。

（8）药品容量应准确，包装应完整，标签应清楚，用法和注意事项要写明。

（9）调配好一张处方的所有药品后，再调配下一张处方，以免发生差错。调配后签名或盖章。

（四）复核处方

复核处方是处方调剂过程中再一次对处方的审核以及处方内容与药品的实物对照。药品调配齐全后，必须由另一位药师进行核对检查。核对无误后核对人员签名或盖章。

（五）发药并指导用药

发药是患者在用药前重要的药学服务之一，是处方调剂工作的最后环节，也是确保患者用药安全有效的重要环节。发药前要先核对患者的身份。

（1）在药袋或者标签上注明患者的姓名及药品的用法用量、服用时间（如早晨、晚上、饭前、饭后），用药时间间隔及中药饮片的煎煮等注意事项。

（2）呼唤并核对患者姓名，询问患者就诊的科室，以确认患者身份。

（3）逐一核对药品与处方的相符性，检查药品剂型、规格、用量、数量、包装。

（4）发现处方调配有错误时，应将处方和药品退回处方调配处，并及时更正。

（5）发药时要面带微笑向患者认真交代每种药品的使用方法和特殊注意事项，进行用药指导。同一种药品有 2 盒以上时，需要特别交代，以免发生重复用药；瓶内有"干燥剂"时要向患者说明，以免误服。

（6）发药时应注意尊重患者隐私。

（7）如患者有问题咨询，应尽量回答，对于较复杂的问题，可建议其到用药咨询窗口咨询。

（8）如有特殊储存要求的药品（特别是生物制品），如胰岛素制剂需 2～8 ℃冷藏，应告知患者存放在冰箱的保鲜层；对于含有镇静催眠或者抗组胺成分的药品，要提醒患者服用后勿驾驶汽车、勿从事高空作业或勿操作精密仪器；对于服用方法特殊的药品如甲氨蝶呤片、地高辛片、阿仑膦酸钠片等，应特别嘱咐患者服药次数和用法用量；对于婴幼儿、儿童、老年人等，要注意剂量的折算。

（9）发药时签名或盖章。

知识链接

国家药品编码

国家药品编码是指在药品研制、生产、经营、使用和监督管理中由计算机使用的表示特定信息的编码标识。国家药品编码以数字或数字与字母组合形式表现。国家药品编码遵循科学性、实用性、规范性、完整性与可操作性的原则，同时兼顾扩展性与可维护性。

国家药品编码适用于国家基本药品研究、生产、经营、使用和监督管理等各个领域以及电子政务、电子商务的信息化建设、信息处理和信息交换。

药品作为特殊商品，为防止"假冒伪劣"，应遵循"单品单码"的原则。实现药品编码有利于药品的识别、鉴别、跟踪、查证。

二、处方调剂自动化

近年来，医院药品数量的大幅度增加和医疗服务质量标准的不断提升，使得处方调剂人员工作强度显著增加，全人工的调剂服务已不能保障高精准、零差错的调剂服务需求。信息化、自动化医疗技术的发展促使医疗机构越来越多地借助处方调剂自动化设备来辅助处方调剂工作。与原有的处方调剂方式相比，运用现代化、智能化药房调剂系统可以有效提升处方调剂效率与质量，智能化药房调剂系统主要包括以下几种。

（一）快速发药系统

患者缴费后，其处方信息通过医院信息系统（HIS）传输给门诊药房自动化核心控制系统。该系统（图4-2）首先对处方信息进行分解，快速出药系统、异形发药机、智能存取系统内的药品分别被发送至相应设备队列；冷藏柜、毒麻柜药品及其他特殊存放药品进入人工队列。在快速出药系统、异形发药机内，打印配药/用药医嘱单，盒装、圆瓶装药品自动落入出药口的药框中。在智能取药系统中，药师可根据配药单和系统指示灯提示进行取药。冷藏柜、毒麻柜等位置的药品由药师根据配药单人工取药，并进行第一次人工审核。

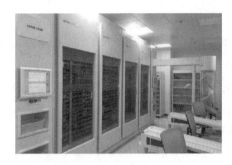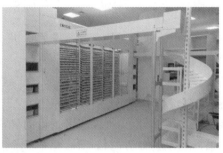

图 4-2　快速发药系统

审核无误后，在智能配发系统上刷处方单上的条码，排队管理系统便呼叫患者到相应窗口取药。患者刷就诊卡或扫描处方条码后，智能配发系统提示药师该处方药品的位置，药师将配药/用药医嘱单与筐内药品进行核对（第二次人工审核），确定无误后发给患者。

（二）自动存储系统

自动存储系统（图4-3）主要用于放置药品，由多条轨道组成，每条轨道被挡板划分成多个储药槽。在储药柜中，药品的位置由轨道所在的层数编号、同层轨道的编号及轨道中储药槽的编号这3个编号决定。不同轨道在储药柜中分层平行放置，轨道的一端为上药口、另一端为出药口，出药口的位置稍低于上药口。随着药品不断发出，当某个储药槽内的药品少于设定数量时控制系统发出缺药警告，同时上药口的LED显示屏发出信号提示上药位置。将加药信息通过扫描条形码输入系统后设备后方的上药口可以一次性加入十几盒甚至几十盒药品，设备将药品逐盒送入并通过机械手加入储药槽。补充药品后，系统会根据上药数量自动修改储药槽内的剩余药品数。

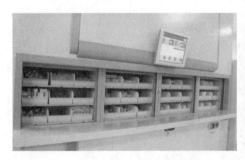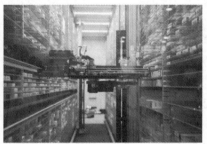

图 4-3　自动存储系统

（三）全自动药品单剂量分包系统

全自动药品单剂量分包系统是通过医院信息系统传送医嘱信息，将一次药量的药片或胶囊自动包入同一个药袋内的设备（图4-4）。它将高速包药和药片分配功能融合在一起，并在每个药袋上清楚地打印患者姓名、条形码、药品信息以及服用时间等内容。采用全自动药品单剂量分包系统可以获得以下益处。

1.降低药品污染风险　由于药品分包几乎全程处于密闭环境中，故可有效降低药品污染、遗失和交叉感染风险。

2. 提高药品调配准确率 全自动药品单剂量分包系统由计算机统一控制,数字化执行处方,同时有智能纠错功能,避免配药错误。

3. 提高摆药效率 该系统实现信息自动读取,数字化分配,集中多道工序,分包速度快,降低了医务人员调剂工作强度。

4. 指示信息完整 通过在药袋上指示完整的信息,可方便病区确认患者身份,避免给药错误,同时也更容易被患者接受。

5. 规范院内管理 全自动药品单剂量分包系统自带审核程序,可避免超出相关规定的医嘱进入调配环节。

另外,该系统附带的库存实时查询、药品消耗统计、有效期查询等功能可强化药品质量管理。

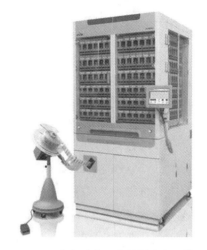

图 4-4 全自动药品单剂量分包系统

三、处方调剂差错的防范与处理

处方调剂差错是所有医疗错误中常见的一类,是指在调剂过程中发生的疏忽或失误,是可预防的事件或行为。如果存在的差错未被药师检出,则会对患者造成不同程度的伤害,延误患者疾病的治疗,对患者的精神和身体造成伤害;导致患者住院或延长患者住院时间;对患者导致永久性伤害,严重时可引发患者生命垂危和死亡。

(一)处方调剂差错常见类型

1. 审方错误 医师不了解药品名称、剂量、用法、规格、配伍变化而书写错误的处方,或者因为匆忙开具处方而书写错误。而药师未能审核出错误处方,依然按照错误处方调配药品给患者使用。

2. 调配错误 处方没有错误,但调配人员调配了错误的药品,包括将 A 种药品发成了 B 种药品、规格错误、剂量错误、剂型错误。

3. 标示错误 调配人员在药袋、瓶签等容器上标示患者姓名以及药品名称、用法用量时发生错误,或者出现张冠李戴,致使患者错拿他人的药品。

4. 其他错误 如配发变质失效的药品;特殊药品未按国家有关规定执行管理措施,造成流失;擅自脱岗,延误急危重症患者的抢救用药等行为。

(二)处方调剂差错出现的原因

1. 工作责任心不强 工作粗心,过于自信,注意力不集中。

2. 药品摆放不合理 不按药品分类要求摆放药品、陈列不合理、药品摆放混乱等容易导致调配错误。如将均存放于冰箱内的 50%硫酸镁溶液调配成水合氯醛溶液。

3. 处方辨识不清 处方字迹模糊时,药师通过假设或猜想而导致调剂差错。

4. 药品名称相似 药品名称相似是出现处方调剂差错原因中最多见的一类,如将克林霉素错认成克拉霉素。处方中容易混淆的药品中文药名见表 4-4。

表 4-4 处方中容易混淆的药品中文药名对照表

药品	易与之混淆的药品
阿糖腺苷(抗病毒药)	阿糖胞苷(抗肿瘤药)
阿拉明(间羟胺,抗休克的血管活性药)	可拉明(尼可刹米,中枢神经兴奋药)
安可欣(头孢呋辛,头孢菌素类抗生素)	安可米(扎鲁司特,白三烯受体阻滞剂)
安坦(盐酸苯海索,抗帕金森病药)	安定(地西泮,抗焦虑药)
安妥明(氯贝丁酯,血脂调节药)	安妥碘(普罗碘铵,眼科用药)
病毒唑(利巴韦林,抗病毒药)	病毒灵(吗啉胍,抗病毒药)

续表

药品	易与之混淆的药品
氟尿嘧啶(抗肿瘤药)	氟胞嘧啶(抗真菌药)
氟嗪酸(氧氟沙星,喹诺酮类抗菌药)	氟哌酸(诺氟沙星,喹诺酮类抗菌药)
克林霉素(林可霉素类抗生素)	克拉霉素(大环内酯类抗生素)
潘生丁(双嘧达莫,抗心绞痛药)	潘特生(泛硫乙胺,血脂调节药)
培洛克(培氟沙星,喹诺酮类抗菌药)	倍他乐克(美托洛尔,β受体阻滞剂)
普鲁卡因(局部麻醉药)	普鲁卡因胺(抗心律失常药)
泰能(亚胺培南-西司他丁,β-内酰胺类抗菌药)	泰宁(卡比多巴-左旋多巴,抗帕金森病药)
特美肤(丙酸氯倍他索,糖皮质激素类药)	特美汀(替卡西林-克拉维酸钾,β-内酰胺类抗菌药)
消心痛(硝酸异山梨酯,抗心绞痛药)	消炎痛(吲哚美辛,解热镇痛抗炎药)
雅司达(对乙酰氨基酚,非甾体抗炎药)	压氏达(氨氯地平,钙通道阻滞剂)
亚思达(阿奇霉素,大环内酯类抗生素)	压氏达(氨氯地平,钙通道阻滞剂)
异丙嗪(抗组胺药)	氯丙嗪(抗精神病药)

5. 药品外观相似 同一厂家的不同品种包装、颜色及字号相近,易导致调剂差错。

(三)处方调剂差错的防范

1. 改善药师工作环境

(1)调配与发药区域相对隔开,避免外界嘈杂的声音对调剂人员造成干扰。

(2)调剂室内要光线明亮,光照强度不低于 2000 lx。

2. 合理调整药房内药品的布局 药品的摆放应有利于减少调剂错误、提高调剂效率。

(1)可以采用库位码形式按使用频率、给药途径或药理作用分类摆放、储存药品。

(2)只有经过一定训练并被授权的人员方可在药架上补充药品,确保与药架上的标签严格对应。

(3)同品种不同规格的药品宜分开摆放。

(4)包装相似或读音相似的药品宜分开摆放,高危药品应集中摆放,均应加贴醒目的警示标签,以便药师调配时注意。

3. 加强处方调剂质量的管理

(1)在处方调剂过程中严格遵守操作规程,严格做到"四查十对"。

(2)严格执行有关处方调剂管理和工作制度,熟知工作程序及相应职责。

(3)建立差错登记,包括时间、地点、差错或事故内容与性质、原因、后果、处理结果及责任人等。对差错及时处理、及时报告。

(4)建立首问负责制。无论所发生差错是否与自己有关,第一个接到询问、投诉的药师必须负责接待患者,针对有关问题做出耐心、细致的解答。

4. 应用现代化调剂设备及信息化流程管理技术

(1)应用快速发药系统、自动存储系统、全自动药品单剂量分包系统等现代化设备可以提高工作效率,减少调剂差错。

(2)引入药品条形码信息化流程管理技术,其具有的使用方便、操作简单、采集信息量大、速度快、准确性高、可靠性强的特点,可提高处方调剂的准确性。

5. 营造以患者为中心的安全用药氛围 增强药师的责任感,培养药师爱岗敬业的精神。营造安全文化氛围,努力形成在服务过程中使患者伤害降至最低的工作理念,将用药安全提升到最优的地位。

(四)处方调剂差错的处理

(1)建立本单位的差错处理预案。

（2）当患者或护士反映药品差错时，应立即核对相关的处方和药品，如果确实发错了药品或错发了患者，药师要立即按照本单位的差错处理预案迅速处置并上报部门负责人。任何隐瞒、个人私下与患者达成协议的做法都是错误的。

（3）根据差错后果的严重程度，分别采取补救和救助措施，到病房或患者家中更换、致歉、随访，取得谅解，必要时请相关医师帮助救治。

（4）若遇到患者自己用药不当而请求帮助，应积极提供救助指导和用药教育。

（5）认真总结并吸取经验教训，秉持"差错原因未找准不放过、责任者未接受教育不放过、防范措施未定好不放过"的原则。

四、处方点评

处方点评是指根据我国有关医药卫生法规、技术规范，对处方书写的规范性及药物临床使用的适宜性（用药适应证、药物选择、给药途径、用法用量、药物相互作用、配伍禁忌等）进行评价，发现存在的或潜在的问题，制订并实施干预和改进措施，促进临床药物合理应用的活动过程。

《处方管理办法》规定，医疗机构应当建立处方点评制度，填写处方评价表，对处方实施动态监测及超常预警，登记并通报不合理处方，对不合理用药及时干预。

（一）处方点评的意义

（1）加强处方质量和药品使用管理，规范医师处方行为。

（2）落实处方审核、发药、核对与用药交代的有关规定，提高处方质量，促进合理用药，保障医疗安全。

（3）处方点评是医院持续改进医疗质量和药品临床应用管理的重要组成部分，是提高临床药物治疗学水平的重要手段。

（二）处方点评的办法

1. 处方点评的实施部门　我国《医院处方点评管理规范（试行）》（以下简称《处方点评规范》）规定，医院处方点评工作在医院药事管理与药物治疗学委员会（组）和医疗质量管理委员会领导下，由医院医疗管理部门和药学部门共同组织实施。医院根据本院的性质、功能、任务、科室设置等情况，在药事管理与药物治疗学委员会（组）下建立由医院药学、临床医学、临床微生物学、医疗管理等多学科专家组成的处方点评专家组，提供专业技术咨询；药学部门成立处方点评工作小组，负责具体工作，小组成员应当具有较丰富的临床用药经验和合理用药知识，并具备相应的专业技术任职资格；二级及以上医院处方点评工作小组成员应有中级以上药学专业技术职务任职资格，其他医院处方点评工作小组成员应具有药师以上药学专业技术职务任职资格。

2. 处方点评的方法　药学部门会同医疗管理部门，根据医院诊疗科目、科室设置、技术水平、诊疗量等确定具体的处方抽样方法和抽样率。门、急诊处方的抽样量应不少于处方量的 0.1%，且每个月点评处方的绝对数不少于 100 张。

3. 处方点评的原则和要求　处方点评工作应当坚持科学、公正、务实的原则，做好完整、准确的书面记录，并且要通报临床科室及当事人。对处方点评工作过程中发现的不合理处方，应当及时通知医疗管理部门和药学部门。

（三）处方点评结果的判定

处方点评结果分为合理处方、不合理处方。前者是指符合《处方管理办法》规定的处方。后者包括不规范处方、用药不适宜处方和超常处方。

1. 不规范处方　有下列情况之一者，应当判定为不规范处方。

（1）处方的前记、正文、后记内容缺项，书写不规范或者字迹难以辨认。

（2）医师签名、签章不规范或者与签名、签章的留样不一致。

（3）药师未对处方进行适宜性审核（处方后记的审核、调配、核对、发药栏目无审核调配药师及核对发药药师签名，或者单人值班调剂未执行双签名规定）。

（4）新生儿、婴幼儿处方未写明日龄、月龄。

（5）化学药、中成药与中药饮片未分别开具处方。

（6）未使用药品规范名称。

（7）药品的剂量、规格、单位、数量等书写不规范或不清楚。

（8）用法用量使用"遵医嘱""自用"等含糊不清的字句。

（9）处方修改处未签名并注明修改日期，或者药品超剂量使用未注明原因和再次签名。

（10）开具处方未写临床诊断或临床诊断书写不全。

（11）单张门、急诊处方超过5种药品。

（12）无特殊情况下，门诊处方超过7日用量，急诊处方超过3日用量，慢性疾病、老年病或特殊情况下需要延长处方用量未注明理由。

（13）开具麻醉药品、精神药品、医疗用毒性药品、放射性药品等特殊管理药品处方未执行国家有关规定。

（14）医师未按照抗菌药物临床应用管理规定开具抗菌药物处方。

（15）中药饮片处方的药品未按照"君、臣、佐、使"的顺序排列，或未按要求标注药品脚注，如加工方法、煎煮等特殊要求。

2. 用药不适宜处方　有下列情况之一者，应当判定为用药不适宜处方。

（1）适应证不适宜。

（2）遴选的药品不适宜。

（3）药品剂型或给药途径不适宜。

（4）无正当理由不首选国家基本药物。

（5）用法用量不适宜。

（6）联合用药不适宜。

（7）重复给药。

（8）有配伍禁忌或者不良相互作用。

（9）其他用药不适宜情况。

3. 超常处方　有下列情况之一者，应当判定为超常处方。

（1）无适应证用药。

（2）无正当理由开具高价药。

（3）无正当理由超说明书用药。

（4）无正当理由为同一患者同时开具2种以上药理作用相同的药物。

（四）处方点评结果的应用

1. 教育和培训　医院药学部门应会同医疗管理部门对处方点评工作小组提交的点评结果进行审核，定期公布处方点评结果，指出存在的问题及其危害性，达到培训教育的目的。

2. 持续改进质量　对医院在药事管理、处方管理、临床用药方面存在的问题进行汇总与分析，提出质量改进建议并且向药事管理与药物治疗学委员会（组）、医疗质量管理委员会报告。药事管理与药物治疗学委员会（组）、医疗质量管理委员会研究制订有针对性的临床用药质量管理和药事管理措施，并且责成相关部门和科室落实质量改进措施，提高合理用药水平，保证患者用药安全。

3. 考核和干预　处方点评结果是医院评审评价、医师定期考核指标体系的组成部分，是临床科室及其工作人员绩效考核和年度考核的主要指标之一，是实施奖惩、干预不合理用药的依据。

（五）不合理处方的干预

《处方管理办法》规定，医疗机构应当登记并通报不合理处方，对不合理用药及时予以干预。根据处方点评结果，对不合理处方进行的干预包括卫生行政部门和医院内部的行政处理。

知识拓展

1.通报不合理处方 根据处方点评结果,通报不合理处方,对开具不合理处方的医师进行教育、批评。

2.及时纠正严重错误处方 发现可能造成患者损害的处方,医疗部门应当及时予以纠正,药学部门立即停止调配,以防止损害的发生。

3.医院内部的处理

(1)对出现超常处方3次以上且无正当理由的医师提出警告,限制其处方权;限制处方权后,仍连续2次以上出现超常处方且无正当理由者,取消其处方权。

(2)对不按照规定开具处方或者不按照规定使用药品,造成严重后果者,取消其处方权。

(3)取消违反《麻醉药品和精神药品管理条例》开具处方或使用药品的医师麻醉药品和第一类精神药品处方资格。

(4)对一个考核周期内5次以上开具不合理处方的医师,应当认定为医师定期考核不合格,应离岗参加培训。

4.行政处罚 对未按照《处方管理办法》开具药品处方者,由县级以上卫生行政部门给予警告或者责令暂停6～12个月执业活动,情节严重的,吊销其执业证书;违反《麻醉药品和精神药品管理条例》,造成严重后果者,由原发证部门吊销医师、药师执业证书。

案 例 分 析

案例:男性患者,18岁,临床诊断为1型糖尿病,医师开具处方如下:

格列齐特片(60 mg×30片),60 mg qd. po.

二甲双胍片(0.5 g×40片),0.5 g bid. po.

分析:该处方属于用药不适宜处方。1型糖尿病发病机制为胰岛素分泌绝对不足,治疗方案只能选择胰岛素,不选用口服降糖药治疗。

药师建议:建议医师更改治疗方案,使用适当剂量的胰岛素制剂。

点 滴 积 累

1.药师调剂处方时必须做到"四查十对",即查处方,对科别、姓名和年龄;查药品,对药名、剂型、规格、数量;查配伍禁忌,对药品性状、用法用量;查用药合理性,对临床诊断。

2.药品调配完成后应由另一位药师进行核对,核对无误后方可发药,同时进行用药指导。

3.处方调剂自动化系统主要包括快速发药系统、自动存储系统和全自动药品单剂量分包系统。

4.处方调剂差错是一类常见的医疗错误,是发生在药品调配和发药操作中的疏忽,可能对患者造成不同程度的伤害。

5.药师在处方调剂过程中要注意避免可能出现调剂差错的因素,严格遵守相关法律、法规及各种规定,防范处方调剂差错的发生。

6.发生处方调剂差错时应立即核对差错内容,确定差错即刻上报,及时处理调剂差错,进行差错调查,提交"药品调剂差错报告"并制订改进措施。

7.处方点评结果有合理处方和不合理处方(不规范处方、用药不适宜处方、超常处方)。

任务三 处 方 审 核

处方审核是药学专业技术人员运用专业知识与实践技能,根据相关法律法规、规章制度与技术规范等,对医师在诊疗活动中为患者开具的处方进行合法性、规范性和适宜性审核并做出是否同意调配发药决定的药学服务。

审核的处方包括纸质处方、电子处方和医疗机构病区用药医嘱单。

药师是处方审核工作的第一责任人。药师应当对处方各项内容进行逐一审核。医疗机构可以通过相关信息系统辅助药师开展处方审核。对信息系统筛选出的不合理处方及信息系统不能审核的部分,应当由药师进行人工审核。所有处方经审核通过后方可进入划价收费和调配环节,未经审核通过的处方不得收费和调配。

一、处方审核的内容

知识拓展

(一)审核处方的合法性

处方开具人是否取得医师资格和相应处方权。

麻醉药品、医疗用毒性药品、第一类精神药品、放射性药品和抗菌药物等药品的处方,是否由具有相应处方权的医师开具。

(二)审核处方的规范性

(1)处方是否符合规定的标准和格式,处方医师签名或加盖的专用签章是否与备案式样一致,电子处方是否有处方医师的电子签名。

(2)处方前记、正文和后记是否符合《处方管理办法》等有关规定,内容是否正确、清晰、完整。

(3)条目是否规范,参见本项目任务一"处方知识"相关内容。

(三)审核处方的适宜性

1. 规定必须做皮试的药品,是否注明皮试及结果判定 规定必须做皮试的药品,医师应当注明皮试及结果的判定。有些药品如青霉素类、链霉素等在给药后,患者容易发生过敏反应,严重者出现过敏性休克。因此应当在注射前或者治疗疗程结束之后再次使用该药品时做皮试,试验结果为阴性时方可开具处方和调配药品。对尚未进行皮试者、结果阳性或结果未明确者,应拒绝调配药品。

药物是否需要做皮试,请参照《中华人民共和国药典临床用药须知》(化学药和生物制品卷),抗毒素、血清、青霉素或头孢菌素类等均应按说明书的要求进行,此外应根据各单位具体要求,对皮试做具体规定。

2. 处方用药与诊断的相符性 处方用药与诊断的相符性是指患者疾病与药品说明书中的适应证一致,否则即为用药不适宜或用药不合理,常见的不适宜用药如下。

(1)超适应证用药:用药超过规定的药品适应证范围。如纳洛酮用于脑卒中引起的昏迷,虽然文献报道有效,但是并没有纳入其法定的适应证中,如果对此疾病开具处方使用纳洛酮就属于超适应证用药,是不适宜的。

(2)无适应证用药或遴选药物不适宜:对患者诊断的疾病与药品的适应证不相符或选择的药品不适宜,例如普通感冒直接使用抗菌药物等。

(3)不合理联合用药:如无明确指征联合用药,对单一抗菌药物已能控制的感染应用2~3种抗菌药物,盲目应用辅助治疗药,重复用药。

(4)过度用药:轻症用药、疗程过长、剂量过大等都属于过度用药。表现为滥用抗菌药物、糖皮质激素、人血白蛋白、辅助治疗药等。如轻度细菌感染使用头孢吡肟,使用阿奇霉素超过7日。

(5)禁忌证用药:药品使用有禁忌证时,绝对禁止使用,因为患者服用后会出现严重的不良反应甚至中毒。例如胃溃疡患者使用阿司匹林,孕妇及婴幼儿使用喹诺酮类抗菌药物。

3.处方剂量、用法的正确性 药品使用的剂量、用法应当遵守《中华人民共和国药典临床用药须知》各卷的规定或者遵照药品说明书。此外,药师还应注意单位时间内进入体内的药量,特别是静脉注射或静脉滴注的速度。

4.选用剂型与给药途径的合理性 剂型与疗效密切相关。由于配方组成及制备工艺不同,同一药物的剂型不同,其生物利用度、作用快慢、疗效强弱及不良反应都可能不同。根据患者性别、年龄选择合适的剂型和给药途径,如静脉滴注仅适用于重症疾病,新生儿患者不宜肌内、皮下注射及直肠给药。再如硫酸镁溶液,外敷可消除炎性水肿,口服可导泻或解除胆管痉挛,注射可降压和抗惊厥。

5.是否有重复给药现象 这是指非正常联合用药的多药应用,属于乱用药品现象,应当避免、杜绝。医师、药师应当了解化学药和中药的复方制剂的成分、药品商品名与通用名的对应关系,以防出现重复给药。造成重复给药的原因主要是一药多名和中成药中含有化学药成分。

(1)一药多名:我国药品"一药多名"的现象比较严重。公众可能将含有同一成分而商品名不同的药品当作不同的药品,易致重复用药、用药过量或中毒,在临床用药上存在较大安全隐患。

(2)中成药中含有化学药成分:我国批准注册的中成药有部分是中西药复方制剂。如有的降糖中成药中含有格列本脲,若与磺酰脲类降糖药合用,则可能引起低血糖反应;某些治疗感冒的中成药中含有对乙酰氨基酚、氯苯那敏,若与其他解热镇痛药或抗过敏药合用,则可能出现出血、急性肾衰竭、嗜睡、疲劳、口干、少尿、贫血、多汗、膀胱颈梗阻等不良反应。故当中成药与化学药联合应用时,须弄清成分,避免因重复给药而出现严重不良反应。常用的含有化学药成分的中成药品种见表4-5。

表 4-5 常用的含有化学药成分的中成药品种

中成药	内含的主要化学成分	重复给药可能发生的不良反应
消渴丸	格列本脲	低血糖反应(严重者死亡)、恶心、呕吐、腹泻、食欲不振、皮疹
胃泰康胶囊	氢氧化铝、三硅酸镁、维生素U、罗通定	便秘
维C银翘片	对乙酰氨基酚、马来酸氯苯那敏、维生素C	出血、急性肾衰竭、嗜睡、疲劳、口干、少尿、贫血、多汗、膀胱颈梗阻
强力感冒片	对乙酰氨基酚	出血、急性肾衰竭、贫血
抗感灵片	对乙酰氨基酚	出血、急性肾衰竭、贫血
金羚感冒片	阿司匹林、马来酸氯苯那敏	虚脱、出血、血小板减少、嗜睡、胃溃疡
菊蓝抗流感片	阿司匹林	虚脱、出血、血小板减少、胃溃疡
感冒灵胶囊(颗粒)	对乙酰氨基酚、马来酸氯苯那敏、咖啡因	出血、急性肾衰竭、肾绞痛、嗜睡、疲劳、口干、少尿、贫血、胃痛、多汗、膀胱颈梗阻、焦虑、兴奋、失眠、头痛
感冒清片	对乙酰氨基酚、马来酸氯苯那敏、盐酸吗啉胍	出血、急性肾衰竭、贫血、多汗、食欲不振、嗜睡
脉君安片	氢氯噻嗪	多尿、低血钾、血糖升高、血压过低
珍菊降压片	氢氯噻嗪、盐酸可乐定	多尿、血压过低、失眠、头痛、低血钾
溃疡宁片	盐酸阿托品、氢氯噻嗪、盐酸普鲁卡因、维生素U	口干、血压过低
谷海生片	呋喃唑酮、甘氨酸钠、小檗碱	恶心、呕吐、过敏反应、头痛、直立性低血压、低血糖反应
痢特敏片	甲氧苄啶	皮疹、瘙痒、贫血、白细胞减少

续表

中成药	内含的主要化学药成分	重复给药可能发生的不良反应
安嗽糖浆	麻黄碱、氯化铵	排尿困难、焦虑、头痛、心悸、恶心、失眠、不安、震颤、发热、血压升高
清咳散	盐酸溴己新	胃肠道刺激、肝功能异常
咳喘膏	盐酸异丙嗪	嗜睡、眩晕、低血压、视物模糊、口鼻咽喉干燥、反应迟钝、白细胞减少
喘息定片	氯丙那林、盐酸去氯羟嗪	嗜睡、疲劳、口干、少尿、贫血、肾绞痛、胃痛、多汗、膀胱颈梗阻、失眠、激动、视物模糊、便秘
咳特灵片（胶囊）、鼻炎康片、苍鹅鼻炎片	马来酸氯苯那敏	嗜睡、疲劳、口干、少尿、贫血、肾绞痛、胃痛、多汗、膀胱颈梗阻
复方小儿退热栓	对乙酰氨基酚	虚脱、出血、恶心、多汗、胃痉挛
新癀片	吲哚美辛	恶心、呕吐、消化不良、厌食、出血、头痛、腹泻、皮疹、粒细胞减少、血小板减少、晕厥、肝损伤

6. 是否有潜在临床意义的药物相互作用和配伍禁忌 处方中不得出现药品不良相互作用、配伍禁忌的情形。如氨基糖苷类抗生素与依他尼酸、呋塞米或万古霉素合用，耳毒性和肾毒性增加，可能发生听力损害，停药后仍可发展为耳聋。又如20%磺胺嘧啶钠与10%葡萄糖注射液混合后，pH改变，磺胺嘧啶结晶析出，进入微血管后引起栓塞，导致周围循环衰竭。此外，应注意中药、化学药同服也可能会发生配伍禁忌。

7. 是否存在其他用药不适宜情况 不得违反慎用原则使用药品，如对青霉素过敏者要慎用头孢呋辛，如果使用其注射剂静脉注射，则可能会导致不良反应。

8. 中药饮片用药适宜性审核 处方中饮片的名称、炮制品选用是否正确，煎法、用法、脚注等是否完整、准确，是否存在"十八反""十九畏"、妊娠禁忌、超常剂量用药等。

> **知识链接**
>
> "十八反"与"十九畏"
>
> 1. "十八反" 即"本草明言十八反，半蒌贝蔹及攻乌；藻戟遂芫俱战草，诸参辛芍叛藜芦"。
>
> 歌中十八种中药饮片表示"相反"比较显著：半夏、瓜蒌、贝母、白蔹、白及与乌头相反，海藻、大戟、甘遂、芫花与甘草相反，人参、沙参、丹参、玄参、苦参、细辛、芍药与藜芦相反（玄参系《本草纲目》增入，所以实有十九味药）。
>
> 2. "十九畏" 即"硫黄原是火中精，朴硝一见便相争；水银莫与砒霜见，狼毒最怕密陀僧；巴豆性烈最为上，偏与牵牛不顺情；丁香莫与郁金见，牙硝难合荆三棱；川乌草乌不顺犀，人参最怕五灵脂；官桂善能调冷气，若逢石脂便相欺；大凡修合看顺逆，炮烘炙煿莫相依"。
>
> 歌中十九种中药饮片表示"相畏"比较显著：硫黄畏朴硝，水银畏砒霜，狼毒畏密陀僧，巴豆畏牵牛，丁香畏郁金，牙硝畏荆三棱，川乌、草乌畏犀牛角，人参畏五灵脂，肉桂畏赤石脂。

二、审核结果的处理

（一）经审核判定为合理处方

药师在纸质处方上手写签名或加盖专用签章，在电子处方上进行电子签名，签名后进入收费和调配环节。

（二）对用药不适宜处方的处理

当即告知处方医师,建议其修改或者重新开具处方。

（三）对不规范处方或者不能判定其合法性处方的处理

不得进行调剂,联系处方医师确认或改正后方可调剂。

（四）对严重不合理用药或者用药错误处方的处理

坚决拒绝调剂,及时告知处方医师并做出记录和按照有关规定报告至医疗管理部门。

案 例 分 析

案例:患者,男,60岁,患不稳定型心绞痛,医师开具下列处方:

Rp.

硝酸甘油片 0.5 mg×10 片

Sig. 0.5 mg 必要时舌下含服

普萘洛尔片 25 mg×20 片

Sig. 25 mg bid. po.

分析:上述处方合理。硝酸甘油和普萘洛尔合用可取长补短,普萘洛尔可抑制硝酸甘油引起的反射性心率加快和心肌收缩力加强,硝酸甘油可对抗普萘洛尔导致的心室容积增大和射血时间延长。两药合用对心肌耗氧量降低起协同作用。

点 滴 积 累

1.处方审核的内容包括合法性审核、规范性审核和适宜性审核。

2.处方适宜性的审核包括:①规定必须做皮试的药品,是否注明皮试及结果判定;②处方用药与诊断的相符性;③处方剂量、用法的正确性;④选用剂型与给药途径的合理性;⑤是否有重复给药现象;⑥是否有潜在临床意义的药物相互作用和配伍禁忌;⑦是否存在其他用药不适宜情况;⑧中药饮片用药适宜性审核。

3.审核结果为不合理处方,则不得进行调剂,联系医师确认或改正后方可调剂。

（马　腾）

历年真题　　　　模拟检测

静脉用药集中调配

扫码看课件

岗位对接

职业面向：医院静脉用药调配中心。

职业要求：无菌操作、严格谨慎、认真负责。

导学情景

情景描述：患者，男，60 岁。临床诊断为糖尿病周围神经病变。医师给予硫辛酸进行治疗。

处方：硫辛酸注射液 24 mL 加 5％葡萄糖注射液 100 mL 静脉滴注，每日 1 次。

学前导语：硫辛酸分子中含有二硫键及羧基，在水溶性基质或油溶性基质中均为强力抗氧化剂。葡萄糖分子中含有一个醛基和多个羧基。两者相互作用可能导致二硫键断裂、酯化反应等，故两者不宜同瓶配伍。因硫辛酸注射液剂量偏大，药师应建议医师将原 5％葡萄糖注射液 100 mL 替换为 0.9％氯化钠注射液 250 mL。

任务一　概　　述

根据《静脉用药集中调配质量管理规范》，静脉用药集中调配是指医疗机构药学部门根据医师处方或用药医嘱，经药师进行适宜性审核，由药学专业技术人员按照无菌操作要求，在洁净环境下对静脉用药进行加药混合调配，使其成为可供临床直接静脉输注使用的成品输液的操作过程。静脉用药集中调配是药品调剂的一部分。

静脉用药调配中心（PIVAS），简称静配中心，是指在符合药品生产质量管理规范（GMP）、依据药物特性设计的操作环境下，由受过培训的药学技术人员，严格按照操作程序，进行包括全静脉营养液、危害药品和抗生素等静脉用药的调配，为临床药物治疗与合理用药提供服务的场所。

PIVAS将原来分散在各个病区不洁净环境中调配静脉滴注药物的模式转变为在药学监护下的洁净环境（万级洁净区，局部百级）中集中调配、检查、分发的管理模式，为临床提供安全、有效的静脉药物治疗服务，已经成为现代医院药学工作的重要内容。

一、静脉用药调配中心的发展

静脉输液是目前我国临床常用的给药方式，住院患者静脉输液的比例达80%以上，比发达国家高20%以上。早在20世纪50年代，静脉输液由医院药师调配而成，随着国内制药企业的迅速发展，药品供应情况大大改善。然而，静脉药物混合调配环境条件较差，护士在病区治疗室开放环境中调配药液，无相应的净化措施，这样极易造成药液的污染。因此，我国第一个静脉用药调配中心于1999年在上海静安区中心医院建立。

2002年，卫生部发布了《医疗机构药事管理暂行规定》，其中第二十八条指出："医疗机构要根据临床需要逐步建立全肠道外营养和肿瘤化疗药物等静脉液体配制中心（室），实行集中配制和供应。"2010年4月，卫生部发布了《静脉用药集中调配质量管理规范》，静脉用药集中调配有了规范的、权威的国家级质量标准和操作规范。2011年3月1日，《医疗机构药事管理规定》实施，文件详细列出了静脉用药调配中心（室）建筑面积和人员的数量。目前，国内外静脉用药集中调配服务的一个发展方向是从部分调配（全静脉营养液、抗肿瘤药物）过渡到全面调配。药师还可以根据药物的特性，采取协定处方，提前调配药物，并适当储存，调配好的药物就可以在一段时间内安全使用，这样即可实现药物的批量调配。药物调配的另一个发展方向是用于对药物耐受性低的患者，实现最初调配的目的——个体化用药。有些患者对药品中加入的药物敏感，因而在使用时需要通过改变剂量来改变药物的作用强度。这些同样是药物调配的重要内容，也扩展了调配工作的范围。

当前有些国家还在尝试另一种集中调配方式，即建立区域性的集中调配中心，可为诊所、社区卫生服务体系及小型医院提供服务，医疗资源得到了共享，不增加各医疗机构的工作人员，并且减少了调配设备的重复购置和废料的排放量，通过标准化操作来提升调配质量。与之共同发展的还有调配规范的不断完善，各国都在努力制定更有利于保证药品调配质量、提高患者用药安全性的相关规章制度。

二、静脉用药调配中心建设的目的

静脉用药调配中心建设的目的主要是加强控制药品使用环节的质量，保证药品质量体系的连续性，从而提高患者用药的安全性、有效性、经济性；实现医院药学从单纯供应保障型转变为技术服务型，采用以患者为中心的药学服务模式，提高医院的现代化医疗质量和管理水平。

三、静脉用药调配中心建设的意义

（一）保证药品调配质量

国外早期研究发现，输液污染是由药液中存在的不溶性细小微粒导致的。当静脉注射液加药调配时，各种微粒会被注入溶液，这些微粒源于药物本身和临床操作过程。微粒对人体的危害有直接的、显著的，也有长期的、潜在的，有的甚至会导致患者死亡。国内外研究发现，输液的微粒污染率为3.9%，加入药物后污染率为6.7%，输液中加入1种或2种药物时污染率分别升至12.7%和16.7%，而加入3种药物时，污染率急剧上升至44.3%。与此同时，药物的调配由于病区环境条件有限，易受细菌及微粒的污染，输液质量易受影响，患者安全用药难以保证。

成立静脉用药调配中心后，住院患者的静脉用药集中到严格控制的洁净空间内调配。在静脉用药调配中心调配间，空气洁净度达到万级，洁净台局部洁净度达到百级，操作人员经过专门的培训，严格按照操作规程调配药物，真正实现静脉用药无菌化配制，大大降低了微生物、热原及微粒污染的概率，最大限度地降低了输液反应发生率，保证了输液质量与安全性。

（二）加强合理用药监控

随着医药行业的迅猛发展,新药日益增加,药物配伍变化日趋复杂,非药学专业人员很难将不合理用药相关问题了解透彻。而药师长期以来受到调剂模式的限制,无法对住院患者的医嘱进行审核,所以存在很多用药安全隐患。自静脉用药调配中心出现后,药师可充分发挥其专长和作用,在收到临床医嘱信息后,对医嘱进行严格审核,遇到药品重复使用、不合理使用溶剂、超剂量超浓度使用等问题时,及时与临床医师沟通,提出合理用药方案,解决被长期忽视的药物相容性和稳定性的问题,有利于临床用药标准化,以保证患者用药的合理性与安全性。

（三）加强职业防护

危害药品在低剂量下就可以对人体器官产生严重毒性。据国外研究机构检测,若在无菌治疗室内调配危害药品,其残留物悬浮在空气中可残留 3 日以上,在调配该药物的护士尿样中也会发现药物代谢产物,这说明护士在没有任何防护的情况下进行调配会吸入药物微粒,对护士的健康带来一定的危害。在静脉用药调配中心调配药物,调配人员需穿戴橡胶手套、隔离衣、防护镜及口罩在洁净安全的生物安全柜中操作,加强了对调配人员的职业防护。此外,隔离的环境和严格的操作规程也减少了对环境的污染。

（四）减少药品浪费,降低医疗成本

静脉用药集中调配实行集中化和标准化的静脉输液混合药物方案,在物流上将药品集中储存和管理,防止药品流失、变质失效和过期,从而减少了浪费;还可通过合理的拼用药品,减少患者治疗费用、降低住院成本,特别是胰岛素和儿科用药。此外,同种药物集中调配,可降低医疗耗材成本。

（五）提高护理质量

静脉用药由静脉用药调配中心集中调配,大大缩短了病区临床护士用于静脉用药调配的时间,这样护士就有更多时间和精力为患者提供更优质的护理服务,加强临床基础护理和护患沟通,提高工作效率和护理质量。

点 滴 积 累

1.静脉用药集中调配是指医疗机构药学部门根据医师处方或用药医嘱,经药师进行适宜性审核,由药学专业技术人员按照无菌操作要求,在洁净环境下对静脉用药进行加药混合调配,使其成为可供临床直接静脉输注使用的成品输液的操作过程。静脉用药集中调配是药品调剂的一部分。

2.静脉用药调配中心（PIVAS）,简称静配中心,是指在符合药品生产质量管理规范（GMP）、依据药物特性设计的操作环境下,由受过培训的药学技术人员,严格按照操作程序,进行包括全静脉营养液、危害药品和抗生素等静脉用药的调配,为临床药物治疗与合理用药提供服务的场所。

3.静脉用药调配中心建设的意义是保证药品调配质量;加强合理用药监控;加强职业防护;减少药品浪费,降低医疗成本;提高护理质量。

任务二　建 设 要 求

一、静脉用药调配中心的设备和场所要求

为提高静脉输液产品质量,促进临床静脉用药安全,应建立集中封闭的静脉用药调配中心,对静

脉用药调配中心的房屋、设施布局、仪器设备等提出严格要求。混合配药要求建立百级生物安全柜，集中使用抗生素和细胞毒性药物；配备百级水平层流洁净台，用于肠外营养、静脉输液的集中配药。

（一）静脉用药调配中心房屋、设施和布局的基本要求

（1）整体区域设计布局、功能室设置和面积应与工作量相适应，并能保证洁净区、辅助工作区和生活区的划分。不同区域之间的人流和物流出入走向应合理、不同洁净级别的区域应相对独立，有相应的设施防止交叉污染。

①百级洁净区：水平层流洁净台、生物安全柜。

②万级洁净区：二次更衣室、一般药品调剂室、细胞毒性药物调剂室。

③十万级洁净区：一次更衣室和洗衣洁具室。

④管控区域：审批印刷区、药品调剂区、成品包装区。

⑤公共区域：公共更衣室、办公室、会议室、二级药库、配送等候区、空调室、物料室等。

（2）静脉用药调配中心应当设于人员流动少的区域，地点应远离各种污染源，禁止设置于地下室或半地下室，周围的环境、路面、植被等不会对静脉用药集中调配过程造成污染。洁净区采风口应当设置在周围 30 m 内环境清洁、无污染的地区，离地面高度不低于 3 m。

（3）洁净区、辅助工作区应当有空间摆放适宜的设施与设备；洁净区应当含一次更衣、二次更衣及调配操作间；辅助工作区应当含有与之相适应的药品与物料储存、审方打印、摆药准备、成品核查、包装和普通更衣等功能室。

（4）室内应有足够的照明，墙壁和地面应平整、光洁、防滑、易清洁、无坠物；洁净区内的天花板、墙壁、地面应无裂缝，并能经受清洁、消毒。连接处应为弧形，接口应紧密。建筑材料应当符合环境保护的要求。

（5）洁净区应有监测设备和通风换气设施。调配室的温度为 $18\sim26\ ℃$，相对湿度为 $40\%\sim65\%$，并有一定量的新鲜空气送入洁净室。

（6）洁净区清洁标准应符合国家有关规定。抗生素类、危害药品静脉用药调配的洁净区与两个更衣室的负压差为 $5\sim10\ Pa$，以便集中调配抗生素类和危害药品。

（7）应根据药品的性质建立不同的传动和排风系统。排风口应位于进风口的下风方向，其距离不得小于 3 m，或设置在建筑物的不同侧面。

（8）药品、物资仓库及其周围环境和设施应当能够保证各种药品的质量和安全储存。分别设置冷藏、阴凉和常温区，仓库相对湿度为 $40\%\sim65\%$。二级药库应当清洁、整齐，门宽、通道宽，便于药品搬运，符合消防安全要求。应有适合药品接收、验收、储存、维护、开箱等操作的房间、设备和设施。

（9）水池安装位置要合适，不得对静脉用药调配造成污染。室内应有防尘、防鼠、防虫设施；淋浴房和浴室应分别设置在中心（室）外，而不是在中央药房配药中心（室）内。

（二）静脉用药调配中心仪器和设备的基本要求

（1）应当有相应的仪器和设备，保证静脉用药集中调配操作、成品质量和供应服务管理等。仪器和设备的选型与安装应当符合易于清洗、消毒和便于操作、维修和保养的要求。衡量器具准确，定期进行校正。维修和保养应当有专门记录并存档。

（2）应当配置百级生物安全柜，供抗生素类和危害药品静脉用药集中调配使用。设置营养药品调配间，配备百级水平层流洁净台，供肠外营养液和普通输液静脉用药集中调配使用。

二、静脉用药的无菌调配技术要求

对静脉用药实行全封闭式无菌调配，保证静脉用药的安全。

（一）静脉用药调配中心卫生与消毒的基本要求

（1）应制定卫生管理制度和清洁消毒程序。洁净区应每天进行清洁消毒，其清洁卫生工具不得混用。消毒剂应定期轮换，不得污染设备、药品、成品输液及环境。每月定期检测洁净区空气中的菌落数量，并进行记录。

（2）洁净区应定期更换空气过滤器。必须经过检测和验证，达到洁净度等级标准后才能再次投入使用。

（3）进入洁净区的工作人员应当按规定和程序进行更衣。

（4）根据《医疗废弃物管理条例》制定废弃物处理制度，按废弃物性质分类收集，由医疗机构统一处理。

（二）静脉用药调配中心清洁、消毒的技术要求

1. 地面消毒剂的选择与制备

（1）地面消毒用1%次氯酸钠溶液，使用前新鲜配制。处理分装高浓度的5%次氯酸钠溶液时，必须戴厚口罩和防护手套。

（2）具有腐蚀性的季铵类阳离子型表面活性剂，应当在使用前新鲜配制，禁止与肥皂水及阴离子型表面活性剂联合使用。

（3）用于地面消毒的5%甲酚皂溶液有腐蚀性，使用前新鲜配制。

2. 静脉用药调配中心清洁与卫生管理的其他规定

（1）操作室不得存放与该室工作性质无关的物品。

（2）每日工作结束后应当及时清场，各种废弃物应及时处理。

3. 非洁净控制区的清洁、消毒操作要求

（1）每日工作结束后，用专用拖把擦洗地面，用常水擦拭工作台、凳椅、门框及门把手、塑料筐等。

（2）每周消毒1次地面和污物桶，先用常水清洁，待干后，再用消毒液擦洗地面及污物桶内外，15 min以后再用常水擦去消毒液。

（3）每周1次用75%乙醇擦拭消毒工作台、成品输送密闭容器、药车、不锈钢设备、凳椅、门框及门把手。

4. 万级洁净区的清洁、消毒程序

（1）每日的清洁、消毒。调配结束后，用常水清洁不锈钢设备，层流操作台面及两侧内壁，传递窗顶部、两侧内壁、把手及台面，凳椅，照明灯开关等，待挥干后，用75%乙醇擦拭消毒。

（2）每日按规定的操作程序进行地面清洁、消毒。

5. 清洁、消毒的注意事项

（1）洁净区和一般辅助工作区的清洁工具必须分开，不得混用。

（2）消毒剂应当定期轮换。清洁、消毒过程中，不得将常水或消毒液喷淋到高效过滤器上。

（3）按从上到下、从里向外的顺序进行清洁、消毒。

（三）生物安全柜的操作技术要求

生物安全柜属于垂直层流台，通过层流台顶部的高效过滤器，可以过滤99.99%的粒径在0.3 μm以上的微粒，使操作台空间形成局部百级洁净环境，并且通过工作台面四周的散流孔回风形成相对负压，因此不应当有任何物体阻挡散流孔，包括手臂等。用于调配危害药品的生物安全柜，应当加装活性炭过滤器用于过滤排出的有害气体。

生物安全柜的操作与注意事项如下。

（1）有1~2位调配人员提前半小时启动生物安全柜的排风扇和紫外线灯，关闭前窗至安全线处，关掉紫外线灯30 min后，用75%乙醇擦拭生物安全柜，由上至下、由内至外进行消毒，并在开始调配前将照明灯打开。应根据自动监控指示及时更换生物安全柜过滤器的活性炭。

（2）紫外线灯启动期间不得进行药物调配，工作人员应当离开操作间。

（3）所有静脉用药集中调配必须在离工作台外沿20 cm、内沿8~10 cm，并离台面至少10 cm的区域内进行。

（4）调配时，前窗不得高于安全警戒线，否则无法保证作业区域负压，可能导致药雾扩散，危害工作人员或污染洁净室。

(5)定期用蒸馏水擦拭清洁生物安全柜的回风管道,然后用75%乙醇消毒。

(6)每月对生物安全柜进行一次菌落检测。每年对生物安全柜的各项参数进行检测,以保证生物安全柜的运行质量,并保存检测报告。

知识链接

生物安全柜

生物安全柜是一种用于空气净化的盒式负压安全装置,用于防止在操作和处理过程中一些危险或未知的生物颗粒气溶胶逸出。生物安全柜是用于微生物学、生物医学、生物安全等实验室的生物安全防护和隔离设备。其工作原理主要是将柜内空气向外吸,保持柜内负压,通过垂直气流保护工作人员;外部空气经高效空气过滤器过滤后进入安全柜,避免了对处理样品的污染;柜内的空气也需要经过高效过滤器过滤,然后排放到大气中,以保护环境。这实现了对环境、人员和样品的保护,可防止有害悬浮粒子和气溶胶的扩散;为操作人员、样品、样品与环境的交叉感染提供安全保护。其是实验室初级生物安全防护屏障中最基本的安全防护设备。其采用支撑结构,支架可与箱体分离,便于搬运定位。

根据生物安全防护水平的差异,生物安全柜可分为一级、二级和三级3种类型。

生物安全柜提供对人、样品和环境的三重保护。细胞毒性药物和抗生素等须在生物安全柜内集中调配。

(四)水平层流洁净台的操作技术要求

物品在水平层流洁净台的正确放置与操作是保证工作质量的重要因素。从水平层流洁净台吹出来的空气经过高效过滤器过滤,可除去99.99%粒径在0.3 μm以上的微粒,并确保空气的流向及流速。用于静脉用药集中调配操作的水平层流洁净台进风口应当处于洁净台的顶部,这样可保证最洁净的空气先进入洁净台,洁净台的下部支撑部分可确保空气流通。此类层流洁净台只能用于调配对工作人员无伤害的药物,如电解质类药物、肠外营养药等。

水平层流洁净台的操作与注意事项如下。

(1)水平层流洁净台启动半小时后方可进行静脉用药集中调配。

(2)应当尽量避免在操作台上摆放过多的物品,较大物品之间的摆放距离约为15 cm,小件物品之间的摆放距离约为5 cm。

(3)洁净台上的无菌物品应当保证洁净的空气第一时间从其流过,即物品与高效过滤器之间应当无任何物体阻碍,也称"开放窗口"。

(4)避免任何液体物质溅入高效过滤器,高效过滤器一旦被弄湿,很容易产生破损及滋生真菌。

(5)避免物体过于靠近高效过滤器,所有的操作应当在工作区内进行,不要将手腕或手肘放在洁净台上,随时保持"开放窗口"。

(6)避免在洁净室内做剧烈的动作,避免大声喧哗,应当严格遵守无菌操作规程。

(7)水平层流洁净台可划分为3个区域。

①内区:最靠近高效过滤器的区域,距离高效过滤器10～15 cm,适宜放置打开的安瓿和其他一些已打开包装的无菌物体。

②工作区:即洁净台的中央部位,离洁净台边缘10～15 cm,所有的调配应当在此区域完成。

③外区:距离台边15～20 cm的区域,可用来放置有外包装的注射器和其他带外包装的物体(应尽量不放或少放)。

(8)安瓿用砂轮切割或西林瓶的注射孔盖子打开后,应当用75%乙醇仔细擦拭消毒,去除微粒。打开安瓿的方向应当远离高效过滤器,以免液体物质溅入高效过滤器。

(9)水平层流洁净台每周应当做1次动态浮游菌检测。方法为将培养皿打开,放置在操作台上半小时,然后进行细菌培养、菌落计数。每年应对水平层流洁净台进行各项参数的检测,以保证洁净台的运行质量,并保存检测报告。

水平层流洁净台

水平层流洁净台是一种层流局部空气净化设备,采用可调风量的风机系统,在调节风机工作台后,可使洁净工作区的风速始终保持在理想范围内。其主要组成部分为高效过滤器、中效过滤器、通风机、电气控制以及排毒管道部分。水平层流洁净台的工作原理是由风机从环境中吸入空气,经过层流洁净台的第1关(中效过滤器)将空气中的大颗粒尘埃过滤掉,然后通过被称为高效过滤器(HEPA)的滤膜,将剩余的直径>0.3 μm的小颗粒尘埃滤去。此后进入洁净台内工作区域的空气达到百级的无尘标准,由于细菌等微生物在空气中只能附着生存,故洁净台在达到无尘的同时也达到了无菌。水平层流洁净台的水平式空气自过滤器单方向吹出,由对边墙壁的回风系统回风,尘埃随风排出室外。

普通药物和肠外营养药物调配间采用的是水平层流洁净台。

三、静脉用药调配中心验收要求

根据《静脉用药集中调配质量管理规范》第十三条,医疗机构静脉用药调配中心的建设应当符合该规范相关规定。由县级和设区的市级卫生行政部门核发医疗机构执业许可证的医疗机构,设置静脉用药调配中心应通过设区的市级卫生行政部门审核、验收、批准,报省级卫生行政部门备案;由省级卫生行政部门核发医疗机构执业许可证的医疗机构,设置静脉用药调配中心应通过省级卫生行政部门审核、验收、批准。

(一)检查验收项目

医疗机构静脉用药调配中心质量评价标准共包括8个方面,总评分为1000分,终评得分率不低于85%为合格,即不得低于850分。评价项目如下。

(1)房屋、设施和布局基本要求(200分)。

(2)人员基本要求(65分)。

(3)仪器与设备基本要求(70分)。

(4)药品、耗材和物料基本要求(80分)。

(5)规章制度基本要求(60分)。

(6)卫生与消毒基本要求(130分)。

(7)电子信息系统(60分)。具有医院信息系统的医疗机构,静脉用药调配中心应当建立用药医嘱电子信息系统,电子信息系统应当符合《电子病历基本规范(试行)》的有关规定。

(8)静脉用药集中调配的全过程规范化质量管理(335分)。

(二)申请验收程序

(1)提出书面申请。

(2)提交验收申请表。

(3)组织专家按"标准"现场检查验收、提出书面报告。

(4)经卫生行政部门审核批准。

(5)颁发静脉用药调配中心合格证。

(三)申报验收条件

(1)技术人员具有药学专业技术职务任职资格,且人员技术结构合理。

(2)静脉用药调配中心设计符合《静脉用药集中调配质量管理规范》的相关规定。

(3)静脉用药调配中心的设备和场所要与集中调配工作量相适应。

（4）室内外卫生环境符合《静脉用药集中调配质量管理规范》中的相关规定。

（5）具有保证成品输液质量的规章制度。

（四）申请验收所需材料目录

（1）医疗机构基本情况。

（2）静脉用药调配中心基本情况。

（3）静脉用药调配中心验收申请表一式三份，并附电子文档。

（4）根据相关规定进行的自查报告。

（5）医疗机构总平面布局图及静脉用药调配中心所在位置、调配中心设计图全套。

（6）静脉用药调配中心负责人和审核处方药学专业技术人员的资质及药学专业技术人员占中心的工作人员比例。

（7）静脉用药调配中心的工艺流程图和成品输液质量标准。

（8）主要设备目录、检测仪器目录。

（9）静脉用药调配中心管理、质量管理等文件目录。

（五）地址变更

如静脉用药调配中心地址变更，须报审核、验收、批准的卫生行政部门审核同意，必要时可进行现场考查，决定是否准予变更地址。

点 滴 积 累

1.静脉用药调配中心经过卫生行政部门审核、验收、批准后方可投入使用。

2.静脉用药调配中心的验收流程为提出书面申请→提交验收申报表→组织专家按"标准"现场检查验收、提出书面报告→经卫生行政部门审核批准→颁发静脉用药调配中心合格证。

任务三 工作内容

一、静脉用药调配中心的工作流程

为提升成品输液质量，促进临床静脉用药安全，静脉用药调配中心必须严格按照标准的工作流程进行工作。为此，2010年卫生部制定了《静脉用药集中调配操作规程》。

静脉用药调配中心的工作程序：临床医师开具静脉输液治疗处方或用药医嘱→用药医嘱信息传递→药师审核→打印标签→贴签摆药→核对→混合调配→成品输液核对→成品输液包装→分病区放置于密闭容器中、加锁或封条→由专人送至病区→病区药疗护士开锁（或开封）核对签收→给患者用药前护士再次与病历用药医嘱核对→给患者静脉输注用药。

（一）临床医师开具静脉输液治疗处方或用药医嘱

医师依据对患者的诊断或治疗需要，遵循安全、有效、经济的合理用药原则，开具静脉输液治疗处方或用药医嘱，其信息应当完整、清晰。

病区按规定时间将患者次日需要静脉输液的长期医嘱传送至静脉用药调配中心。临时静脉用药调配模式可由各医疗机构根据实际情况自行规定。

（二）药师审核处方或用药医嘱

负责处方或用药医嘱审核的药师逐一审核患者静脉输液处方或医嘱，确认其适宜性、可操作性、有效性、安全性。

药师审核的主要内容如下。

(1)处方或用药医嘱内容应当符合《处方管理办法》等的有关规定。书写正确、完整、清晰、无遗漏信息等。

(2)所用药品与临床诊断相符,确保药品品种、规格、给药途径、用法用量的正确性。

(3)确认静脉用药配伍和选用溶剂的适宜性。

(4)确认静脉用药与包装材料的适宜性。

(5)确认药物皮试结果和药物严重或者特殊不良反应等重要信息。

药师对处方有疑点时,应及时与处方医师沟通,要求其调整并签名。对因病需超量用药等特殊用药的,医师应再次签名确认。对用药错误或不能保证成品输液质量的处方或医嘱,不予受理。

(三)标签管理

(1)打印输液处方标签。汇总数据后,按病区将医嘱打印成输液处方标签(以下简称输液标签)。根据处方性质和用药时间将输液标签整理好后,放置在不同颜色(不同批次)的容器中,方便配药操作。

(2)输液标签编号由计算机系统自动生成。编号办法由各医疗机构自行确定,并备份输液标签。

(3)输液标签不粘胶、备份打印。输液标签应按照《静脉用药集中调配质量管理规范》的有关规定,采用电子处方系统操作或同时采用同时打印备份输液标签的方式。输液标签应粘贴在输液袋(瓶)上。备份输液标签应随调配流程,并由各岗位操作人员签名或盖章,保存1年备查。它还可以由医疗机构进行电子备份。

(4)输液标签内容除应符合有关规定外,还应注明特别事项:①做过过敏试验或某些具有特殊性质的药品的输液标签应明确标注。②药师在配制或调剂药品时应特别注意的事项及提示事项,如用药浓度转换、非整瓶(支)使用药品的实际用量等。③用药过程中需特别注意的事项,如特殊滴速、避光滴、特殊用药监控等。

(四)贴签摆药与核对

(1)检查输液标签。配药前,药师应仔细阅读,检查输液标签是否准确、完整。如有错误或信息不完整,药师应将医嘱告知审方药师,并及时纠正。

(2)按照输液标签所列药品的顺序摆放药品,并根据药品性质和用药时间分批放置于不同颜色的容器中;根据病房和药品性质,将其放置在不同的混合区域。

(3)配药时,要检查药品的名称、剂量和规格等是否与标签内容相符,注意药品的完整性和有效期,并签名或盖章。

(4)摆药时,确认同一患者所用同一种药品的批号相同。变质、过期、失效的药品不得使用,如对药品有疑问,需核实无误后再进行摆药。摆好的药品擦拭清洁后,方可传递入洁净室,但不应将粉针剂西林瓶盖去掉。每日应当对用过的容器按规定进行整理擦洗、消毒,以备下次使用。

(5)及时对摆药准备室短缺的药品进行补充,并由双人核对。补充的药品需在专门区域拆除外包装,同时要核对药品的生产企业、有效期、生产批号等,严防错位。注意药品有效期,按先进先用、近期先用的原则。同一种药品,批号不同的应分开摆放。氯化钾注射液等高危药品应当有特殊标识并放于固定位置。

(6)摆药核对操作规程:将输液标签整齐地贴在输液袋(瓶)上,但不得覆盖其原始标签。将贴有标签的输液袋(瓶)的容器通过传递窗送入洁净区操作间,按病区码放于药架(车)上。药师摆药应当双人核对,并签名或盖章。

(五)静脉用药混合调配

(1)静脉用药混合调配操作前准备。

①在调配操作前30 min,按操作规程启动洁净区操作间和层流洁净台净化系统,并确认其处于正

常工作状态,操作间室温控制于 18~26 ℃,相对湿度控制在 40%~65%,室内外压差应符合规定,操作人员记录并签名。

②接班人员应当先阅读交接班记录,对有关问题应当及时处理。

③按更衣操作规程,进入洁净区操作间。首先用蘸有 75% 乙醇的无纺布从上到下、从内到外擦拭层流洁净台内部的所有部位。

(2)药品输送与放置。将放置好药品的容器通过传递窗送至万级洁净区,放置在药品车上。展开前将药车推到层流洁净台附近的相应位置。

(3)调剂前,药学技术人员应当根据输液标签对药品名称、规格、数量、有效期等内容的准确性和药品的完整性进行检查。经确认后,即可进入加药和混合调配程序。

(4)部署过程。

①选择合适的一次性注射器,去除外包装,旋转针头,连接注射器,确保针尖的斜面与注射器刻度处于同一方向,将注射器垂直放置于层流洁净台的内侧。

②用 75% 乙醇对输液袋(瓶)的加药部位进行消毒,放置在层流洁净台的中心区域。

③取下西林瓶盖,用 75% 乙醇对安瓿瓶颈或西林瓶胶塞进行消毒,打开置于层流洁净台侧壁的安瓿瓶。避免朝向高效过滤器打开,防止药液溅到高效过滤器上。

④抽取药液时,注射器针尖斜面朝上,将药液拉近安瓿瓶,注入输液袋(瓶),轻轻摇晃。

⑤溶解注射用粉末。用注射器抽取适量静脉注射用溶剂,注入注射用粉针剂西林瓶中。如果有必要,轻轻摇动(或放在振荡器上)以帮助溶解。待全部溶出并混合后,用同一注射器抽取药液,注入至输液袋(瓶)内,轻轻摇匀。

⑥调配好后,核对输液标签及药品名称、规格、用量,确保操作者已在输液标签上签名或盖章,注明调配时间,并将成品输液、空瓶和备用输液标签及其他相关信息放在篮子中,供检验员检查。

⑦成品输液通过传递窗送至成品验证区,进入成品验证包装程序。

⑧每组输液调配操作完成后,应立即清理现场,用无纺布蘸 75% 乙醇擦拭台面,清除残留药液,不得留有与下批输液调配无关的药物、残留药液、使用过的注射器和其他物品。

(5)每天调配工作完成后,按照规范和操作规程的清洁消毒程序进行清洁消毒。

(6)静脉用药混合调配时的注意事项。

①不得采用交叉调配流程。

②静脉用药集中调配所用的药物,如果不是整瓶(支)用量,则必须将实际所用剂量明显标示在输液标签上,以便于核对。

③若有两种以上的粉针剂或注射液需加入同一输液袋(瓶),应当严格按药品说明书要求和药品性质顺序加入,尤其对肠外营养液、高危药品和某些特殊药品的调配。

④调配过程中,输液出现异常或对药品配伍、操作程序有疑点时应当停止调配,报告当班负责药师查明原因,或与处方医师协商调整用药医嘱;发生调配错误时应当及时纠正,重新调配并记录。

(7)配发危害药品的注意事项。

①调配危害药品时,应注意操作人员的职业防护。调配时应将生物安全柜的防护玻璃拉下,前窗玻璃不得高于安全警戒线。

②危害药品调配完成后,携带危害药品的小瓶、安瓿瓶必须分别装入相应的包装中,并与成品输液、备份输液标签一起发放,以供核对。

③调配危害药品使用的一次性注射器、手套、口罩、西林瓶、安瓿等废弃物,由医疗机构按照规定进行统一处理。

④危害药品溢出的处理按国家有关规定执行。

(六)成品输液的验证、包装和发放

(1)完成输液的检查和验证。输液袋(瓶)进行挤压试验,判断是否有裂缝,输液应无沉淀、变色、异物等。根据输液标签内容,检查所使用的输液与空瓶的名称、规格、用量是否一致。同时检查非整瓶(支)用量的患者的用量是否与标签相符。最后确认各岗位操作人员签名是否完整,由验证人员签名或盖章。

(2)合格的成品输液应按照病区的要求,用适当的塑料袋包装,整齐地放置在有病区标记的密闭容器内,在交货登记簿上记录交货时间和数量。危害药品的外包装应当有明显的标识。

(3)将密闭容器加锁或封条。调配中心和病区各保留一把钥匙。分发人员应及时将输液送到各病区。病区药物治疗护士开锁或开封后,逐一清点检查,并注明交接时间。如无错误,在交货登记簿上签名。

二、静脉用药集中调配的无菌操作规程

为保证静脉用药安全,静脉用药集中调配应严格执行各项无菌操作规程,即要求对调配场所进行清洁消毒,静脉用药调配中心人员按无菌操作规程混合调配静脉用药。

(一)配制场所的清洁消毒

1.生物安全柜的清洁与消毒

(1)操作前使用75%乙醇擦拭工作区域的顶部、两侧及台面,顺序应为从上到下、从里向外。

(2)成品输液调配完成后,应当清理操作台上的废弃物,并用常水擦拭,必要时再用75%乙醇消毒台面。

(3)操作结束后,先用常水清洁,再用75%乙醇擦拭消毒。打开回风槽道外盖,先用蒸馏水清洁回风槽道,再用75%乙醇擦拭消毒。

2.水平层流洁净台的清洁与消毒

(1)操作前,由1~2位调配人员提前启动水平层流洁净台的循环风机和紫外线灯,30 min后关闭紫外线灯,再用75%乙醇擦拭水平层流洁净台顶部、两侧及台面。

(2)成品输液调配好后,应当清理操作台上的废弃物并用常水清洗,必要时再用75%乙醇消毒台面。

(3)操作后,先用常水清洁,再用75%乙醇擦拭消毒。

(二)静脉用药调配中心人员无菌操作规程

(1)进出静脉用药调配中心应当更换该中心工作服、工作鞋并戴发帽。

(2)进入十万级洁净区规程(一更)。

①换下普通工作服、工作鞋,按六步手清洁消毒法消毒手并烘干。

②更换该中心工作服、工作鞋并戴发帽、口罩。

(3)进入万级洁净区规程(二更)。

①更换洁净区专用鞋、洁净隔离服。

②手消毒,戴一次性手套。

(4)离开洁净区规程。

①如临时外出,在二更室脱下洁净隔离服及帽子、口罩整齐放置,一次性手套丢入污物桶内;在一更室应当更换工作服、工作鞋。

②重新进入洁净区时,必须再次按上述规定程序进入洁净区。

③调配结束后,脱下的洁净区专用鞋、洁净隔离服进行常规消毒,口罩、手套放入污物桶。

(三)静脉用药混合调配操作规程的无菌操作

(1)调配操作前,按更衣操作规程,进入洁净区操作间,首先用蘸有75%乙醇的无纺布从上到下、从内到外擦拭层流洁净台内部的各个部位。

(2)调配操作程序。

①用75%乙醇消毒输液袋(瓶)的加药处。

②取下西林瓶盖,用75%乙醇消毒安瓿瓶颈或西林瓶胶塞。

③每完成一组输液调配操作后,应当立即清场,用蘸有75%乙醇的无纺布擦拭台面。

(3)调配操作后,按规范和操作规程的清洁消毒程序进行清洁处理。

点 滴 积 累

1.静脉用药调配中心的工作流程是临床医师开具静脉输液治疗处方或用药医嘱→用药医嘱信息传递→药师审核→打印标签→贴签摆药→核对→混合调配→成品输液核对→成品输液包装→分病区放置于密闭容器中、加锁或封条→由专人送至病区→病区药疗护士开锁(或开封)核对签收→给患者用药前护士再次与病历用药医嘱核对→给患者静脉输注用药。

2.为保证静脉用药安全,静脉用药集中调配应严格执行各项无菌操作规程,即要求对调配场所进行清洁消毒,静脉用药调配中心人员也要按无菌操作规程混合调配用药。

任务四 人员和管理

为加强和规范医疗机构静脉用药调配中心的建设和管理,保障静脉用药质量和医疗安全,《静脉用药集中调配质量管理规范》中规定,医疗机构药事管理组织与质量控制组织负责指导、监督和检查其规范、操作规程与相关管理制度的落实。其中强调静脉用药调配中心由医疗机构药学部门统一管理,静脉用药集中调配是药品调剂的一部分,并对医疗机构静脉用药调配中心的人员及管理等提出了具体的要求。

一、人员的基本要求

(1)静脉用药调配中心负责人应具有药学专业本科及以上学历,具有该专业中级以上专业技术职务任职资格,有丰富的实践经验,责任心强,有一定的管理能力。

(2)负责静脉用药医嘱或处方适宜性审核的人员,应当具有药学专业本科以上学历,具有5年以上临床用药或调剂工作经验,具有药师以上专业技术职务任职资格。

(3)负责摆药、加药混合调配、成品输液检查的人员,应当具有药士以上专业技术职务任职资格。

(4)从事静脉用药集中调配工作的药学专业技术人员,应当接受专业知识培训并通过考核,定期接受药学专业继续教育。

(5)与静脉用药集中调配工作相关的人员每年至少进行1次健康检查,建立健康档案。患有传染病和其他可能污染药品的疾病,或者患有精神疾病和其他不宜从事用药调配工作疾病的,应当调离工作岗位。

二、管理的基本要求

(一)规章制度的基本要求

静脉用药调配中心应当建立健全各项管理制度、人员岗位职责和标准操作规程,静脉用药调配中心应当建立相关文书保管制度、自检、抽检及监督检查管理记录,处方医师与静脉用药调配相关药学专业技术人员签名记录文件,调配、质量管理的相关制度与记录文件。建立药品、医用耗材和物料的领取与验收、储存与养护、按用药医嘱摆发药品和药品报损等管理制度,定期检查落实情况。药品应当每月进行盘点和质量检查,保证账物相符,质量完好。

(二)药品、医用耗材和物料的基本要求和管理

1.基本要求 静脉用药调配所用的药品、医用耗材和物料,由医疗机构的药学机构和有关部门统一采购,并符合有关规定;药品、医用耗材和物料应储存在合适的二级仓库中,并根据其性质和储存条件进行分类摆放;药品的保管和保养要严格按照静脉用药集中调配的规定和药品管理相关法律的规定执行。用于静脉用药集中调配的注射液应符合《中国药典》静脉注射剂的质量要求。静脉用药集中调配使用的一次性注射器等器具应符合国家标准。包装在使用前应检查,如有破损或超过有效期,不

得使用。

2. 管理 静脉用药调配中心使用的药品和物料的请领、储存和维护,由专人负责。

(1)根据每日消耗量,填写药品请领单,定期向药库请领。静脉用药调配中心不得调配静脉用药集中调配以外的处方;静脉用药调配中心所需的药品一律由药学部门药品科(库)统一采购供应。药品请领单应当由负责人或指定人员签名。

(2)负责二级药库管理的药师应当按照药品质量标准、请领单、发药凭证等实物逐项检查,包括品名、规格、数量、有效期等是否正确,药品标签和包装是否干净、完好。检查合格后,分类摆放在相应的固定位置。对药品质量有疑问、药品规格或数量不一致、药品过期或破损等情况,应及时与药品科(库)沟通,退换药品,并做好记录。

(3)药品的储存管理和维护:二级药库应当清洁、整齐,地面平整,门、通道宽度便于药品搬运,符合消防安全要求;药品应当按照"分区分类、货位编号"的办法固定存放,并按照药品性质集中存放;对高危药品应当设置明显的警示标识;对二级药库的温度、湿度进行监控和记录;规范药品的堆放和搬运,符合药品外包装上图示标志的要求,不得倒置存放;每一种药品应按批号、有效期顺序依次或分开堆放,并有明显标识,遵循"先进先出""近期先用"和按批号分配使用的原则;不合格药品的确认、挂失和销毁应有规范的制度和记录。

静脉用药调配中心使用的药品应按月统计,核算一致。如有差异,应及时查明原因。

注射器、注射针等物料的领用和管理,应当按照相应规范的有关规定执行,并与药品分开存放。

(三)电子信息系统调配静脉用药的规程和信息管理

1. 电子信息系统静脉用药集中调配流程

(1)患者医嘱信息管理:按照《处方管理办法》《电子病历基本规范(试行)》的有关规定,负责将患者处方或用药医嘱录入计算机,将静脉输液医嘱直接传递至静脉用药调配中心,经药师审核处方合格后,自动生成输液及备份输液标签,或采用电子处方信息系统记录,标签或记录均应当有各道工序操作人员的信息。

(2)使用药品信息管理:处方或用药医嘱打印成输液标签,并在完成调配操作流程后,自动减去处方中药品在二级药库中所存的药品数量,自动形成药品月收支结存报表。

2. 信息化管理

(1)在医嘱信息系统的集中调配系统中建立药品订单电子信息系统。

(2)完成药品订单的分组输入、药师审核、标签打印和药品管理各项记录等操作并进行确认后,系统应显示药学技术人员的签名。

(3)电子处方或用药医嘱信息系统的信息存档和保存应当建立信息安全保密制度。医师的用药医嘱及调配操作流程完成并确认后进行归档。

点 滴 积 累

静脉用药调配中心由医疗机构药学部门统一管理,静脉用药集中调配是药品调剂的一部分,并对医疗机构静脉用药调配中心的人员及管理等提出了具体的要求。

(蓝 俊)

模拟检测

药物治疗管理

扫码看课件

学习目标

知识目标

1. 掌握：常用医学检查项目血常规检查、尿常规检查、粪常规检查、肝功能检查、肾功能检查的正常参考范围。

2. 熟悉：其他常用血生化检查、乙型肝炎血清免疫学检查、细菌药敏试验的正常参考范围，药物治疗方案制订的一般原则和基本过程。

3. 了解：血常规检查、尿常规检查、粪常规检查、肝功能检查、其他常用血生化检查、乙型肝炎血清免疫学检查、细菌药敏试验的临床意义。

能力目标

学会运用医药学知识、信息实施用药指导、药物咨询、健康教育。

素质目标

1. 培养学生参与药学监护、用药方案设计及常用医学检查的职业能力。

2. 培养学生善于与医师沟通，对药物治疗方案和疾病的监测指标做出正确的判断。

岗位对接

职业面向：药士、药师、执业药师、药品调剂。

职业要求：成为合格的药学服务人员。

导学情景

情景描述：医学检查指标为诊断疾病的重要依据，亦可是疾病治疗中需要监控的指标，药师在参与药学监控、用药方案设计和调整时，要善于学习和掌握常用医学检查指标的正常参考范围，以便于与医师沟通，观察疾病的病理状态和进程，对药物治疗方案和疾病的监测指标做出判断，提高疗效和降低药品不良反应的发生率。

学前导语：下面将学习常用医学检查项目血常规检查、尿常规检查、粪常规检查、肝功能检查、肾功能检查等。

任务一　药 物 治 疗

一、方案制订的原则

合理的药物治疗方案可以使患者获得有效、安全、经济、方便的药物治疗。

(一)有效性

药物治疗的有效性是选择药物的首要标准,应考虑如下因素。

1.总体原则　只有利大于弊,药物治疗的有效性才具有实际意义。

2.药物方面因素　药物的药理学特性、理化性质、剂型、给药途径、药物之间的相互作用等因素均会影响药物治疗的有效性。

3.机体方面因素　患者年龄、体重、性别、精神因素、病理状态等对药物治疗效果均可产生重要影响。

(二)安全性

保证患者的用药安全是药物治疗的前提。药物在发挥治疗作用的同时,可对机体产生不同程度的损害或改变病原体对药物的敏感性,甚至引发药源性疾病。

产生药物治疗安全性问题的原因主要有三点:①药物本身固有的药理学特性;②药物质量问题;③药物的不合理应用。

在制订给药方案这个环节,应全面充分考虑药物本身的药理学特性、相同适应证的不同治疗药物之间的异同点,结合患者自身的生理、病理情况,预测发生不良反应或药源性疾病的风险,权衡利弊,选择适宜的药物。

(三)经济性

药物治疗的经济性是要以最低的药物成本,达到最好的治疗效果。制订药物治疗方案时要考虑治疗的总成本,而不是单一的药费。

为提高药物治疗的经济性,需从以下几方面采取行动:①控制药物需求的不合理增长,不盲目追求新药、高价药;②控制有限药物资源的不合理配置,避免资源浪费与资源紧缺;③控制被经济利益驱动的过度药物治疗。

(四)方便性

药物治疗是否方便对患者的依从性有很大影响,而依从性的高低直接影响着药物治疗的有效性。因此,在条件许可的情况下,应尽量为患者选择给药方便的药物剂型。

药物治疗的方便性主要取决于给药途径和给药频率。通常口服和外用(比如透皮给药)比注射给药方便,皮下注射比静脉注射给药方便;给药频率低更便于患者记忆,特别是对于老年人,例如,"每日给药1次"比"每日给药3次"更不容易漏服。

此外,制订药物方案时还应考虑以下几个方面。

(1)为药物治疗创造条件,如改善环境、生活方式干预。

(2)确定治疗目的,选择合适的药物以消除疾病、去除诱因、预防发病、控制症状、治疗并发症、为其他治疗创造条件或增加其他疗法的疗效。

(3)从患者个人、医疗机构和国家等不同层面综合考虑药物治疗方案的经济性。

(4)选择合适的用药时机,强调早治疗。

(5)选择合适的剂型和给药方案。

(6)选择合理的联合用药。

(7)确定合适的疗程。

(8)药物治疗与非药物治疗的结合。

二、方案制订的基本过程

制订药物治疗方案时,首先应确定治疗目的,其次根据患者病情和药物的适应证选择合适的药物、用药时机、剂型和给药方案,选择合理的药物配伍,确定合适的疗程。

(一)识别和评估患者的症状和体征,提供非处方药信息

自我药疗是指在没有医师或其他医务工作者的指导下,患者恰当地应用非处方药来缓解轻度、短期的症状或治疗轻微的疾病。

(二)治疗药物选择的基本原则及方法

治疗药物选择的原则是药物的有效性、安全性、经济性,也要考虑给药的方便性。有效性是选择药物的首要标准;用药安全是药物治疗的前提;经济性方面应考虑治疗的总成本,而不是单一的药费;给药的方便性可能影响患者对治疗的依从性。

(三)制订和调整给药方案的基本步骤及方法

给药方案就是为治疗提供给药剂量和给药间隔的一种计划表。

1.制订和调整给药方案的基本步骤

(1)获取患者的基本信息(体重、烟酒嗜好、肝肾疾病史等)。

(2)按药品说明书或诊疗指南建议的给药方案进行治疗。

(3)患者评估:从药效学(疗效、不良反应)和药动学(血药浓度)两方面进行评估。

(4)根据评估结果,必要时调整给药方案。

2.制订和调整给药方案的基本方法 对大多数药物来说,采用药品说明书推荐的标准给药方案能够保证有效、安全的治疗结果。对于治疗窗窄、个体间差异大的药物,或者机体功能状态异常的患者,则有必要采用个体化给药方法,治疗过程中应密切关注和预测疾病的发展趋势,有条件时进行治疗药物监测(TDM)。当患者的血药浓度偏离治疗窗,并且出现疗效不佳或不良反应时,应对给药方案进行相应调整。

(1)根据 TDM 结果调整给药方案:包括稳态一点法、重复一点法、Bayesian 反馈法、药动学(PK)/药效学(PD)参数法等。

(2)根据患者生化指标调整给药方案。

①对于主要经肾排泄的药物,可根据患者的肌酐清除率计算适宜的给药剂量。

②对于主要经肝消除的药物,可根据患者的肝功能指标调整给药剂量。

③对于抗凝药,可根据国际标准化比值(INR)调整给药剂量。

三、药物治疗的评估

在药物治疗一段时间后,有必要对患者的治疗情况进行综合评估,以确认患者的用药相关需求是否得到满足,即患者所使用药物的适应证是否合适,药物治疗是否有效、安全,患者是否能够并愿意遵从医嘱服用药物。如果患者的用药相关需求没有得到满足,那么就存在药物治疗问题。

患者评估过程应当采用"一对一"的个体化方式,遵循相关标准规范,了解患者的用药体验,做到系统、全面并合乎情理,同时应确保患者的隐私。

(一)患者用药评估所需要的信息

进行用药评估时,药师需要从各种渠道搜集、分析、研究并评价患者个人信息、患者用药经历及临床信息。

1.患者个人信息 性别、年龄、身高、体重、妊娠状态、哺乳状态、居住条件、工作、联系方式和地址等。

2.患者用药经历 患者对药物治疗的态度,患者对用药的想法、理解、信念和顾虑,免疫接种记录,药物过敏史,药品不良反应史,社交性物质(咖啡因、烟草、酒精)使用状况,用药史(包括处方药、非

处方药、膳食补充剂），当前用药记录，其他特殊需求。

3. 临床信息　就诊原因、相关病史、既往失败的治疗、既往成功的治疗、系统评估（包括生命体征）、相关实验室检查结果、影像学检查结果、其他问题。

（二）确定药物治疗适应证的适宜性

药学监护实践中，应当确定患者是否存在其正在使用的每种药品的适应证，以及每项需要药物治疗的病症是否得到恰当的控制。

（三）确定药物治疗的有效性

药物治疗的有效性取决于患者是否达到了每项适应证的预期治疗目标。为了评估有效性，必须明确治疗目标。

治疗目标通常包括以下几个方面：①患者感受到的症状或体征；②疾病相关的实验室检查结果；③影像学检查结果。

通过比较预期治疗目标与评估时患者实际的状况，可以判断药物治疗是否有效。

药物治疗无效时，可以考虑以下两个常见的原因：①该药物对患者的病症是否为错误用药；②患者的问题是由无效所致，还是需要更多的药物治疗才能解决。

（四）确定药物治疗的安全性

药物治疗可以导致患者的药品不良反应和（或）毒性作用。安全性评估即分析患者的临床症状和体征、实验室检查结果、影像学检查结果是否与药物治疗的毒副作用有关。

（五）确定患者用药的依从性

依从性又称顺应性或者一致性，是指患者是否能够或愿意按照医嘱服用药物。与有效性、安全性不同，依从性描述的是患者的行为，而非药物治疗的效果或者作用。对于表现出依从性差的患者，需要给予其关怀，了解其行为背后的原因，以便采取相应措施解决问题。

（六）评价患者用药的经济性

药物治疗经济性评价是指通过成本分析对比不同药物治疗方案或药物治疗方案与其他治疗方案的优劣，设计合理的药学服务方案，保证有限的卫生资源发挥最大的效用。不同评价方法的特点如表6-1所示。

表 6-1　不同评价方法的特点

评价方法	特点
最小成本分析	为总体医疗费用的控制和优化资源配置提供基本信息
成本-效益分析	将药物治疗的成本与所产生的效益归化为以货币为单位的数字，用以评估药物治疗方案的经济性
成本-效果分析	效果不以货币为单位表示，而是用其他量化的方法，如延长患者生命时间
成本-效用分析	效用指标是指患者对某种药物治疗后所带来的健康状况偏好（即主观满意程度），主要为质量调整生命年或质量调整预期寿命两种，着重分析医疗成本与患者生活质量提升之间的关系

点 滴 积 累

1. 药物治疗方案的制订要考虑药物治疗的有效性、安全性、经济性、方便性。

2. 制订和调整给药方案的基本方法有根据 TMD 结果调整、根据患者生化指标调整。

任务二 常用医学检查

一、血常规检查

血液是在中枢神经系统的调节下由循环系统流经全身各器官的红色黏稠液体,其在血管内流动,具有输送营养、氧气、抗体、激素和排泄废物及调节水分、体温、渗透压、酸碱度等功能。一般成人的血液占体重的8%~9%,总量为5000~6000 mL,血液的pH为7.35~7.45,相对密度为1.05~1.06。血液中的成分可分为血浆(无形成分)和血细胞(有形成分)两大部分。血浆中除91%~92%的水分外,还包括蛋白质、葡萄糖、无机盐、酶、激素等。血细胞在正常情况下主要包括红细胞、白细胞、粒细胞、淋巴细胞、血小板等。血液检查的内容包括红细胞计数、白细胞计数、血红蛋白水平及血小板计数等参数。

(一)红细胞计数

红细胞(RBC)计数是指单位体积血液中所含红细胞数目。红细胞是血液中数量最多的有形成分,在正常情况下几乎占血容量的1/2,故血液为红色黏稠的混悬液。红细胞为双凹圆盘形,其主要生理功能是作为呼吸载体,在携带和释放氧气至全身各个组织的同时运输二氧化碳,协同调节并维持酸碱平衡和免疫黏附作用。红细胞在骨髓内生成,释放入血液后寿命为120天左右。衰老的红细胞被单核吞噬细胞系统破坏,分解为铁、血红蛋白和胆色素。

【正常参考范围】

新生儿:$(6.0\sim7.0)\times10^{12}$/L。

成年男性:$(4.0\sim5.5)\times10^{12}$/L。

成年女性:$(3.5\sim5.0)\times10^{12}$/L。

【临床意义】

1. 生理变化

(1)年龄:新生儿红细胞计数高于成人,老年人红细胞计数降低,妊娠中晚期红细胞计数降低。

(2)时间:上午7时红细胞计数出现高峰,随后下降。

(3)采血部位:静脉血比毛细血管血的结果低10%~15%。

(4)精神因素:感情冲动、兴奋、恐惧、冷水浴刺激均可使肾上腺素分泌增多,导致红细胞计数和血红蛋白水平暂时增高。

(5)气压:气压低时,红细胞代偿性增生,高山地区居住人群和登山运动员红细胞计数和血红蛋白水平高于正常值。

2. 病理变化

(1)病理性增多。

①相对增多:频繁呕吐、出汗过多、大面积烧伤等。

②病理代偿性和继发性增多:慢性肺水肿、肺气肿、高原病和肿瘤(肾癌、肾上腺肿瘤)。

③真性红细胞增多:原因不明的慢性骨髓功能亢进。

(2)病理性减少。

①急性、慢性红细胞丢失过多:由各种原因的出血引起,如消化性溃疡、痔疮、十二指肠钩虫病等。

②红细胞生成减少:骨髓造血功能障碍,如再生障碍性贫血、骨髓瘤;造血物质缺乏或利用障碍,如缺铁性贫血。

③红细胞破坏过多:膜结构缺陷,导致的遗传性球形红细胞增多症等;酶活性缺陷,导致的葡萄糖-6-磷酸脱氢酶缺乏症等;血清中存在红细胞抗体或补体导致的自身免疫性溶血性贫血;机械性、化学性、物理性及生物性因素,脾功能亢进症等原因导致的红细胞破坏过多。

（二）血红蛋白

血红蛋白（Hb）又称血色素，是红细胞的主要组成部分，由珠蛋白和血红素组成。在正常情况下，血液中血红蛋白的成分主要为氧合血红蛋白和还原血红蛋白。血红蛋白在体内的主要作用为运输氧和二氧化碳，在临床上可用于诊断某些变性血红蛋白血症和血液系统疾病。

【正常参考范围】

成年男性：120～160 g/L。

成年女性：110～150 g/L。

新生儿：170～200 g/L。

【临床意义】

血红蛋白水平增减的临床意义基本上与红细胞计数增减的意义相同，但血红蛋白水平能更好地反映贫血的程度。

贫血按严重程度可分为如下几种。

1. 轻度贫血　90 g/L≤血红蛋白水平＜正常参考范围下限。

2. 中度贫血　60 g/L≤血红蛋白水平＜90 g/L。

3. 重度贫血　30 g/L≤血红蛋白水平＜60 g/L。

4. 极重度贫血　血红蛋白水平＜30 g/L。

（三）白细胞计数

白细胞（WBC）计数是指单位体积血液中所含白细胞数目。白细胞是血液中有形成分的重要组成部分，为球形的无色有核细胞，是机体抵御病原体等异物入侵的重要防线。正常血液中常见的白细胞有中性粒细胞、嗜酸性粒细胞、嗜碱性粒细胞、淋巴细胞和单核细胞。

【正常参考范围】

成人：$(4.0 \sim 10.0) \times 10^9$/L。

新生儿：$(15.0 \sim 20.0) \times 10^9$/L。

6 月龄至 2 岁婴幼儿：$(11.0 \sim 12.0) \times 10^9$/L。

【临床意义】

1. 生理变化

（1）年龄：新生儿白细胞计数较高，通常 3 天后降至 10×10^9/L 左右，保持 3 个月后逐渐降至成人水平。

（2）日间变化：一般安静松弛时较低，活动和进食后较高；早晨较低，下午较高；一日内最高值与最低值之间可相差 1 倍。

（3）运动、疼痛和情绪影响：一般脑力和体力活动、冷热水浴、日光或紫外线照射均可使白细胞计数轻度增加，而剧烈运动、剧烈疼痛和情绪激动可使白细胞计数显著增加，以中性粒细胞为主，运动结束后迅速恢复至原来水平。

（4）妊娠与分娩：妊娠期白细胞计数常轻度增加，特别是临近分娩的最后一日，常波动于$(12.0 \sim 17.0) \times 10^9$/L 之间，分娩时可高达 34.0×10^9/L，产后 2 周内恢复正常。

2. 病理变化

（1）白细胞（中性粒细胞）计数增加。

①急性感染：细菌、某些病毒、真菌、螺旋体等感染。

②中毒：代谢性中毒，如尿毒症、糖尿病酮症酸中毒；急性化学药物中毒，如汞中毒、铅中毒等。

③急性大出血。

④白血病、骨髓增生性疾病及恶性肿瘤等。

⑤严重的组织损伤及大量红细胞被破坏：严重外伤、大手术、大面积烧伤、心肌梗死及严重的血管内溶血后。

（2）白细胞（中性粒细胞）计数减少。

①特殊感染：如革兰阴性菌感染（伤寒、副伤寒）、结核分枝杆菌感染、病毒感染（风疹、肝炎）、寄生虫感染（疟疾）及流行性感冒。

②物理、化学损害：如接触X线、γ射线、放射性核素等物理因素；接触化学物质如苯及其衍生物、铅、汞等，应用化学药物如磺胺类药、解热镇痛药、部分抗生素、抗甲状腺药、抗肿瘤药等。

③血液系统疾病：如再生障碍性贫血、白细胞减少性白血病、粒细胞缺乏症等。

④过敏性休克、重度恶病质。

⑤脾功能亢进症和自身免疫性疾病。

（四）白细胞分类计数

白细胞是一个"大家族"，白细胞分类计数是指对不同类型的白细胞分别计数并计算其百分比。正常血液中白细胞以细胞质内有无颗粒而分为"有粒"和"无粒"两大类，前者（称为粒细胞）根据颗粒被瑞特染料染色的特点分为中性、嗜酸性、嗜碱性三种；后者包括单核细胞、淋巴细胞（图6-1）。

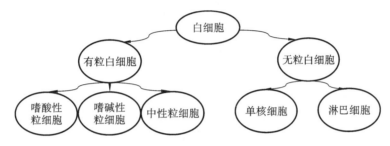

图6-1　白细胞分类

【正常参考范围】

中性分叶核粒细胞（中性粒细胞）：0.50～0.70（50%～70%）。

中性杆状核粒细胞：0.01～0.05（1%～5%）。

嗜酸性粒细胞：0.005～0.05（0.5%～5%）。

嗜碱性粒细胞：0～0.01（0～1%）。

淋巴细胞：0.20～0.40（20%～40%）。

单核细胞：0.03～0.08（3%～8%）。

【临床意义】

1. 中性分叶核粒细胞（中性粒细胞）　中性粒细胞为血液中的主要吞噬细胞，在白细胞中所占比例最高，在急性感染中起重要作用，具有吞噬和杀灭病原体的作用。中性粒细胞计数增减的临床意义与前述白细胞计数的临床意义相同。

（1）核象变化。

①核左移现象：即杆状核粒细胞增多或见晚幼粒细胞甚至出现更早期的粒细胞。若白细胞总数不增高而核左移，常见于严重感染或患者机体抵抗力低下，如感染性休克等。

②核右移现象：即分叶核粒细胞增多，其百分比超过5%是骨髓功能减退的表现。核右移出现于肺炎、败血症等急性细菌性感染，巨幼细胞及造血功能衰退，也可见于应用抗代谢药（如阿糖胞苷或6-巯基嘌呤等）。

（2）毒性变化与退行性变：在严重感染或中毒时，中性粒细胞胞质中可出现中毒颗粒，或胞质内出现空泡，发生核膨胀或核固缩等变性。

2. 嗜酸性粒细胞　嗜酸性粒细胞具有变形运动和吞噬功能，可吞噬抗原抗体复合物或细菌。嗜酸性粒细胞可释放组胺酶，抑制嗜碱性粒细胞及肥大细胞中生物活性物质的合成与释放，或将此类物质灭活。

（1）嗜酸性粒细胞增多。

①过敏性疾病：支气管哮喘、荨麻疹、药物性皮疹、血管神经性水肿、食物过敏、血清病、过敏性肺炎等。

②皮肤病与寄生虫病:牛皮癣、湿疹、天疱疮、疱疹样皮炎、真菌性皮肤病、吸虫病、钩虫病、包囊虫病、血吸虫病、丝虫病、绦虫病等。

③血液病:慢性粒细胞白血病、嗜酸性粒细胞白血病等。

④药物:应用头孢拉定、头孢氨苄、头孢呋辛、头孢哌酮等抗生素。

⑤恶性肿瘤:如肺癌等。

⑥传染病:猩红热。

⑦其他:风湿性疾病、肾上腺皮质功能减退症等。

(2)嗜酸性粒细胞减少。

①疾病或创伤:见于伤寒,副伤寒,大手术后、严重烧伤等应激状态。

②药物:长期应用肾上腺皮质激素、烟酸、甲状腺素等。

3.嗜碱性粒细胞 嗜碱性粒细胞无吞噬功能,颗粒中有许多生物活性物质,主要为肝素、组胺、慢反应物质、血小板激活因子等。在免疫反应中与IgG有较强的结合力,结合了IgG的嗜碱性粒细胞再次接触相应的过敏原时,发生抗原-抗体反应,细胞发生脱颗粒现象,继而引起毛细血管扩张、通透性增加,平滑肌收缩,腺体分泌增多等过敏反应。

(1)嗜碱性粒细胞增多。

①血液系统疾病:慢性粒细胞白血病、真性红细胞增多症、原发性血小板增多症。

②中毒:铅中毒、铋中毒。

③内分泌疾病:糖尿病、甲状腺功能减退症等。

④过敏性疾病:药物、食物、吸入物所致超敏反应等。

(2)嗜碱性粒细胞减少。

①疾病:速发型过敏反应,如荨麻疹、过敏性休克等。

②药物:见于促肾上腺皮质激素、肾上腺皮质激素应用过量及应激反应。

4.淋巴细胞 淋巴细胞在免疫过程中具有重要作用,B淋巴细胞在抗原刺激下转化为浆细胞,分泌特异性抗体,参与体液免疫。

(1)淋巴细胞增多。

①传染病:主要见于病毒感染,如传染性淋巴细胞增多症、结核病、水痘、麻疹、风疹、流行性腮腺炎,也可见于百日咳杆菌、布鲁菌等感染。

②血液系统疾病:急、慢性淋巴细胞白血病,淋巴瘤等。

③移植排斥反应。

(2)淋巴细胞减少:多见于免疫缺陷病、接触放射线等。

5.单核细胞 单核细胞具有活跃的变形运动和强大的吞噬功能,其进入组织后转化为巨噬细胞,除了能吞噬一般细菌、组织碎片、衰老的红细胞、细胞内细菌(结核分枝杆菌)外,尚可吞噬抗原、传递免疫信息并活化T、B淋巴细胞,在特异性免疫中起重要作用。

单核细胞增多见于以下疾病。

(1)感染性疾病:如心内膜炎、活动性肺结核、急性传染病的恢复期、疟疾、黑热病。

(2)血液系统疾病:单核细胞白血病、粒细胞缺乏症恢复期。

(五)血小板计数

血小板(PLT)计数是指单位体积血液中所含血小板数目。血小板由骨髓巨核细胞产生,每个巨核细胞可以产生2000~3000个血小板。血小板生存期为8~11天,具有黏附、聚集、释放等多种功能。

血小板的主要作用如下。

(1)生理情况下,它通过营养血管内皮,填补内皮细胞间的缝隙并保持毛细血管壁的完整性,对毛细血管发挥营养和支持作用。

(2)当毛细血管壁受损时,它黏附于损伤部位,通过黏附、聚集、释放功能参与初期止血过程,在伤口处形成白色血栓而止血。

（3）通过释放细胞内凝血因子、提供催化表面和收缩功能参与二期止血。其中血小板第 3 因子对血液的凝固尤为重要，故血小板计数发生改变时常导致出血。

（4）释放血小板收缩蛋白使纤维蛋白网发生退缩，促进血液凝固。

血小板计数是评估凝血功能的重要指标之一。血小板在血栓形成、动脉粥样硬化、肿瘤转移、炎症反应、免疫反应等病理生理过程中也有重要作用。因此，血小板计数是出血性疾病必不可少的检测项目。

【正常参考范围】

$(100\sim300)\times10^9/L$。

【临床意义】

1. 生理变化

（1）正常人每天血小板计数有 6%～10% 的波动，一般晨间较低、午后略高，春季较低、冬季略高。平原居民较低、高原居民略高。静脉血中其平均值较外周血稍高。

（2）新生儿血小板计数较出生后超过 28 天的婴儿低，出生 3 个月后才达到成人水平。

（3）女性月经期前血小板计数降低，月经期后逐渐上升。妊娠中、晚期升高，分娩后 1～2 天降低。

（4）剧烈活动和饱餐后血小板计数升高，休息后可恢复到原来水平。

2. 病理变化

（1）血小板计数降低。

①血小板生成减少：见于造血功能损伤（再生障碍性贫血、急性白血病）。

②血小板破坏或消耗过多：见于原发性血小板减少性紫癜、淋巴瘤、风疹、弥散性血管内凝血。

③血小板分布异常：如脾大。

④药物中毒或过敏反应：如氯霉素、噻氯匹定、阿司匹林、阿加曲班、肝素、依诺肝素、磺达肝癸钠、利奈唑胺等。

（2）血小板计数增高：常见于慢性粒细胞白血病、真性红细胞增多症、急性感染、急性溶血。

（六）红细胞沉降率

红细胞沉降率（ESR）也称血沉，是指红细胞在一定条件下于单位时间内沉降的距离。

【正常参考范围】

男性：0～15 mm/h。

女性：0～20 mm/h。

【临床意义】

1. 生理性增快　见于女性月经期、妊娠 3 个月以后（至分娩后 3 周内）。

2. 病理性增快

（1）炎症：结核病、急性细菌性感染所致的炎症反应，活动期血沉常增快；当病情好转或稳定后，血沉也逐渐恢复正常。

（2）组织损伤及坏死：心肌梗死时血沉明显增快，心绞痛时血沉多正常。较大的手术或创伤可致血沉加速，多于 2～3 周恢复正常。

（3）恶性肿瘤：恶性肿瘤迅速增长时血沉增快，而良性肿瘤时血沉多正常。

（4）各种原因造成的高球蛋白血症：如慢性肾炎、肝硬化、系统性红斑狼疮、巨球蛋白血症、亚急性细菌性心内膜炎。多发性骨髓瘤患者的血浆中出现大量异常球蛋白，血沉加速非常显著，因而血沉为重要诊断指标之一。

（5）贫血：血沉增快与贫血程度相关，贫血越严重，血沉增快越明显。但是低色素性贫血时，因红细胞体积较小、血红蛋白量不足而血沉缓慢；遗传性球形红细胞增多症、镰状细胞贫血时，红细胞形态不利于缗钱状聚集，血沉反而减慢。

（6）高胆固醇血症。

二、尿常规检查

尿液是人体泌尿系统排出的代谢废物,正常人每日排出尿液 1～3 L;儿童每小时 3～4 mL/kg。尿液中 97％ 为水分;而在 3％ 的固体物质中,主要包含有机物(尿素、尿酸等蛋白质代谢产物)和无机物(氯化钠、磷酸盐、硫酸盐等)。正常尿液为黄色或淡黄色,清澈透明。新鲜尿液呈弱酸性。

尿液检查的目的如下。

1. 泌尿系统疾病的诊断　如尿路感染、结石、结核、肿瘤、血管与淋巴管病变及肾移植等,上述疾病相关的代谢产物直接进入尿液,可作为泌尿系统疾病诊治的首选检查指标。

2. 血液系统及代谢性疾病的诊断　如糖尿病、胰腺炎、肝炎、溶血性疾病等,在尿液中相关代谢产物也有所改变。

3. 职业病的诊断　如急性汞、四氯化碳中毒,慢性铅、镉、铋、钨中毒,均可引起肾功能损害,尿液中将出现异常改变。

4. 药物安全性监测　某些具有肾毒性或治疗安全窗窄的药物,如庆大霉素、卡那霉素、多黏菌素 B、磺胺类药等,可引起肾功能损害,尿液检查可指导药品不良反应的防范和治疗。

(一)尿液酸碱度

正常的尿液呈中性或弱酸性,尿液酸碱度(pH)受疾病、用药和饮食的影响而发生变化。尿液 pH 反映了肾维持血浆和细胞外液正常氢离子浓度的能力。肾小球滤过率及肾血流量可影响尿液 pH。

【正常参考范围】

晨尿:pH 5.5～6.5。

随机尿:pH 4.5～8.0。

【临床意义】

1. 尿液 pH 增高

(1)疾病:代谢性或呼吸性碱中毒、感染性膀胱炎、肾小管性酸中毒。

(2)药物:应用碱性药物,如碳酸氢钠、碳酸钾、氨丁三醇等。

2. 尿液 pH 降低

(1)疾病:代谢性或呼吸性酸中毒、痛风、糖尿病酮症酸中毒、慢性肾小球肾炎等。

(2)药物:应用酸性药物,如维生素 C、氯化铵等。

(二)尿比重

尿比重(SG)指在 4 ℃ 时尿液与同体积纯水的质量之比。尿比重可以反映肾小管浓缩和稀释功能,尿液中所含可溶性物质的数量、质量及尿量的影响,即取决于尿液中溶解物质(尿素、氯化钠)的浓度。

【正常参考范围】

成人晨尿:＞1.020。

成人随机尿:1.003～1.030(一般为 1.010～1.025)。

新生儿:1.002～1.004。

【临床意义】

1. 尿比重增高　急性肾小球肾炎、心力衰竭、糖尿病、脱水、高热等。

2. 尿比重降低　慢性肾小球肾炎、慢性肾功能不全、尿崩症等。

(三)尿蛋白

尿蛋白(PRO)即尿中蛋白质,是尿液检查的核心项目之一。正常人 24 h 尿液中的蛋白质含量极微,应用一般定性试验方法常检测不出。但当人体肾的肾小球基底膜通透性增加(肾炎)或血浆中低分子蛋白质过多时,蛋白质进入尿液中,超过肾小管的重吸收能力,便会出现蛋白尿。

【正常参考范围】

定性试验:阴性。

定量试验:<150 mg/24 h 尿。

【临床意义】

1. 功能性蛋白尿 又称生理性蛋白尿,常见于剧烈运动、高热、严寒、精神过度紧张时。

2. 病理性蛋白尿

(1)肾小球性蛋白尿:各种原因导致肾小球功能受损,血浆蛋白大量滤入原尿,超过肾小管重吸收能力所引起。常见于肾小球肾炎、肾病综合征、肾肿瘤等。

(2)肾小管性蛋白尿:肾小管重吸收减少。常见于肾盂肾炎、间质性肾炎、肾小管性酸中毒、重金属(汞、铅、镉)中毒、使用肾毒性药物庆大霉素等。

(3)混合性蛋白尿:肾小管、肾小球同时受损。如糖尿病肾病、红斑狼疮肾炎等。

(4)溢出性蛋白尿:肾功能正常,而血液中有大量异常蛋白质。常见于急性溶血、肌肉损伤等。

(5)组织性蛋白尿:由肾组织破坏或肾小管分泌蛋白质增多所致的蛋白尿。常见于肾炎或药物刺激泌尿系统。

(6)假性蛋白尿:肾以下的泌尿系统发生疾病时可产生大量含蛋白质的成分物质(如白细胞、红细胞等),使尿中蛋白质呈阳性。常见于膀胱炎、肾盂肾炎等。

(四)尿葡萄糖

正常人 24 h 尿液中含糖量甚少,用一般检测方法常呈阴性反应。尿液中是否出现葡萄糖取决于血糖水平、肾小球滤过葡萄糖的速度、近端肾小管重吸收葡萄糖的速度和尿流量。当血糖阈值超过肾滤过与重吸收阈值或肾小管重吸收阈值下降时,肾小球滤过的葡萄糖量超过肾小管重吸收的最大能力时,较多的葡萄糖从尿液中排出,尿糖定性试验出现阳性,称为糖尿。

【正常参考范围】

定性试验:阴性。

定量试验:成人,0.56～5.0 mmol/24 h 尿。

【临床意义】

1. 血糖增高性糖尿 糖代谢紊乱、甲状腺功能亢进症、垂体前叶功能亢进症、嗜铬细胞瘤均可引起血糖增高性糖尿。

2. 血糖正常性糖尿 由肾小管病变导致葡萄糖重吸收能力降低所致。肾小管重吸收阈值下降产生的糖尿,也称肾性糖尿。主要见于慢性肾小球肾炎、肾病综合征、间质性肾炎等。

3. 暂时性和持续性糖尿 见于进食含糖食品、头部外伤、脑出血、急性心肌梗死等。

(五)尿胆红素

胆红素是血红蛋白的降解产物,正常尿液中不含胆红素。尿胆红素的检出是肝细胞损伤和鉴别黄疸类型的重要指标,在诊断和预后方面有重要意义。

【正常参考范围】

定性试验:阴性。

【临床意义】

尿胆红素阳性多见于急性黄疸型肝炎、胆汁淤积性黄疸。而尿胆原阳性多见于肝细胞性黄疸和溶血性黄疸。

(六)尿隐血

尿液中如混合有 0.1% 以上的血液,则肉眼可观察到血尿;血液量占比在 0.1% 以下时,仅能通过隐血反应发现。尿隐血反映尿液中存在血红蛋白,正常尿液中不能检出。

【正常参考范围】

试管法:阴性。

【临床意义】

尿隐血阳性见于红细胞被大量破坏,产生过多的游离血红蛋白,经肾由尿液排出。

(1)创伤:心瓣膜手术、严重烧伤、肌肉和血管组织严重损伤。

(2)疾病:如疟疾、梭状芽孢杆菌中毒、微血管性溶血性贫血。

(3)药物:应用阿司匹林、磺胺类药等。

(七)尿沉渣白细胞

成人正常尿液中可有少量白细胞,超过一定数量时则为异常;尿液中白细胞多为炎症感染时出现的中性粒细胞,已发生退行性变,又称为脓细胞。

尿沉渣白细胞(LEU)是指离心尿沉淀物中白细胞的数量,结果以白细胞计数/高倍视野(WBC/HPF)或白细胞计数/微升(WBC/μL)表示。

【正常参考范围】

干化学试带法:阴性。

镜检法:正常人混匀一滴尿,WBC 为 0～3/HPF;离心尿,WBC 为 0～5/HPF。

【临床意义】

尿沉渣白细胞阳性,多见于尿路感染,如肾盂肾炎、膀胱炎、前列腺炎。此外,女性白带混入尿液时也可发现较多的白细胞。

(八)尿沉渣管型

尿沉渣管型是尿液中的蛋白质在肾小管内聚集而成,尿液中出现管型是肾实质性病变的证据。

常见的管型种类有透明管型、颗粒管型、细胞管型(白细胞、红细胞、肾上皮细胞)、蜡样管型、脂肪管型。

【正常参考范围】

镜检法:0 或偶见(0～1/HPF,透明管型)。

【临床意义】

1. 透明管型　多见于急性或慢性肾小球肾炎、急性肾盂肾炎、肾炎综合征等。

2. 颗粒管型　多见于急性或慢性肾小球肾炎、肾病综合征、慢性肾盂肾炎等。

3. 细胞管型

(1)红细胞管型:多见于急性肾小球肾炎、肾出血等。

(2)白细胞管型:多见于肾实质感染性病变。

(3)肾上皮细胞管型:多见于急性肾小管坏死、间质性肾炎。

(4)混合细胞管型:多见于活动性肾小球肾炎等。

4. 蜡样管型　提示肾小管严重病变,多见于慢性肾小球肾炎晚期、尿毒症等。

5. 脂肪管型　提示肾小管损伤,可见于亚急性肾小球肾炎、慢性肾小球肾炎等。

(九)尿沉渣结晶

尿沉渣中的无机物主要为结晶体,称为尿沉渣结晶,多为饮食中盐类代谢的结果。正常人尿沉渣结晶中磷酸盐、草酸盐、尿酸盐较为常见,一般临床意义不大,而有些结晶具有重要的临床意义。

【正常参考范围】

正常尿液中有少量磷酸盐、草酸盐和尿酸盐等结晶。

【临床意义】

1. 大量草酸钙结晶及胱氨酸结晶　多见于肾或膀胱结石。

2. 大量尿酸盐结晶　多见于高尿酸性肾病、急性痛风、慢性间质性肾炎。

3. 磷酸镁铵结晶　多见于感染引起结石时。

4. 大量磷酸钙结晶　需警惕甲状旁腺功能亢进症、肾小管性酸中毒。

5. 胆红素结晶　多见于黄疸、急性重型肝炎。

6. 亮氨酸结晶　多见于急性肝萎缩、急性磷中毒。

7. 药物结晶　多见于服用磺胺类药,与用药过量有关。

（十）尿酮体

酮体包括乙酰乙酸、β-羟丁酸、丙酮，是体内脂肪酸氧化的中间产物。酮体由肝产生，在血液中循环，在其他组织中氧化生成 CO_2 和 H_2O，但正常人体中极少有酮体。当糖供应不足和组织中葡萄糖氧化分解减少时，脂肪氧化加强；如酮体产生的速度大于组织利用的速度，则血液中酮体增多而出现酮血症，继之发生酮尿而出现尿酮体（KET）。

【正常参考范围】

定性试验：阴性。

【临床意义】

1. 非糖尿病酮尿 高热、呕吐、腹泻时，常出现酮尿。

2. 糖尿病酮尿 糖尿病尚未控制或未曾治疗，持续出现酮尿，提示有糖尿病酮症酸中毒，尿液中排出大量酮体，常早于血液中酮体水平的升高。

三、粪常规检查

人每日有 $500\sim1000$ mL 食糜残渣进入结肠，其中含水分 3/4，剩余的 1/4 为固体成分，大部分水分和电解质在结肠上半段被吸收。

（一）粪外观

【正常参考范围】

正常人的粪便色泽为黄褐色，婴儿为黄色（主要由于婴儿的胆色素代谢功能尚未发育完全），均为柱状软便。粪便有臭味，有少量黏液但肉眼不可见。

影响粪便色泽的生理因素如下。

1. 饮食 肉食—黑褐色，绿叶菜—暗绿色；巧克力、咖啡—酱色；西红柿、西瓜—红色；黑芝麻—无光泽的黑色。

2. 药物 药用炭、铋制剂、铁制剂、中草药—无光泽的灰黑色；大黄、番泻叶等中药—黄色；保泰松、羟基保泰松—红色或黑色；利福平—橘红色至红色；水杨酸钠—红色至黑色；抗凝血药华法林、双香豆素、双香豆素乙酯、醋硝香豆素—红色。

【临床意义】

1. 稀糊或水样便 见于各种感染性或非感染性腹泻，或急性胃肠炎。

2. 大量的黄绿色稀便并含有膜状物 伪膜性肠炎。

3. 米泔水样便 见于霍乱、副霍乱等。

4. 黏液便 见于小肠炎症（黏液混于粪便中）、大肠炎症（黏液附着于粪便表面）。

5. 陈状便 见于过敏性肠炎、慢性细菌性痢疾等。

6. 脓血便 见于细菌性痢疾、溃疡性结肠炎、直肠或结肠癌、阿米巴痢疾（以血为主，呈暗红果酱色）。

7. 乳凝块便 脂肪或酪蛋白消化不良的表现，常见于儿童消化不良。

8. 鲜血便 主要见于痔疮、肛裂、息肉等下消化道出血等。

9. 细条便 直肠狭窄的表现，主要见于直肠癌。

10. 白陶土样便 由于胆汁减少或缺乏，粪胆原减少或缺乏，见于各种病因所致的梗阻性黄疸。

（二）粪隐血

一般情况下，粪便中见不到红细胞，粪隐血结果通常为阴性。

【正常参考范围】

阴性。

【临床意义】

1. 消化性溃疡 胃、十二指肠溃疡患者的粪隐血阳性率可达 $40\%\sim70\%$，可呈间歇性阳性，虽出血量大，但呈非持续性。

2. 消化道肿瘤 胃癌、结肠癌患者的粪隐血阳性率可达 87%～95%，出血量小但呈持续性。

3. 其他疾病 肠结核、克罗恩病、溃疡性结肠炎。

（三）粪便细胞显微镜检查

主要对有形细胞、细菌、真菌、寄生虫卵进行观察，以便了解整个消化系统的器官功能或病理状态。

【正常参考范围】

红细胞：无。

白细胞：无或偶见。

上皮细胞：偶见。

细菌：正常菌群。

真菌：少量。

寄生虫卵：无致病性寄生虫卵。

【临床意义】

1. 白细胞增多 见于肠道炎症（常伴有脓细胞），如细菌性痢疾（以中性粒细胞增多为主）、溃疡性结肠炎、痔疮和肠道变态反应性疾病（还可伴有嗜酸性粒细胞和浆细胞增多）。

2. 红细胞 见于痢疾、溃疡性结肠炎、结肠癌等。细菌性痢疾时常有散在红细胞，形态较完整；阿米巴痢疾时红细胞则成堆且被破坏。

3. 吞噬细胞增多 主要见于急性肠炎和痢疾（可与脓细胞同时出现）。

4. 上皮细胞增多 肠壁炎症的特征，如结肠炎、伪膜性肠炎。

5. 真菌增多 多见于大量或长期应用广谱抗生素引起真菌的二重感染。如白色念珠菌致病常见于菌群失调，普通酵母大量繁殖可致轻度腹泻。

四、肝功能检查

肝是人体内最大的实质性器官，具有十分重要和复杂的生理功能。首先，肝是人体内各种物质代谢和加工的重要部位，将门静脉从肠道吸收的营养物质进行加工以变成人体内自身的成分供应全身，并将多余的物质加以储存，如糖类、蛋白质、脂肪；对动脉血带来的代谢产物进行加工利用，或对不能利用的部分加以处理，再由肾或胆道排泄，以此维持和调节人体内环境的稳定、水与电解质平衡和血容量的稳定。其次，肝有生物转化和解毒功能，所有进入人体的药物或毒物等都会在肝发生氧化、还原、水解、结合等化学反应，不同程度地被代谢，最后以原形药或代谢产物的形式被排出体外。

由于肝细胞不断地从血液中吸取原料，难免遭受有毒物质或病毒、细菌和寄生虫的感染或损害，轻者丧失一定的功能，重者造成肝细胞坏死，最后发展为肝硬化、肝癌及肝衰竭，甚至发生肝性脑病。肝功能检查指标在临床上具有十分重要的意义。

（一）丙氨酸氨基转移酶

丙氨酸氨基转移酶（ALT）是一组催化氨基酸与 α-酮酸间氨基转移反应的酶类，旧称谷丙转氨酶（GPT）。ALT 主要存在于肝（最主要）、肾、心肌、骨骼肌、胰腺、脾、肺、红细胞等组织与细胞中，同时也存在于正常体液如血浆、胆汁、脑脊液、唾液中。当富含 ALT 的组织与细胞受损时，ALT 从细胞中释放增加，进入血液后导致 ALT 活力上升。其水平增高的程度主要与肝细胞被破坏的程度成正比。

【正常参考范围】

速率法：成人，<40 U/L。

【临床意义】

ALT 水平升高常见于以下情况。

1. 肝胆疾病 反映肝损伤，如传染性肝炎、中毒性肝炎、肝癌、肝硬化活动期、肝脓肿、脂肪肝、梗阻性黄疸、胆汁淤积症、胆管炎、胆囊炎。其中慢性肝炎、脂肪肝、肝硬化、肝癌可见 ALT 水平轻度上升或正常。

2. 其他疾病 急性心肌梗死、心肌炎、心力衰竭等。

3. 用药与接触化学品 服用有肝毒性的药物或接触某些化学物质,如氯丙嗪、异烟肼、奎宁、水杨酸、利福平、红霉素、氟康唑、他汀类药物等。

(二)天冬氨酸氨基转移酶

天冬氨酸氨基转移酶(AST)同样是体内重要的氨基转移酶之一,催化 L-天冬氨酸与 α-酮戊二酸间的氨基转移反应,旧称谷草转氨酶(GOT)。AST 主要存在于心肌、肝、肾、骨骼肌、胰腺、脾、肺、红细胞等组织或细胞中,同时也存在于正常体液如血浆、胆汁、脑脊液及唾液中。

【正常参考范围】

速率法:成人,<40 U/L。

【临床意义】

AST 的测定可用于评估肝细胞损伤程度,AST 水平升高常见于肝病,如传染性肝炎、中毒性肝炎、肝癌、肝硬化活动期等;急性或轻型肝炎时,血清 AST 水平升高,但升高幅度不如 ALT,AST/ALT 值<1;慢性肝炎、肝硬化时,AST 水平上升的幅度高于 ALT。故 AST/ALT 值的测定有助于肝病的鉴别诊断。

(三)γ-谷氨酸氨基转移酶

γ-谷氨酸氨基转移酶(GGT)又称 γ-谷氨酰转肽酶(γ-GT)。GGT 主要存在于血清及除肌肉外的所有组织中,如肾、胰、肝、大肠、心肌组织中,其中以肾组织中水平最高。

【正常参考范围】

男性:10~60 U/L。

女性:7~45 U/L。

【临床意义】

GGT 水平升高常见于以下情况。

1. 肝胆疾病 肝内或肝外胆管梗阻者血清 GGT 水平升高明显,如原发性胆汁性肝硬化、梗阻性黄疸性胆管炎。慢性肝炎、肝硬化者 GGT 水平持续升高,提示病情不稳定或有恶化趋势。

2. 其他疾病 如胰腺炎、脂肪肝、前列腺肿瘤等。

(四)碱性磷酸酶

碱性磷酸酶(ALP)为一组单酯酶,广泛存在于人体组织和体液中,其中以骨、肝、乳腺、小肠、肾中浓度较高。ALP 可催化磷酸酯的水解反应,并有转移磷酸基的作用。当上述器官或组织病变时,此酶的活性增强。

【正常参考范围】

男性:45~125 U/L。

女性:20~49 岁,35~100 U/L;50~79 岁,50~135 U/L。

【临床意义】

ALP 活性升高常见于以下情况。

1. 肝胆疾病 梗阻性黄疸、胆道梗阻、胰头癌、急性或慢性黄疸型肝炎、肝癌。

2. 骨骼疾病 骨损伤、变形性骨炎(Paget 病)时,成骨细胞内有大量 ALP 释放入血;纤维性骨炎、骨折恢复期、佝偻病、骨软化症、成骨不全症等时,因为 ALP 生成亢进,血清 ALP 活性升高。

(五)总蛋白、白蛋白和球蛋白

血清总蛋白为白蛋白和球蛋白之和,白蛋白由肝细胞合成。血浆蛋白具有维持正常的血浆胶体渗透压、体内运输、免疫、凝血和抗凝血及营养等生理功能。当肝受损时,血浆蛋白减少,在炎症性肝细胞破坏和抗原性改变时,可刺激免疫系统导致 γ-球蛋白比例增高,此时总蛋白量变化不大,但白蛋白与球蛋白的比值(A/G 值)会变小甚至发生倒置。为了反映肝功能的实际情况,在做血清总蛋白测定的同时,尚需要测定 A/G 值。

【正常参考范围】

总蛋白(TP)双缩脲法:新生儿 46～70 g/L,成人 60～80 g/L。

白蛋白(ALB)溴甲酚绿法:新生儿 28～44 g/L,成人 35～55 g/L。

球蛋白(GLO):20～30 g/L。

A/G 值:1.5～2.5。

【临床意义】

1. 总蛋白

(1)总蛋白水平增高。

①脱水:如呕吐、腹泻、休克、高热、肾上腺皮质功能减退症等。

②血浆蛋白合成增加:如多发性骨髓瘤等。

(2)总蛋白水平降低。

①血浆蛋白丢失和摄入不足:营养不良、消化吸收不良。

②血液稀释:可导致总蛋白相对减少,如水钠潴留或静脉应用过多的低渗溶液。

③疾病:见于多种慢性消耗性疾病,如结核病、肿瘤、甲状腺功能亢进症等。

2. 白蛋白

(1)白蛋白水平增高:严重脱水而导致血液浓缩。

(2)白蛋白水平降低。

①营养不良:摄入不足、消化吸收不良。

②消耗增加:见于多种慢性消耗性疾病,如结核病、肿瘤、甲状腺功能亢进症,或蛋白质丢失过多,如急性大出血、严重烧伤。

③合成障碍:主要是肝功能障碍,若持续低于 30 g/L,则提示有慢性肝炎或肝硬化。

3. 球蛋白

(1)球蛋白水平增高。

①炎症或慢性感染性疾病:如结核病、疟疾、黑热病、麻风病等。

②自身免疫性疾病:风湿热、系统性红斑狼疮、类风湿关节炎。

③骨髓瘤和淋巴瘤等。

(2)球蛋白水平降低。

①生理性减少:出生后至 3 岁。

②免疫功能抑制:如应用肾上腺皮质激素和免疫抑制剂。

③低 γ-球蛋白血症。

4. A/G 值 A/G 值倒置提示有慢性肝炎、肝硬化、肝实质性损害、多发性骨髓瘤等。

(六)胆红素

胆红素(Bil)是衰老红细胞在肝、脾及骨髓的单核吞噬细胞系统中的分解产物。由红细胞破坏生成的胆红素、含有亚铁血红素的非血红蛋白物质及骨髓中无效造血的血红蛋白,均为游离胆红素,也称为非结合胆红素(UCB)或间接胆红素(Ibil)。游离胆红素以白蛋白为载体随血流进入肝,之后与白蛋白分离,被肝细胞摄取并最终与尿苷二磷酸葡萄糖醛酸作用,形成单葡萄糖醛酸胆红素及双葡萄糖醛酸胆红素,即结合胆红素(CB),也称直接胆红素(Dbil)。直接胆红素与间接胆红素之和即血清总胆红素(STB 或 Tbil)。

【正常参考范围】

总胆红素:成人 3.4～17.1 μmol/L。

直接(结合)胆红素:0～6.8 μmol/L。

间接(非结合)胆红素:1.7～10.2 μmol/L。

【临床意义】

1. 判断有无黄疸及其程度

(1)隐性黄疸或亚临床性黄疸:总胆红素水平为 $17.1\sim34.2\ \mu mol/L$。

(2)轻度黄疸:总胆红素水平为 $34.3\sim171\ \mu mol/L$。

(3)中度黄疸:总胆红素水平为 $172\sim342\ \mu mol/L$。

(4)重度黄疸:总胆红素水平 $>342\ \mu mol/L$。

2. 判断黄疸类型

(1)溶血性黄疸:总胆红素水平升高伴间接胆红素水平明显升高。

(2)梗阻性黄疸:总胆红素水平升高伴直接胆红素水平明显升高。

(3)肝细胞性黄疸:总胆红素、间接胆红素和直接胆红素水平均升高。

五、肾功能检查

肾是人体重要的器官之一,其功能主要是分泌和排泄尿液、废物、毒物和药物,调节和维持体液容量和成分(水分和渗透压、电解质、酸碱度),维持机体内环境(血压、内分泌)的平衡。肾的工作量极大,每日经肾小球滤过的血浆大约为 180 L。因此,过敏反应、感染、肾血管病变、代谢异常、先天性疾病、全身循环和代谢性疾病以及药物、毒物对肾的损害,均可影响肾功能,主要表现为肾功能检查指标的异常,在临床诊断和治疗上具有重要的意义。

(一)血清尿素氮

尿素氮是人体蛋白质的代谢产物。体内 90% 以上的尿素氮经肾小球滤过而随尿液排出体外。当肾实质受损时,肾小球滤过率降低,致使血清尿素氮(BUN)浓度增高,因此通过测定尿素氮可了解肾小球的滤过功能。

【正常参考范围】

成人:$3.2\sim7.1\ mmol/L$。

儿童:$1.8\sim6.5\ mmol/L$。

【临床意义】

1. 血清尿素氮浓度增高

(1)肾病:常见于急性肾小球肾炎、严重的肾盂肾炎等。肾功能轻度受损时,血清尿素氮检测值可无变化,因此尿素氮不能作为肾病早期肾功能的测定指标;但其对肾衰竭,尤其是氮质血症的诊断有重要价值。

(2)泌尿系统疾病:尿道结石或肿瘤、前列腺增生等使尿路梗阻而引起尿量显著减少或尿闭时,也可造成血清尿素氮浓度增高(肾后性氮质血症)。

(3)其他:脱水、剧烈呕吐、长期腹泻也可引起血清尿素氮浓度升高。

2. 血清尿素氮浓度降低　常见于严重肝病等。

(二)血肌酐

血肌酐(Cr)分为外源性和内源性两种,外源性肌酐是肉类食物在体内代谢后的产物,内源性肌酐是体内肌肉组织代谢的产物。在外源性肌酐摄入量稳定、内源性肌酐生成量恒定的情况下,其浓度取决于肾小球滤过功能。因此,血肌酐浓度可在一定程度上准确反映肾小球滤过功能的损害程度。人体肾功能正常时,肌酐排出率恒定;当肾实质受到损害时,肾小球滤过率就会降低,当滤过率降低到一定程度后,血肌酐浓度就会急剧上升。

【正常参考范围】

成年男性:$57\sim111\ \mu mol/L$。

成年女性:$41\sim81\ \mu mol/L$。

【临床意义】

血肌酐浓度增高常见于以下情况。

1. 肾小球滤过功能减退 如急性肾衰竭或慢性肾衰竭。

2. 其他 鉴别肾前性和肾实质性少尿。

(三)血尿酸

尿酸为体内核酸中嘌呤代谢的终末产物,主要由肾小球滤过和肾小管排泌,大部分被肾小管重吸收,仅排出肾小球滤过量的 8%;如肾小球滤过功能受损,可致血尿酸水平升高。在正常生理情况下,嘌呤的合成与分解处于相对平衡状态,尿酸的生成与排泌也较恒定;但当体内核酸大量分解(白血病等其他恶性肿瘤)或食入高嘌呤食物时,将引起血尿酸水平升高。

【正常参考范围】

酶法:男性,210～420 μmol/L;女性,150～360 μmol/L。

【临床意义】

1. 血尿酸水平增高

(1)病理性:痛风、急性肾炎、慢性肾炎、肾结核、肾积水等。核蛋白代谢增强,如粒细胞白血病、多发性骨髓瘤、红细胞增多症等。

(2)生理性:食用高嘌呤食物。

(3)药物:四氯化碳、铅中毒,或服用非甾体抗炎药(阿司匹林、贝诺酯)、利尿药(氢氯噻嗪、托拉塞米、依他尼酸)、抗结核药(吡嗪酰胺、乙胺丁醇)等。

2. 血尿酸水平降低 见于急性重型肝炎、长期大量使用糖皮质激素等。

六、其他常用血生化检查

(一)淀粉酶

淀粉酶(AMY)在体内的主要作用是水解淀粉,生成葡萄糖、麦芽糖、寡糖和糊精。血清淀粉酶主要来自胰腺和唾液腺,分子量较小,可从肾小球滤过后直接排出。

【正常参考范围】

血清淀粉酶:35～135 U/L。

【临床意义】

1. 淀粉酶活性增高 血清淀粉酶活性测定主要用于急性胰腺炎的诊断。急性胰腺炎发病后 6～12 h,血清淀粉酶活性开始升高,12～72 h 达到高峰,3～5 天恢复正常。此外,尚可见于急性腮腺炎、胰腺肿瘤引起的胰腺导管阻塞、消化性溃疡穿孔、急性酒精中毒等。

2. 淀粉酶活性降低 可见于慢性胰腺炎、胰腺癌等。

(二)肌酸激酶

肌酸激酶(CK)是人体代谢过程中的重要酶类,旧称肌酸磷酸激酶(CPK),在体内主要存在于骨骼肌、脑和心肌组织中,为诊断骨骼肌和心肌疾病的敏感指标,其活性增高与骨骼肌、心肌受损的程度基本一致。它由 B、M 两种亚基聚合形成 CK-BB、CK-MM、CK-MB 三种类型同工酶。检测 CK 总活性及分析其同工酶的类型,对判断是否存在心肌梗死和溶栓后冠状动脉再通的判断有一定意义。

【正常参考范围】

CK 总活性:男性,50～310 U/L;女性,40～200 U/L。

CK-BB:极少或无。

CK-MM:94%～96%。

CK-MB:<5%。

【临床意义】

1. CK 活性增高

(1)心肌梗死:在发病后 3～8 h 开始上升,10～36 h 达高峰,3～4 天恢复正常。CK 为急性心肌梗死早期诊断指标之一,增高程度与心肌受损严重程度基本一致。

(2)各种肌肉疾病:如横纹肌溶解症、肌肉损伤、多发性肌炎、进行性肌营养不良等。

(3)脑血管疾病:脑梗死、急性脑外伤、酒精中毒、惊厥、癫痫、甲状腺功能减退症出现黏液性水肿。

(4)药物:服用他汀类药物或联用贝特类药。

2. CK 活性降低 见于长期卧床、甲状腺功能亢进症等。

(三)心肌肌钙蛋白

心肌肌钙蛋白(cTn)是肌肉收缩的调节蛋白。其中,绝大多数心肌肌钙蛋白 T(cTnT)以复合物形式存在于细肌丝上,而 $6\% \sim 8\%$ 的 cTnT 以游离形式存在于心肌细胞的细胞质中;当心肌损伤时,cTnT 会释放入血,因此其血清浓度变化对诊断心肌缺血性损伤的严重程度有重要价值。心肌肌钙蛋白 I(cTnI)以复合物和游离形式存在于心肌细胞的细胞质中;当心肌损伤时,cTnI 也会释放入血,故其血清浓度变化亦可用于反映心肌缺血性损伤的严重程度。

【正常参考范围】

cTnT:$0.02 \sim 0.13$ μg/L;>0.5 μg/L 可诊断急性心肌梗死。

cTnI:<0.2 μg/L;1.5 μg/L 为临界值。

【临床意义】

(1)cTnT、cTnI 均可用于诊断心肌梗死以及判断微小心肌缺血性损伤。

(2)急性心肌炎患者 cTnI 呈低水平增高。

(3)cTnT 可用来预测肾衰竭患者的心血管不良事件发生率,若增高,则提示预后不良或猝死风险增大(肾衰竭患者反复血液透析可引起血流动力学和血脂异常,其所致心肌缺血性损伤是导致患者死亡的主要原因之一)。

(四)血糖

血糖是指血液中的葡萄糖(GLU),来源是食物中的淀粉、乳糖、蔗糖和麦芽糖等,经消化吸收而生成葡萄糖。临床上通过检测空腹、餐后血糖浓度的变化来诊断疾病,掌握糖尿病的病情和治疗效果。

【正常参考范围】

空腹血糖:成人 $3.9 \sim 6.1$ mmol/L。

餐后 2 h 血糖:<7.8 mmol/L。

【临床意义】

1. 血糖浓度增高

(1)胰岛功能低下:见于胰岛素分泌不足导致的糖尿病等。

(2)导致血糖浓度升高的激素分泌增多:见于嗜铬细胞瘤、肾上腺皮质功能亢进症(库欣综合征)、腺垂体功能亢进症(巨人症、肢端肥大症)、甲状腺功能亢进症、胰高血糖素瘤等。

(3)其他疾病:颅内压增高、急性脑血管病、颅脑损伤、妊娠呕吐、大面积烧伤等。

(4)使用某些药物:如糖皮质激素、甲状腺激素、利尿药、加替沙星;非甾体抗炎药偶可。

2. 血糖浓度降低

(1)胰岛素分泌过多:见于胰岛 B 细胞瘤等。

(2)导致血糖浓度升高的激素分泌减少:见于肾上腺皮质功能减退症(Addison 病)、腺垂体功能减退症、甲状腺功能减退症等。

(3)其他病症:严重营养不良、肝癌、重型肝炎、酒精中毒等。

(4)使用某些药物:磺酰脲类促胰岛素分泌药应用过量等。

(五)糖化血红蛋白

糖化血红蛋白(HbA1c)为葡萄糖与红细胞中血红蛋白的结合物,且结合后不再解离,并持续存在于红细胞的生命周期中。由于红细胞的平均寿命约为 120 天,因此,测定糖化血红蛋白和血红蛋白的百分率能客观反映测定前 3 个月内的平均血糖水平,不但可用于糖尿病的诊断,而且可用于糖尿病患者用药疗效的观察和治疗药物监测。

【正常参考范围】

高效液相色谱法:5.0%～8.0%。

【临床意义】

糖化血红蛋白反映过去3个月的平均血糖水平,其增高主要见于糖尿病及其他高血糖状态。

(六)总胆固醇

人体胆固醇的来源有两种,一种是从食物中获取,另一种是机体以乙酰辅酶A为原料由自身合成。胆固醇中25%分布于脑和神经组织中,在肾、脾、皮肤、肝和胆汁中含量也高。肝是合成、储存和供给胆固醇的主要器官。胆固醇的合成具有昼夜节律现象。

【正常参考范围】

5.2 mmol/L 以下。

【临床意义】

1.胆固醇水平增高

(1)动脉粥样硬化、冠状动脉粥样硬化性心脏病及高脂血症等。

(2)其他疾病:肾病综合征、糖尿病、甲状腺功能减退症、胆汁淤积性黄疸等。

(3)药物:避孕药、环孢素、糖皮质激素、阿司匹林等。

2.胆固醇水平降低

(1)贫血:再生障碍性贫血、溶血性贫血、缺铁性贫血等。

(2)疾病:甲状腺功能亢进症、营养不良、严重的肝病、恶性肿瘤等。

(七)三酰甘油

三酰甘油(也称甘油三酯,TG)是人体储存能量的形式,主要来源于食物。三酰甘油约占总脂质的25%,为乳糜微粒和极低密度脂蛋白的主要成分,直接参与胆固醇和胆固醇酯的合成。正常情况下,人体三酰甘油水平保持在正常参考范围内,伴随年龄的增长而逐渐增高。

【正常参考范围】

0.56～1.70 mmol/L。

【临床意义】

1.血清三酰甘油水平增高　常见于冠心病、动脉粥样硬化、原发性高脂血症、家族性高三酰甘油血症、胆汁淤积性黄疸、肥胖、糖尿病、甲状腺功能减退症等。

2.血清三酰甘油水平降低　常见于甲状腺功能亢进症、肾上腺皮质功能减退症、肝功能严重障碍等。

(八)低密度脂蛋白胆固醇

低密度脂蛋白胆固醇(LDL-C)在血浆中由极低密度脂蛋白胆固醇(VLDL-C)转变而来,其合成部位主要为血管内,降解部位为肝。低密度脂蛋白胆固醇的含量与心血管疾病的发生率以及病变严重程度相关,被认为是动脉粥样硬化的主要致病因子。

【正常参考范围】

2.1～3.1 mmol/L。

【临床意义】

1.低密度脂蛋白胆固醇水平增高　常见于动脉粥样硬化、甲状腺功能减退症、肾病综合征、糖尿病、神经性厌食症、妊娠等。

2.低密度脂蛋白胆固醇水平降低　常见于营养不良、慢性贫血、肝硬化、甲状腺功能亢进症等。

(九)高密度脂蛋白胆固醇

高密度脂蛋白胆固醇(HDL-C)主要在肝中合成,是一种抗动脉粥样硬化的脂蛋白,可将胆固醇从肝外组织转运到肝进行代谢,由胆汁排出体外。其在限制动脉壁胆固醇的积存速度和促进胆固醇的清除上起着一定的积极作用,高密度脂蛋白胆固醇水平与动脉粥样硬化和冠心病的发生和发展呈负相关。

【正常参考范围】

1.03~2.07 mmol/L。

【临床意义】

高密度脂蛋白胆固醇水平降低常见于动脉粥样硬化、高脂血症、脑血管病、糖尿病、肾病综合征、急性感染。

七、乙型肝炎血清免疫学检查

乙型肝炎血清免疫学检查(表面抗原、表面抗体、e 抗原、e 抗体、核心抗体)对乙型肝炎病毒(HBV)的感染、复制及转归,乙型肝炎的诊断、鉴别、预后以及用药后效果具有较大的参考价值。

(一)乙型肝炎病毒表面抗原

乙型肝炎病毒表面抗原(HBsAg)俗称"澳抗",为 HBV 表面的一种糖蛋白,是 HBV 感染最早期(1~2 个月)血清里出现的一种特异性标志物,可维持数周至数年,甚至终身。HBsAg 可从乙型肝炎患者的体液和分泌物(血液、精液、乳汁、阴道分泌物)中测出。

【正常参考范围】

ELISA 法或化学发光法:阴性。

【临床意义】

HBsAg 阳性常见于以下情况。

(1)急性或慢性乙型肝炎,与 HBV 感染有关的肝硬化或原发性肝癌。

(2)肝功能已恢复正常而 HBsAg 尚未转阴,或 HBsAg 阳性持续 6 个月以上,而患者既无乙型肝炎症状也无 ALT 异常,即所谓 HBsAg 携带者。

(二)乙型肝炎病毒表面抗体

乙型肝炎病毒表面抗体(抗 HBs,HBsAb)是人体针对 HBsAg 产生的中和抗体,为一种保护性抗体,表明人体具有一定的免疫力。HBsAg 的消失和 HBsAb 的出现,多意味着 HBV 感染的恢复期和人体产生了免疫力。

【正常参考范围】

ELISA 法或化学发光法:阴性。

【临床意义】

HBsAb 阳性常见于以下情况。

(1)乙型肝炎恢复期,或既往曾感染过 HBV,现已恢复,且对 HBV 有一定的免疫力。

(2)接种乙肝疫苗所产生的效果。

(三)乙型肝炎病毒 e 抗原

乙型肝炎病毒 e 抗原(HBeAg)是 HBV 复制的指标之一,位于 HBV 颗粒的核心部分。

【正常参考范围】

ELISA 法或化学发光法:阴性。

【临床意义】

HBeAg 阳性常见于以下情况。

(1)乙型肝炎活动期,在 HBV 感染的早期,HBeAg 阳性表示血液中含有较多的病毒颗粒,提示肝细胞有进行性损害和血清具有高度传染性;若血清中 HBeAg 持续阳性,则提示乙型肝炎转为慢性,表明患者预后不良。

(2)HBsAg 和 HBeAg 均为阳性的妊娠期女性,可将 HBV 传播给新生儿,新生儿感染的阳性率为 70%~90%。

(四)乙型肝炎病毒 e 抗体

乙型肝炎病毒 e 抗体(抗 HBe,HBeAb)是 HBsAg 的对应抗体,但非中和抗体,即不能抑制 HBV 的增殖。其出现于 HBeAg 转阴之后,证明人体对 HBeAg 有一定的免疫清除力。

【正常参考范围】

ELISA 法或化学发光法:阴性。

【临床意义】

HBeAb 阳性常见于以下情况。

(1)HBeAg 转阴的患者,即 HBV 部分被清除或抑制,病毒复制减少,传染性降低。

(2)部分慢性乙型肝炎、肝硬化、肝癌患者可检出抗 HBe。

(五)乙型肝炎病毒核心抗体

乙型肝炎病毒核心抗体(抗 HBc,HBcAb)是乙型肝炎病毒核心抗原(HBcAg)的对应抗体,也非中和抗体,不能抑制 HBV 的增殖,是反映肝细胞受 HBV 侵害后的一项指标,为急性感染早期标志性抗体,常紧随 HBsAg 和 HBeAg 出现于血清中,主要包括 IgM 和 IgG 两型,HBcAb-IgM 对急性乙型肝炎的诊断、病情监测及预后判断均有较大的价值,因此,常以 HBcAb-IgM 作为急性 HBV 感染的指标。

【正常参考范围】

ELISA 法或化学发光法:阴性。

【临床意义】

HBcAb 阳性常见于以下情况。

(1)HBcAb-IgM 阳性,是诊断急性乙型肝炎和判断病毒复制活跃程度的指标。

(2)HBcAb-IgG 阳性,在急性 HBV 感染后可能一直存在。

知识链接

"大三阳"和"小三阳"

如在乙型肝炎患者血液中检测出乙型肝炎病毒表面抗原、e 抗原、核心抗体同为阳性,在临床上称为"大三阳";在其血液中检测出乙型肝炎病毒表面抗原、e 抗体、核心抗体同为阳性,在临床上称为"小三阳"。

"大三阳"说明 HBV 在人体内复制活跃,带有传染性,如同时见 AST 及 ALT 水平升高,为最具有传染性的一类肝炎,应尽快隔离。"小三阳"说明 HBV 在人体内复制减少,传染性小,如肝功能正常,又无症状,称为乙型肝炎病毒无症状携带者,不需要隔离。

大三阳:HBsAg(+)、HBeAg(+)、HBcAb(+)

小三阳:HBsAg(+)、HBeAb(+)、HBcAb(+)

八、细菌药敏试验

细菌药敏试验即检测细菌对抗菌药物的敏感性,其在指导临床用药、监测耐药变化等方面起重要作用,特别是在感染性疾病的目标性治疗中至关重要。

(一)细菌药敏试验报告组成

细菌药敏试验报告包括以下四个部分。

1.基本信息 患者基本信息(姓名、性别、年龄、病案号等)、临床信息(送检科室、临床诊断、标本类型等)、实验室信息(标本采集时间、送检时间、接收时间、操作人等)。

2.涂片、培养鉴定 按照涂片、培养鉴定结果呈现,注意涂片、培养鉴定结果的准确性及完整性。对于痰标本,检验人员需报告痰的白细胞数、上皮细胞数,以方便临床医师判断此标本是否有意义。

3.药敏试验 包括细菌名称、药物名称以及结果判定。细菌名称应规范化,需避免"大肠杆菌""绿脓杆菌"等不规范名称。药物名称需使用通用名,禁止使用商品名。

4.结果判读 包括敏感(S)、耐药(R)、中介(I)、剂量依赖性敏感(SDD)。其中敏感指常规推荐剂量的抗菌药物治疗时,抗菌药物在感染部位所能达到的浓度可抑制该菌株的生长。中介表示抗菌药物的最低抑菌浓度(MIC)与血液和组织中可达到的浓度相近;耐药指常规推荐剂量的抗菌药物治疗时,患者感染部位的药物浓度无法抑制菌株生长。剂量依赖性敏感指菌株敏感性取决于患者所用药物的剂量;当药敏试验结果为SDD时,通过提高给药剂量或增加给药频率,可提高临床疗效。

(二)指示药举例

1.苯唑西林敏感 可预测葡萄球菌属对 β-内酰胺类药物(除头孢洛林外)敏感。

2.四环素敏感 可预测多西环素和米诺环素敏感。

3.红霉素敏感 可预测克拉霉素和阿奇霉素敏感。

4.万古霉素敏感 可预测替考拉宁敏感。

5.肠球菌对青霉素敏感 可预测其对氨苄西林、阿莫西林、哌拉西林等敏感;但对氨苄西林敏感,不能预测对青霉素敏感。

6.肺炎链球菌对左氧氟沙星敏感 可预测其对莫西沙星敏感;反之不成立。

7.β-溶血性链球菌对青霉素敏感 可预测其对氨苄西林、阿莫西林、阿莫西林-克拉维酸、氨苄西林-舒巴坦、头孢唑林、头孢吡肟、头孢拉定、头孢噻肟、头孢曲松、厄他培南、亚胺培南、美罗培南敏感。

(三)注意事项

有些细菌对某些药物呈天然耐药性,如果发现以下情况,均可联系检验科复核:阴沟肠杆菌对第一代/第二代头孢菌素类、氨苄西林、阿莫西林-克拉维酸敏感;嗜麦芽窄食单胞菌对碳青霉烯类敏感;铜绿假单胞菌对头孢曲松、头孢噻肟、阿莫西林、氨苄西林敏感;粪肠球菌对头孢菌素类、克林霉素、阿米卡星、复方磺胺甲噁唑敏感。

在临床上,有时出现药敏试验报告回报细菌对某种抗菌药物敏感,但临床治疗效果不佳的情况。这提示药敏试验报告实际上仅为一种参考,治疗时不能完全依赖于它。我们治疗的是患者而不是细菌,不能仅依赖于药敏试验结果的"敏感"或"耐药"就做出临床决策,更重要的是关注患者临床情况的变化。

点 滴 积 累

1.常用医学检查有血常规检查、尿常规检查、粪常规检查、肝功能检查、肾功能检查。

2.血常规检查项目:红细胞计数、血红蛋白、白细胞计数、白细胞分类计数、血小板计数。尿常规检查项目:尿液酸碱度、尿比重、尿蛋白、尿胆红素、尿隐血。粪常规检查项目:粪外观、粪隐血。肝功能检查项目:丙氨酸氨基转移酶、天冬氨酸氨基转移酶、γ-谷氨酸氨基转移酶、碱性磷酸酶、总蛋白、白蛋白和球蛋白等。肾功能检查项目:血清尿素氮、血肌酐、血尿酸等。乙型肝炎血清免疫学检查项目:HBsAg、HBsAb、HBeAg、HBeAb、HBcAb。

(杨 玲)

历年真题 模拟检测

模块三

用药安全

药品不良反应与药源性疾病

扫码看课件

任务一　药品不良反应

药品不良反应(ADR)是指合格药品在正常用法用量情况下,出现的与用药目的无关的反应或意外的有害反应。

药品作为一种特殊的商品,具有两面性,即防治作用和不良反应。药品不良反应是药品的固有属性,严格来说,几乎所有药品在一定条件下都可能引起不良反应。

一、概述

（一）分类

目前，WHO将药品不良反应分为A、B、C三种类型。

1. A型不良反应 A型不良反应指剂量相关型不良反应。

A型不良反应是由药物常规剂量药理作用延伸和持续所致，与药物剂量明确相关，具有可预测性、发生率高、死亡率低的特点。

本类型不良反应与用药者的个体状况（如年龄、性别、机体状态等）有很大关系，包括副作用、毒性反应、首剂效应、后遗效应、撤药反应等。

2. B型不良反应 B型不良反应指剂量不相关型不良反应。

B型不良反应是与用药剂量和药物正常药理作用完全无关的异常反应，由药物异常或用药者体质异常引起，具有不可预测性、发生率低、死亡率高的特点。

本类型不良反应包括特异质反应和过敏反应。

（1）特异质反应：大多具有遗传药理学基础，由于机体内某些代谢酶不足，药物或药物代谢产物在体内蓄积，引起不良反应。如先天性缺乏血浆假性胆碱酯酶的患者，在应用琥珀胆碱时容易出现呼吸抑制、严重骨骼肌松弛。

（2）过敏反应：外来抗原物质与体内抗体发生的异常免疫反应，个体差异大，与机体体质密切相关。最常见的过敏反应是青霉素过敏。

3. C型不良反应 C型不良反应指发生机制尚不明确型不良反应。

大多数C型不良反应患者用药时间长，潜伏期长，且用药与反应发生无固定时间关系，难以预测。如妊娠期服用己烯雌酚，子代女婴甚至第三代女婴青春期后患阴道腺癌。

本类型不良反应包括"三致反应"，即致癌、致畸、致突变。

（二）产生的原因

药品不良反应发生的频率和强度与药物本身的性质、用药者的生理病理状态以及环境都有很大的关系，其发生原因是十分复杂的。

1. 药物方面的因素

（1）药物的选择性：有些药物缺乏药理作用专一性，在用药过程中会导致与治疗目的无关的其他组织器官功能、结构上的变化，从而产生不良反应。

（2）药物的质量控制：药品生产过程中需要的原料药的杂质限度、药物本身分解产物以及药物质量控制标准的差异，均会造成不良反应，故组成相同的药物可能由于不同生产厂家而出现不良反应发生率各异的现象。

（3）药物剂型：同一药物剂型不同、生产工艺不同，可使药物的体内过程不同，血药浓度不同，导致不良反应出现差异。

（4）药物的相互作用：两种或两种以上药物可以作用于同一效应器官，一些药物可影响另一些药物的体内过程，从而产生疗效或毒性上的协同或拮抗。如止泻药、抗胆碱药等可能延长某些药物在胃肠道滞留的时间，增加药物的吸收而加重药物的不良反应。药物相互作用往往是潜在的，即在一定条件下才发生，故从药效学方面判断有时并不容易，但公认的结果是，合用品种数与药物作用或不良反应发生率呈正相关。

2. 机体方面的因素

（1）生理差异。

①种族：不同种族人群对某些药物的敏感性有相当大的差别。例如，乙酰化是常见的代谢反应，由于基因遗传性不同，人群分快乙酰化者和慢乙酰化者，白色人种中快乙酰化者占$30\%\sim50\%$，黄色人种中快乙酰化者占$70\%\sim80\%$，因纽特人中快乙酰化者占比高达95%。在使用常规剂量时，如用异烟肼治疗结核病时，慢乙酰化者易发生周围神经炎，快乙酰化者则较易引起肝损害。

②性别:实验证明,性别对药物代谢和效应均有一定的影响。一般情况下,女性对药物作用更为敏感,如氯霉素引起再生障碍性贫血,男女性发生率之比为 1:13;保泰松引起粒细胞缺乏症,男女性发生率之比为 1:14。但也有相反的情况,不能一概而论,如药物性皮炎发病者中男性多于女性,男女性发生率之比约为 32:1。

③年龄:不同年龄段的人群对药物反应性不同。小儿和老年人肝、肾功能低下,可延缓药物的代谢和排泄,因而他们应用氨基糖苷类抗生素时更易产生严重的肾功能损害。

④孕妇、哺乳期妇女:孕妇用药时需特别注意避免使用有致畸作用的药物,哺乳期妇女用药需要考虑药物对乳儿的影响。如孕妇服用沙利度胺会导致海豹肢畸形胎儿的出现;吗啡是弱碱性药物,在弱酸性的乳汁中排泄量较高,易影响到乳儿。

⑤个体差异:不同个体对同一剂量的相同药物在反应强度和反应性质方面可有明显不同,这是正常的生物学差异现象。不同个体的药物代谢速率相差很大,如口服相同剂量普萘洛尔,不同个体的血药浓度可相差 4~20 倍。

⑥精神、情绪:患者的精神状态和情绪可影响药物疗效。有试验证明,暗示可提高痛阈;安慰剂有肯定的疗效,如高血压、消化性溃疡患者使用安慰剂的有效率达 20%~40%,安慰剂对偏头痛患者有效率达 62%。

(2)病理状态。

①肝病:机体患肝病时,某些主要经肝代谢消除的药物由于血浆蛋白减少,代谢减弱,血浆游离药物浓度升高,导致不良反应出现。如哌替啶的血浆半衰期在一般患者中为 3.8 h,但在急性肝炎患者中可长达 7 h。

②肾病:主要经肾排泄的药物应用于肾病的患者时,由于清除率低下,血药浓度升高,会引发不良反应。肾功能正常的患者使用多黏菌素,发生神经系统毒性反应的比例约为 7%,但该比例在肾功能不良患者中高达 80%。

③其他因素:患者的营养状况和饮食习惯会影响药物的作用,同时也会影响药物的不良反应。营养不良时,患者对药物作用较敏感,对不良反应的耐受性也较差。长期低蛋白质饮食或营养不良时,肝细胞微粒体酶活性下降,药物代谢速率减慢,易引起不良反应。用某些饮料送服药物可引起不良反应,如柚子汁可使特非那定的血药浓度成倍增高而引起心、脑等器官损害。

知识链接

药品不良反应的临床表现

药品不良反应从总体上看,可涉及人体的各个系统、器官和组织,其临床表现与常见病、多发病表现相似,如表现为皮肤及附件反应、消化系统反应、神经系统反应、泌尿系统反应、心血管系统反应、血液系统反应、内分泌系统反应、全身性反应等。

皮肤及附件反应:皮疹、荨麻疹、瘙痒、色素沉着、过敏性紫癜、静脉炎。

消化系统反应:恶心、呕吐、腹痛、腹泻、上腹部不适、便秘、肝功能异常。

神经系统反应:头痛、头晕、惊厥、谵妄、失眠、烦躁、兴奋、感觉异常。

泌尿系统反应:尿频、尿痛、血尿、少尿。

心血管系统反应:心悸、胸闷、血压异常、心力衰竭、心律失常。

血液系统反应:血细胞计数改变。

内分泌系统反应:血糖升高、月经紊乱。

全身性反应:全身不适、寒战、发热、过敏性休克、过敏样反应。

(三)程度分级标准

药品不良反应按照程度分为轻度、中度、重度三级。

1. 轻度 轻度不良反应指轻微的反应或疾病,症状不发展,一般无须治疗。

2. 中度 中度不良反应指不良反应症状明显,重要器官或系统功能有中度损害。

3. 重度 重度不良反应指重要器官或系统功能有严重损害,危及生命。

(四)因果关系评价原则

1. 评价标准 由于药品不良反应的机制和影响因素错综复杂,遇到可疑不良反应时,需要进行认真的因果关系分析、评价,来判断是否属于药品不良反应。

(1)用药时间与不良反应出现的时间有无合理的先后关系。即要有用药在前、不良反应在后的关系,出现反应的时间间隔要合理。报告时要注明用药时间和不良反应出现的时间。

(2)可疑不良反应是否符合已知的药品不良反应类型。出现的不良反应符合已知的药品不良反应类型,有助于确定,但是如果不符合,也不能轻易否定,因为许多药品(尤其是新药)的不良反应还没有被完全了解,使用多年的老药也常有新的不良反应出现。

(3)所怀疑的不良反应是否可用患者的病理状态、并用药物、并用疗法的影响来解释。许多不良反应是由原患疾病本身、药物的相互作用,或药物与其他疗法的相互作用所引起。因此,应详细了解并用药物及其他疗法,进行综合分析。

(4)停药或减小剂量后,可疑不良反应是否减轻或消失。发现可疑不良反应,尤其是严重的反应后,应停药或降低剂量,若不良反应消失或减轻,则有利于因果关系的分析、判断。

(5)再次接触可疑药物是否再次出现同样反应。不良反应的再次出现可以肯定因果关系,但再次给药可能会给患者带来风险,应慎用此法。

2. 评价结果 根据上述五条标准,不良反应的评价结果有 6 级,即肯定、很可能、可能、可能无关、待评价、无法评价。

(1)肯定:用药时间与不良反应发生时间顺序合理;停药以后反应停止,或迅速减轻或好转(根据机体免疫状态,某些不良反应可出现在停药数天以后);再次使用,不良反应再次出现,且可能明显加重(即激发试验阳性);有文献资料佐证;排除原患疾病等其他混杂因素影响。

(2)很可能:无重复用药史,余同"肯定",或虽然有并用药物,但基本可排除并用药物导致反应发生的可能性。

(3)可能:用药时间与不良反应发生时间关系密切,同时有文献资料佐证;但引发不良反应的药品不止一种,或不能排除原患疾病病情进展因素。

(4)可能无关:不良反应发生时间与用药时间相关性不密切,不良反应表现与已知的该药品的不良反应不吻合,原患疾病发展同样可能有类似的临床表现。

(5)待评价:"药品不良反应报告表"内容填写不齐全,待补充后再评价,或因果关系难以下定论,缺乏文献资料佐证。

(6)无法评价:"药品不良反应报告表"缺项太多,因果关系难以下定论,资料又无法补充。

二、药品不良反应监测

(一)监测的目的和意义

1. 早期预警 上市新药的不良反应和远期效果往往尚不明确,药品一旦上市,在大规模人群中使用就可能出现临床用药安全问题,只有系统设立药品不良反应监测体系,深入开展相关工作,科学判断,有效控制,才能真正做到早期预警,避免类似事件再次发生。

2. 促进并完善药品评价 药品不良反应监测通常包括发现、报告、评价和控制四个环节,其中评价是监测的核心技术工作。药品不良反应监测的开展完善了药品技术评价的完整性,丰富了药品评价的内容和方法。随着实践的深入,药品上市后的评价可以与药品不良反应监测互相弥补、互相借鉴。

3. 促进合理用药 药品不良反应监测中的"自发报告"工作离不开临床医务人员的主动参与。医务人员在第一时间获得某些药品安全性方面的第一手资料,不仅有助于提高对药品不良反应的警惕性和识别能力,同时对其处方用药无疑具有较好的反馈和提示作用。因此,临床医务人员可以更加准确地把握所使用药品的特性、剂量、用法以及与其他药品或食品的相互作用等情况。

国家药品监督管理局定期发布《药品不良反应信息通报》《药物警戒快讯》等,临床医务人员由此可以获知更多的药品安全性方面的信息,从而指导临床合理用药,提高用药水平。

(二)监测的方法

1. 自愿呈报系统 这是一种自愿而有组织的报告系统,由国家或地区设立的专门的药品不良反应监测中心,通过监测报告把大量分散的药品不良反应病例收集起来,再经加工、整理、因果关系评定后储存,并将药品不良反应信息及时反馈给监测报告单位以保障用药安全。

目前,世界卫生组织国际药品监测合作中心的成员国大多采用这种方法。其优点是监测覆盖面广、监测范围广、监测时间长、简单易行。药品上市后自然被加入被监测系统,没有时间限制。缺点是存在资料偏差和漏报现象。

2. 义务性监测 义务性监测是要求医生报告每一例不良反应。这种报告方式优点在于监测全面,报告准确,不容易出现遗漏现象。

3. 集中监测系统 集中监测系统在一定时间、一定范围内根据研究目的分为病源性监测和药源性监测。病源性监测是以患者为线索,了解患者用药及不良反应情况。我国集中监测采用重点医院监测和重点药物监测相结合的监测系统。

(1)重点医院监测:指定有条件的医院,报告药品不良反应和对药品不良反应进行系统监测研究。这种方法覆盖面虽然较窄,但针对性强,准确性高。

(2)重点药物监测:主要是对一部分新药进行上市后的监测,以便及时发现一些未知或非预期的不良反应,并作为这类药物的早期预警系统。哪些新药需要重点监测由药品不良反应专家咨询委员会决定。

集中监测系统可通过对资料的收集和整理,来反映药品不良反应的全貌,如药品不良反应出现的缓急、轻重程度、出现的部位、持续时间,是否需要因不良反应而停药、是否需要延长住院时间、各种药品引起的不良反应发生率及转归等。

4. 记录联结 记录联结是指通过独特的方式把各种信息联结起来,可能会发现与药物有关的事件。通过分析提示药物与疾病之间及其他异常行为之间的关系,从而发现某些药物的不良反应。如通过研究发现镇静催眠药与交通事故之间存在相关性,证实镇静催眠药有致嗜睡、精力不集中的不良反应,建议驾驶员、机械操作者慎用。记录联结的优点是监测大量的人群,有可能发现不常用药物的不常见不良反应。

5. 记录应用 记录应用是在一定范围内通过记录使用某研究药物的每例患者的所有有关资料,以提供没有偏性的抽样人群,从而了解药品不良反应在不同人群中的发生情况,计算药品不良反应发生率,寻找药品不良反应的易发因素。根据研究的内容不同,记录应用规模可大可小。

三、药品不良反应上报

(一)监测报告系统

我国药品不良反应监测报告系统由国家药品监督管理局主管,主要由国家药品不良反应监测中心,省级、市级、县级药品不良反应监测机构,药品生产、经营企业和医疗机构的监测机构等机构组成。

(二)监测报告程序

2011 年开始施行的《药品不良反应报告和监测管理办法》要求:药品生产、经营企业和医疗机构获知或者发现可能与用药有关的不良反应后,应当通过国家药品不良反应监测信息网络报告。报告内容应当真实、完整、准确。

1. 个例药品不良反应 药品生产、经营企业和医疗机构发现或者获知药品不良反应事件后,应详细记录、分析和处理,并填写"药品不良反应/事件报告表",及时向所在地的县级药品不良反应监测机构报告。

2. 药品群体不良事件 药品生产、经营企业和医疗机构发现或者获知药品群体不良事件后,应当立即上报所在地的县级药品监督管理部门、卫生行政部门和药品不良反应监测机构,必要时可以越级报告;同时填写"药品群体不良事件基本信息表",对每一病例还应当及时填写"药品不良反应/事件报告表",通过国家药品不良反应监测信息网络报告。

3. 境外发生的严重药品不良反应 进口药品和国产药品在境外发生严重药品不良反应后,药品生产企业应当填写"境外发生的药品不良反应/事件报告表",自获知之日起及时报送国家药品不良反应监测中心,提交原始报表及相关信息。

4. 定期安全性更新报告 药品生产企业应当对本企业生产药品的不良反应报告和监测资料进行定期汇总分析,汇总国内外安全性信息,进行风险和效益评估,撰写定期安全性更新报告,分别向国家、省级药品不良反应监测机构提交。

(三)报告范围

我国药品不良反应报告的原则为可疑即报,报告范围如下。

(1)对于上市5年以内(含5年)的药品和列为国家重点监测的药品,应报告该药品的所有可疑不良反应。

(2)对于上市5年以上的药品,主要报告该药品引起的严重、罕见或新的不良反应。

四、药品不良反应预防

(一)安全、合理、有效使用药品

1. 了解患者及其家族的药物和食物过敏史 了解药物、食物过敏史对有过敏倾向和特异质以及有药品不良反应家族史的患者十分重要。

2. 注意特殊人群用药 对于老年人、小儿(尤其新生儿)、孕妇、哺乳期妇女及肝、肾功能不全患者,应根据其特点谨慎用药。

3. 避免重复用药 同一作用机制的药物联合使用可使不良反应叠加放大,应避免联用。

4. 减少联合用药 联合用药会增高不良反应的发生率,联用药物越多,不良反应发生率越高。

5. 严格遵照药品说明书用药 药品说明书是具有法律效力的用药指南。应严格按照药品说明书的用法用量、注意事项等使用药品。用药前应认真阅读药品信息,观察不良反应早期症状,以便及时停药和处理。

(二)定期监测

1. 定期监测器官功能 使用对器官功能有损害的药物时,需按规定检查器官功能,如应用利福平、异烟肼时检查肝功能,应用氨基糖苷类抗生素时检查听力、肾功能等。

2. 开展血药浓度监测 某些药物具有治疗指数小、毒性反应大、血药浓度与疗效密切相关、非线性动力学特性或毒性反应与疾病症状难以区分等特性,需进行血药浓度监测,采取个体化给药以期获得理想的治疗血药浓度。

五、新药上市前审查

对新药的审批必须坚持一个原则,即新药在用药的安全性和(或)有效性方面比过去已经许可生产、使用的同类药物有显著的优点才能获得批准生产,这是保障安全用药、减少不良反应的最基本的安全措施。

新药的研究和开发必须遵循临床前药理试验与临床试验指导原则,完成试验,提供完整的试验研究和临床观察资料。

六、新药上市后审核

由于上市之前的试验研究有其局限性,不良反应还不能完全被发现,必须继续进行大量临床观察跟踪研究,以逐渐发现新的不良反应。我国将上市5年以内(含5年)的药品纳入新药的范畴,就是为了保证新药不良反应监测的时间长度,这对保证用药的安全性具有重要意义。

七、药品不良反应的处理

一旦发现药品不良反应,若治疗允许,首先停用一切药物。这样既可以终止药物对机体的损害,又有助于诊断和采取治疗措施。药品不良反应多有自限性特点,停药后常无须特殊处理,症状可逐渐缓解。如果遇到严重的不良反应,如过敏性休克、药物性肝肾功能损伤等,应采取对症治疗,以减轻不良反应造成的损害。如果药物中毒较为严重,可酌情采用拮抗剂治疗,或者采用透析支持疗法。

点 滴 积 累

1.药品不良反应(ADR)是指合格药品在正常用法用量情况下,出现的与用药目的无关的反应或意外的有害反应。目前,WHO 将药品不良反应分为 A、B、C 三种类型。

2.药品不良反应产生的原因包括药物方面的因素和机体方面的因素。

3.药品不良反应监测的方法包括自愿呈报系统、义务性监测、集中监测系统、记录联结、记录应用。

任务二 药源性疾病

药源性疾病是指在应用药物预防、治疗、诊断或调节生理功能的过程中,出现的与用药有关的人体功能异常或组织损伤所引起的一系列临床症状。

这类不良反应发生的持续时间比较长,反应程度比较严重,造成某种疾病状态或者器官局部组织发生功能性、器质性损害。

药源性疾病若发现得早,治疗及时,绝大多数可以减轻症状或者痊愈,但若不能及时发现,耽误了治疗和抢救,则可能引起不可逆性损害,甚至终身残疾、死亡,造成沉重的家庭负担。随着市场上新药品种的增多,特别是新型中药制剂的涌现,非处方药自选以及经济利益驱动,药源性疾病发生率逐年增高,给人民生命健康带来了很大的危害,应引起全社会的广泛关注。

一、发病诱因

(一)患者因素

1.年龄因素

(1)婴幼儿:婴幼儿肝、肾功能较差,药物代谢酶活性不足,肾的滤过及分泌功能较低,影响药物的代谢、清除。同时,婴幼儿血浆蛋白结合药物的能力低,其血浆游离药物浓度高,容易发生药源性疾病。如新生儿灰婴综合征是由于新生儿肝药酶发育不全,肾排泄功能较弱,氯霉素在体内蓄积所致。

(2)老年人:老年人肝、肾功能降低导致药物的代谢清除率降低,药物的半衰期延长;再加上老年人用药品种多,用药时间长,容易发生药源性疾病。如老年人应用普萘洛尔,因肝功能减退和血浆蛋白含量降低使得血浆游离药物浓度高,可诱发头痛、眩晕、低血压等不良反应。

2.性别因素 女性的生理与男性不同,女性在月经期或妊娠期,对泻药和刺激性强的药物敏感,这类药物有引起月经过多、流产或早产的危险。

3.遗传因素 药源性疾病个体间的显著差异与遗传因素有关。如异烟肼的代谢酶 N-乙酰转移酶,个体差异很大。慢乙酰化者异烟肼的半衰期为 $2\sim4.5$ h,稳态血浆浓度为 5 $\mu g/mL$;快乙酰化者异烟肼的半衰期为 $45\sim110$ min,稳态血浆浓度为 1 $\mu g/mL$。

4.基础疾病因素 疾病既可以改变药物的药效学,也能影响药物的药动学。慢性肝病、肾病患者,由于药物的代谢速率和消除速率降低,血药浓度增高,半衰期延长,容易出现药源性疾病。如肾病患者由于药物消除速率减慢,服用呋喃妥因后,血药浓度升高,可引起周围神经炎。肝硬化患者应用利多卡因,可引起严重中枢神经系统疾病。

5. 过敏反应 过敏反应是一种抗原与抗体结合的免疫反应,与药品的药理作用无关。过敏体质患者使用常规剂量或极小量的药品,就能出现剧烈的免疫反应,使细胞释放组胺、5-羟色胺、缓激肽、慢反应物质等介质,导致一系列呼吸道、心血管系统、皮肤黏膜及胃肠道的过敏反应。药物过敏反应可以是单一系统反应,也可以是多系统损害,表现为过敏反应症候群。皮肤黏膜和呼吸道反应是临床上常见的药物过敏反应,其严重程度不一,可以很轻,也可以致死。抗生素、磺胺类药、非甾体抗炎药、抗癫痫药等许多药物都可引起过敏反应。

6. 不良生活方式 饮酒、吸烟等不良习惯,可能对药源性疾病有影响。如饮酒加速某些药物的代谢转化,使其疗效降低。少量饮酒可以使消化道血管扩张从而增加药物的吸收,导致不良反应。

(二)药物因素

1. 与药理作用有关的因素 药物过量、毒性反应、继发反应、后遗效应、致癌作用、致畸作用、致突变作用均可引起药源性疾病。

2. 药物相互作用因素

(1)药物配伍变化:两种或两种以上的注射剂混合时,可发生某些物理或化学反应而产生沉淀。值得注意的是,有时沉淀不明显,也可导致严重不良反应发生。如氢化可的松注射液用50%乙醇作为溶剂,当与其他注射剂混合时,由于乙醇被稀释,氢化可的松可析出肉眼不易察觉的沉淀,从而引起不良反应。

(2)药动学的相互作用。

①影响吸收:两种药物同时使用时,如果其中一种药物能影响胃排空,就可能影响另一种药物抵达肠道的时间,延缓或加速另一种药物的吸收。

②影响分布:不同药物与血浆蛋白的结合力不同。当两种药物合用时,结合力强的药物可把结合力弱的药物置换出来,使游离药物比例增高,引起不良反应。如氟西汀与华法林或洋地黄毒苷同服时,氟西汀与血浆蛋白结合力强,可取代与血浆蛋白结合的华法林或洋地黄毒苷,使血浆游离华法林或洋地黄毒苷的浓度升高,超出安全范围从而引起药源性疾病。

③影响代谢:两种药物联合使用时,如果一种药物抑制另一种药物的代谢酶,则会造成另一种药物积累,药效增强,可能导致药源性疾病发生。

④影响排泄:许多药物由肾小管以主动转运方式排泄分泌入原尿中,有些药物具有竞争性排泄分泌作用,占据排泄分泌通道,阻碍其他药物的正常排泄。

(3)药效学的相互作用。

①改变组织或受体的敏感性:一种药物可改变组织或受体对另一种药物的敏感性。如排钾利尿药可降低血钾浓度,增加心脏对强心苷的敏感性,两种药物合用容易引发心律失常。

②对受体以外部位的影响:这种相互作用与受体无关。如麻醉性镇痛药、乙醇、抗组胺药、抗抑郁药可增强镇静催眠药的作用。

3. 药物制剂因素

(1)药物赋形剂、溶剂、稳定剂或染色剂等因素:如胶囊中的色素常可引起固定性药疹,2006年我国发生的"亮菌甲素"事件是由二甘醇代替丙二醇造成的。

(2)药物副产物、分解产物所致的药源性疾病:如阿司匹林中的副产物乙酰水杨酰水杨酸和乙酰水杨酸酐能引起哮喘、慢性荨麻疹等药源性疾病。

(3)污染物、异物所致的药源性疾病:由污染物引起的药源性疾病以生物制品为多,如血液制品引起的艾滋病、乙型肝炎等,输液中颗粒物引起的肺部异物肉芽肿。

4. 药物使用 除上述诸多因素外,药源性疾病还与药物使用不当有关。用药剂量过大,疗程过长,滴注速度过快,用药途径错误,配伍不当,重复用药,忽视用药注意事项和禁忌证等均可诱发药物性损害。如庆大霉素的神经肌肉接头阻滞作用与其血药浓度有关,故《中国药典》(2020年版)规定,该药用于肌内注射或静脉滴注,不得静脉注射,如果直接静脉注射,则易引起呼吸抑制。

二、常见药源性疾病

(一)药源性胃肠道疾病

1.引起胃出血、胃穿孔、十二指肠溃疡穿孔和粪便隐血的药物 非甾体抗炎药,如布洛芬、吲哚美辛、阿司匹林、吡罗昔康等。

2.引起恶心、呕吐的药物 如硫酸亚铁、抗酸药、吡喹酮、丙戊酸钠、氨茶碱、氟尿嘧啶、甲氨蝶呤等。

3.引起肠蠕动减慢的药物 抗精神病药,如氯丙嗪、丙米嗪、阿米替林、氯氮平等;抗组胺类药,如阿托品、东莨菪碱、苯海索等。

4.引起便秘或腹泻的药物 如阿洛司琼(引起缺血性结肠炎)、二甲双胍、利血平、普萘洛尔等。

(二)药源性肝病

1.引起肝功能异常、中毒性肝炎的药物 咪唑类抗真菌药,如酮康唑、氟康唑、伊曲康唑等。

2.引起肝衰竭、肝坏死的药物 抗结核药,如异烟肼、利福平、吡嗪酰胺等。

3.引起肝药酶升高或肝炎的药物 羟甲基戊二酰辅酶 A 还原酶抑制药,如洛伐他汀、辛伐他汀、氟伐他汀等。

4.引起肝毒性或肝损伤的药物 沙坦类抗高血压药,如缬沙坦、氯沙坦等;对乙酰氨基酚、乙醇、奎尼丁、甲基多巴等。

(三)药源性肾病

1.引起直接肾毒性的药物 如氨基糖苷类抗生素。

2.引起肾结晶导致肾功能损害的药物 磺胺类药,如磺胺嘧啶;抗病毒药,如阿昔洛韦等。

3.引起急性肾衰竭的药物 非甾体抗炎药,如布洛芬、吲哚美辛、羟基保泰松等;血管收缩药,如去甲肾上腺素等;含有马兜铃酸的中药等。

(四)药源性血液系统疾病

1.引起再生障碍性贫血的药物 如氯霉素、保泰松、吲哚美辛、阿司匹林、对乙酰氨基酚、环磷酰胺、甲氨蝶呤、氯喹、苯妥英钠、复方磺胺甲噁唑等。

2.引起溶血性贫血的药物 如苯妥英钠、氯丙嗪、吲哚美辛、保泰松、奎尼丁、甲基多巴、维生素 K、异烟肼、利福平、对氨基水杨酸、伯氨喹、磺胺类药等。

3.引起粒细胞减少的药物 如氯霉素、磺胺类药、复方阿司匹林、吲哚美辛、异烟肼、氯氮平、丙硫氧嘧啶等。

4.引起血小板减少的药物 如阿糖胞苷、环磷酰胺、甲氨蝶呤、巯嘌呤、氢氯噻嗪、利福平、阿苯达唑等。

(五)药源性神经系统疾病

1.引起锥体外系反应的药物 如氯丙嗪及其衍生物、利血平、氟哌啶醇、甲基多巴、左旋多巴、碳酸锂、甲氧氯普胺、吡罗昔康等。

2.引起癫痫发作的药物 中枢兴奋药,如茶碱、咖啡因、可卡因、麻黄碱等;抗心律失常药,如利多卡因、美西律等;抗菌药物,如两性霉素 B 等;抗疟药,如氯喹、奎宁、乙胺嘧啶等。

3.引起听神经障碍的药物 如氨基糖苷类抗生素、奎宁、氯喹、水杨酸类及依他尼酸等。

三、药源性疾病的诊断与治疗

(一)药源性疾病的诊断

1.追溯用药史 医生除应认真、仔细询问病情外,也应仔细地了解患者的用药史,这是诊断药源性疾病不可缺少的数据。

2. 确定用药时间、用药剂量与临床症状发生的关系 药源性疾病出现的早晚因药而异，青霉素致过敏性休克在用药后几秒出现。药源性肝炎大约在用药后 1 个月出现。因而，可根据发病的时间推断诱发药源性疾病的药物。一些药源性疾病症状的轻重随用药剂量变化，剂量增大时症状加重，剂量减小时症状减轻。因而，可根据症状随用药剂量增减而加重或减轻的规律判断致病药物。

3. 询问药物过敏史和家族史 特异体质的患者，可能对多种药物发生不良反应，甚至家族成员也曾发生过同样反应。了解患者的药物过敏史、家族史对诊断药源性疾病有帮助。

4. 排除药物以外的因素 只有注意排除原发病、并发症、继发症、患者的营养状况以及环境因素的影响后，才能确诊药源性疾病。

5. 致病药物的确定 应根据用药顺序确定最可疑的致病药物，然后有意识地停用最可疑的药物或引起相互作用的药物。根据停药后症状的变化情况，确定致病药物。

6. 必要的实验室检查 依据药源性疾病的临床特征，检查患者的嗜酸性粒细胞计数，做皮试，进行致敏药的免疫学检查，检测血药浓度或进行药品不良反应的激发试验等；根据病情检查患者受损器官系统及其受损程度，如体格检查、血液学和生物化学检查、器官系统的功能检查、心电图、超声检查、X 线检查等理化检查。

7. 流行病学调查 有些药源性疾病只能通过流行病学调查确诊。如霍乱患者使用庆大霉素后出现急性肾衰竭，由于霍乱本身容易导致肾衰竭，所以难以确定肾衰竭是否和庆大霉素有关。流行病学调查显示，用过庆大霉素的患者肾衰竭的发生率是未用患者的 5 倍，从而确定了霍乱后使用庆大霉素可导致急性肾衰竭的事实。

(二)药源性疾病的治疗

1. 停用致病药物 致病药物是药源性疾病的起因，因此治疗首先要考虑停用致病药物。药源性疾病在停用致病药物后多能自愈或缓解。但是，有些药源性疾病所致的器质性损害，在停药后不一定能立即恢复，甚至是不可逆的，对器质性损害的治疗可按相应疾病的常规方法处理。

2. 排出致病药物 停用致病药物终止了致病药物继续进入体内，排除了病因，但体内残留的致病药物仍在起作用，为了排出这部分药物，可以采用输液、利尿、导泻、洗胃、催吐、吸附、血液透析等办法，加速残留药物的排出，清除病因。

3. 拮抗致病药物 有些药物的作用可被另外一些药物抵消，如鱼精蛋白可使肝素失去抗凝活性，如果致病药物有拮抗剂存在，及时使用拮抗剂可治疗或缓解症状。

4. 调整治疗方案 根据患者具体情况，必须继续用药时，宜权衡利弊，调整治疗方案，如延长给药间隔、减小给药剂量等。必要时进行治疗药物监测。

5. 对症治疗 症状严重时，应注意对症治疗，即根据症状用药治疗。如皮肤过敏症状可用抗过敏药物治疗，发热则用解热镇痛药治疗，过敏性休克则应按过敏性休克抢救流程进行治疗等。

学 以 致 用

工作场景：

患者，男，48 岁。突发胃出血，被送到医院救治。医生经检查、询问后判断，患者的胃出血是长期服用阿司匹林导致。患者自述患有心脏病，2 年前看到一篇阿司匹林能治心脏病的报道后，便开始每天服用。

知识运用：

患者在没有任何医生、药师的指导下，私自用药预防心脏病的行为对自身很危险。通过患者自述，可以判断为药源性胃肠道疾病。

点 滴 积 累

1.药源性疾病是指在应用药物预防、治疗、诊断或调节生理功能的过程中,出现的与用药有关的人体功能异常或组织损伤所引起的一系列临床症状。

2.药源性疾病的诱因包括患者因素和药物因素。

(范高福)

历年真题　　　模拟检测

治疗药物监测与个体化给药

扫码看课件

学习目标

知识目标

1. 掌握:治疗药物监测(TDM)的概念及意义。

2. 熟悉:常见的需要进行 TDM 并根据 TDM 结果调整给药方案的药物;重要药物的有效血药浓度范围。

3. 了解:根据 TDM 结果调整给药方案,进行个体化给药方案制订的基本方法;药物基因组学基础知识。

能力目标

具有承担或辅助承担 TDM 流程中各项具体工作的能力。

素质目标

1. 培养学生顾客至上、患者至尊、爱岗敬业、用心服务的职业素养。

2. 培养学生初步建立正确的临床合理用药观念,提高主动参与药物治疗的意识。

岗位对接

职业面向:临床药学。

职业要求:仁爱之心,精益求精,合理用药,药学服务。

导学情景

情景描述:张大爷患有支气管哮喘,口服氨茶碱 100 mg,q8h。最近由于痛风发作又口服别嘌醇 100 mg,tid。因出现恶心、呕吐,且伴有头痛、心跳加快、肌肉震颤等症状入院,测定药谷浓度为 19.30 μmol/mL,药峰浓度为 29.66 μmol/mL。于是调整给药方案,改氨茶碱为 50 mg,q8h。3 天后复查,药峰浓度为 18.62 μmol/mL,药谷浓度为 12.37 μmol/mL,哮喘控制良好,也没有再出现上述症状。

学前导语:进行治疗药物监测,根据血药浓度调整治疗方案,是实现个体化给药、保证药物治疗安全有效的常用方法。

任务一 治疗药物监测

一、概述

(一)概念

治疗药物监测(TDM)指采用现代分析检测技术,测定血液或其他体液中的药物浓度,结合药动学、药效学等基本理论,研究药物浓度与疗效、毒性的关系,进而设计或调整给药方案,实现个体化给药,以保证药物治疗的安全性和有效性。后文所讲 TDM 主要指血药浓度监测。

TDM 是使临床用药方案个体化的一种手段。目前临床较普遍的药物治疗方法是按照临床用药的经验或书本推荐的临床常用的平均剂量给药,其结果是部分患者得到了恰当的治疗,但部分患者却没有得到预期的疗效,或无效,或疗效不佳,有的甚至出现各种不良反应。

产生上述差别的原因除患者自身的因素外,还有其他因素,如给药方案不合理,药物剂型、给药途径及生物利用度,药物相互作用等。

个体差异的直接后果是患者得不到及时有效的治疗,不良反应发生的机会增加,甚至延误病情而危及患者的生命。这就要求针对不同的患者,给予适合该患者的剂量。

TDM 是近 20 年来形成的一个较新的临床药学分支。其在药物治疗过程中,通过观察药物疗效,监测患者体液(包括全血、血清、血浆或尿液等)中药物及活性代谢产物的浓度,结合药动学及药效学基本理论,指导临床合理用药方案的制订和调整,从而达到最佳的治疗效果,保证药物治疗的有效性和安全性。

(二)意义

1.促进临床合理用药 近年来,随着新药上市数量的激增,药品不良反应发生率增高,这促使药政部门加强对药品的评价与管理。在长期的临床实践中,临床医生逐渐意识到合理使用药物是提高治疗水平的关键,而且越来越认识到要做到合理选择和使用药物,使药物发挥有效治疗作用,同时避免或减少药品不良反应,取决于药物作用特点和药物在人体内作用的规律。

2.确定合并用药原则 临床上合并用药引起的药源性疾病或导致药物中毒的事件很多,开展TDM、研究药物的相互作用,对确定合并用药的有效性和安全性具有临床指导意义。

3.诊断鉴定药物中毒 对于某些治疗指数小、毒性反应强的药物,还有一些剂量不足时的症状和中毒症状相似使临床难以辨别的药物,特别在患者肝肾功能受损、长期用药、合并用药存在相互作用时,TDM 往往能为药物的中毒诊断提供依据。

4.降低患者治疗费用 通过 TDM 可以了解药物是否在有效治疗浓度范围内,从而根据药动学原理制订和选择最适宜的给药方案,缩短达到稳态血药浓度的时间,使药物能尽快发挥疗效,缩短治疗时间,从而降低治疗费用。

5.检查患者用药依从性 依从性是指患者是否按时按量服药。依从性好与不好,是疗效好坏的基础。拒绝用药或不遵医嘱用药会干扰治疗结果或试验结果的判定。通过 TDM 测定血药浓度可以掌握其依从性,从而更准确地判定药物的治疗效果。

在我国,TDM 早在 20 世纪 80 年代初即已开展,随着临床药动学理论知识的发展和实践的深入,分析技术的发展促进了高精密度、高灵敏度和超微量检测方法的推广和应用,计算机及其相关软件的研发并广泛运用于药动学研究的纷繁复杂的数据处理中,从而使以血药浓度作为主要客观依据,用简练的数学公式揭示药物在体内随时间变化的规律,在此基础上制订出合理的给药方案,用药动学理论指导临床合理用药成为可能,并越来越为广大临床医生所接受。特别是国家卫生健康委在有关医院分级管理中明确规定三级医院必须开展血药浓度监测,更促进了 TDM 工作在许多医院的推广和运用,对临床药物治疗起到了积极的作用。如器官移植

知识拓展

术后使用抗排斥药时,实施 TDM 明显地降低了毒性反应和排斥反应的发生率,延长了患者的生存时间。

二、临床指征

在临床上,需要进行 TDM 的药物只有一部分,这是因为血药浓度只是衡量药物效应的间接指标,如果某些药物有更直接和更简便的指标来衡量,则不需要进行 TDM,否则不仅增加工作量,也增加了患者的医疗费用。

(一)需要进行 TDM 的药物

1. 治疗指数低、安全范围窄的药物 如强心苷类,它们的有效剂量与中毒剂量接近,即有效血药浓度范围与中毒浓度接近,需要根据药动学参数和患者的具体病情设计和调整给药方案。

2. 具有非线性药动学特性的药物 当药物代谢酶或转运载体发生饱和时,表现为零级动力学过程,尤其是非线性特性发生在有效血药浓度范围内时,剂量稍有增大,血药浓度便明显上升,半衰期延长,易产生中毒症状,如苯妥英钠、茶碱、普萘洛尔等。

3. 相同剂量时血药浓度差异较大的药物 有些药物由于遗传、环境及病理因素可引起患者间较大的药动学个体差异,如三环类抗抑郁药。

4. 治疗作用与毒性反应难以区分的药物 如地高辛血药浓度过高引起毒性反应时也可表现为心房颤动,此时需要通过监测血药浓度来判断此表现是由于用药剂量不足还是药物中毒,进而增减用药剂量。

临床上需进行 TDM 的部分药物见表 8-1。

表 8-1 临床上需进行 TDM 的部分药物

药物类别	药物名称
抗生素类	庆大霉素、妥布霉素、阿米卡星、卡那霉素、万古霉素
免疫抑制剂	环孢素、他克莫司、西罗莫司、霉酚酸酯
抗肿瘤药	甲氨蝶呤
强心苷类	洋地黄毒苷、地高辛
抗心律失常药	普鲁卡因胺、丙吡胺、利多卡因、奎尼丁、胺碘酮
呼吸系统药	氨茶碱
抗癫痫药	苯妥英钠、苯巴比妥、丙戊酸钠、乙琥胺、卡马西平
三环类抗抑郁药	阿米替林、去甲替林、丙米嗪、去甲丙米嗪
抗躁狂药	锂盐
抗风湿药	水杨酸

(二)需要进行 TDM 的情况

1. 需要长期使用某种药物时 一些慢性疾病患者需要长期使用某些药物时,为避免发生药物蓄积中毒,应定期监测血药浓度,如抗躁狂药碳酸锂。一些药物长期使用可以产生耐药性,还有一些药物长期使用可影响药物代谢酶的活性而引起药效变化,当药效发生不明原因的改变时,可通过监测血药浓度来判断。

2. 判断药物中毒或剂量不足时 某些药物的中毒表现与其所治疗疾病的症状很相似,临床难以明确鉴别时,可通过监测血药浓度来判断该临床表现是用药剂量不足还是中毒所致,进而调整给药方案。如普鲁卡因胺治疗心律失常时,过量也会引起心律失常,苯妥英钠中毒引起的抽搐与癫痫发作不易区别等,这些均可通过监测血药浓度来加以判断。

3. 采用非常规的特殊给药方案时 某些情况下,临床需采用非常规的特殊给药方案,如对于癌症患者,尝试使用大剂量的化疗药物时,需要密切监测患者的血药浓度,以防发生严重的毒性反应。

4. 肝肾功能不全人群用药时 特殊人群需使用某些药物时,应注意监测其血药浓度,以确保用药安全。例如,肾功能不全患者使用主要经肾排泄的药物(如氨基糖苷类)、肝功能不全患者使用主要经肝代谢的药物(如氨茶碱)可造成血药浓度升高而易导致毒性反应。

5.需要合并使用多种药物时 一些患者,特别是老年人,常同时患有多种疾病,需要合并使用多种药物,极易引起药物间的相互作用,因而需要对某些容易产生毒性作用的药物进行 TDM。

6.药物或毒物中毒诊断与解救时 对毒性物质进行分析鉴定,为制订解救措施提供依据。

(三)无须进行 TDM 的情况

1.药物具有客观效应指标时 如用肝素、香豆素类等抗凝血药时,只需检查凝血功能即可,无须进行 TDM;对抗高血压药而言,测量血压的变化是衡量药物疗效和调节剂量的最直接的方法。同样,降糖药、利尿药等有相应的血糖、尿量作为衡量药物疗效的指标,故均无须进行 TDM。

2.药物有效血药浓度范围较大时 当药物有效血药浓度范围较大时,可以允许的治疗范围也很大,安全性高,不容易产生毒性反应,凭医生的临床经验给药即可达到安全有效的治疗目的,如青霉素、非处方药等。

3.短期服用或局部使用药物时 由于药物治疗的疗程很短(如仅有 2~3 天),或不易吸收进入体内,无须进行 TDM。

4.血药浓度与其疗效无关时 如氨基糖苷类抗生素在治疗下尿路感染时,仅尿药浓度与疗效有关,也不需要进行 TDM。

三、重要药物的有效血药浓度范围

有效血药浓度范围是指最小有效血药浓度至最小中毒浓度之间的血药浓度。由于各种个体因素的差异对血药浓度和药物效应的影响,该范围与无效浓度或中毒浓度有部分交叉重叠,但有效血药浓度范围反映了大多数人血药浓度的有效范围。它是一种统计学上的结论,是在临床上许多观测数据的基础上得到的,并能证明对大多数患者有效或能耐受的血药浓度的范围,又称为"治疗窗",也可称为群体血药浓度或群体目标浓度。目前已经通过大量临床观测得出不少药物较可靠而稳定的有效血药浓度范围,但不同的文献所列数据可能不完全相同,故此范围也只是参考范围。

大多数患者用药后,如在有效血药浓度范围内,则表现为治疗作用,如超出此范围,则可能无效或产生毒性反应;即使同一患者,也会受自身病理变化及药物相互作用等因素影响,致使血药浓度与药物效应的相关性发生改变,虽在原有的有效血药浓度范围内,也可能无效或产生毒性反应。如服用苯妥英钠的患者同时使用中枢镇静剂,则治疗浓度会发生改变而产生毒性反应(表 8-2)。超出有效浓度的范围,机体会出现中毒反应,此时,可能没有明显的临床症状。当超过一定浓度时,机体会出现明显的中毒反应,故中毒浓度会比有效浓度范围高值稍大一些。

应当指出,有效血药浓度范围是统计学上的数据。对不同的个体而言,由于存在导致个体差异的多种因素,需要通过 TDM 找到适合该个体的血药浓度,亦称药物的个体治疗浓度或个体目标浓度(目标浓度的实测值)。血药浓度目标值(目标浓度的预测值)亦可根据具体的病情和药物治疗的目标效应设定,再根据实测值调整给药方案,最终达到给药方案个体化、合理化的目标。

表 8-2 临床进行 TDM 的药物有效血药浓度范围和中毒浓度范围

药物名称	有效血药浓度范围	中毒浓度范围
卡马西平	4~10 $\mu g/mL$	>15 $\mu g/mL$
地高辛	0.8~2.0 ng/mL	>2.6 ng/mL
苯巴比妥	15~40 $\mu g/mL$	>50 $\mu g/mL$
丙戊酸钠	50~100 $\mu g/mL$	>100 $\mu g/mL$
苯妥英钠	10~20 $\mu g/mL$	>25 $\mu g/mL$
乙琥胺	40~100 $\mu g/mL$	>150 $\mu g/mL$
扑米酮	5~15 $\mu g/mL$	>18 $\mu g/mL$
碳酸锂	0.6~1.2 $mmol/L$	>2.0 $mmol/L$

续表

药物名称	有效血药浓度范围	中毒浓度范围
丙米嗪	0.2～0.3 μg/mL	>0.5 μg/mL
乙醇		>100 mg/dL
利多卡因	1.5～5 μg/mL	>5 μg/mL
丙吡胺	2.0～5.0 μg/mL	>7.0 μg/mL
普鲁卡因胺	4～10 μg/mL	>12 μg/mL
奎尼丁	2～5 μg/mL	>5 μg/mL
茶碱	10～20 μg/mL	>21 μg/mL
庆大霉素	峰:4.0～10 μg/mL 谷:0.5～2 μg/mL	>12 μg/mL
万古霉素	峰:30～40 μg/mL 谷:5～10 μg/mL	>80 μg/mL
水杨酸盐	<20 mg/dL	>30 mg/dL
甲氨蝶呤	24 h:<10 μmol/L 48 h:<1 μmol/L 72 h:<0.1 μmol/L	72 h后:>0.1 μmol/L

四、工作流程

TDM 的工作流程分为申请、取样、测定、数据处理及结果解释五个步骤。

（一）申请

要对某一患者的临床用药进行监测，首先应由临床医生提出申请，并详细填写 TDM 申请单。

（二）取样

在 TDM 中，常见的样本是血清、血浆和全血。血液是易于采集的体液，血浆中药物浓度与药物在病灶部位的浓度紧密相关，故血液是 TDM 工作中最常用的标本。尿液、唾液也有其特殊意义。在特殊情况下，也可采用粪便、胆汁、羊水、脑脊液、泪液、乳汁以及各种组织或接近药物作用靶点的检材。

采样时间的确定取决于药物的半衰期。

1. 单剂量给药时 根据药动学特点，宜在峰时（服药后 1～2 h）取样。

2. 多剂量给药时 在血药浓度达到稳态后采血，即多次服用相同剂量 5 个半衰期后取血，此时每天摄入药量与从体内消除的药量相等，药物不再在体内进一步蓄积。

3. 当怀疑患者出现中毒反应或急救时 可以随时采血。

4. 服用缓释制剂或半衰期长的药物时 可在两次给药之间的任意时间点采血。

血液标本通常在外周静脉采集。为了能正确反映整个机体循环中的药物浓度，静脉注射或滴注用药时，不宜在同一静脉采血，若在上肢静脉滴注某药物，则以采集对侧或下肢静脉血为宜。此外，肌内注射或皮下用药后，也应尽量避免在注射部位回流静脉采血。

（三）测定

应根据测定药物及测定目的选择测定方法，方法的选择必须注意精密度、灵敏度、专属性、测定标本所需要的时间等。常见的 TDM 方法主要有光谱法、色谱法和免疫法等，每一类测定方法均有其自身的特点，应根据需要来选择测定方法。

1. 光谱法 光谱法包括紫外分光光度法和荧光分光光度法，用于体液中药物检测时，上述两类方法都存在灵敏度低、特异性差的缺点，特别是易受代谢产物干扰。但光谱法操作简便，所需仪器一般临床实验室均有配备，检测成本低，便于推广。

2. 色谱法 色谱法是近年来发展较快的一种分析技术。色谱法灵敏度高、特异性强,可同时检测同一样本中的不同组分,这在TDM中尤其有意义。色谱法主要包括薄层色谱法、气相色谱法、高效液相色谱法等。但其仪器操作复杂,预处理复杂,仪器稳定性一般。

3. 免疫法 根据标志物性质不同,免疫法可分为放射免疫分析法(RIA)、荧光偏振免疫分析法(FPIA)、受体放射分析法(RBA)和微粒子酶免疫分析法(MEIA)等。荧光偏振免疫分析法是医院最常用的检测方法。免疫法灵敏度极高,大多可达纳克水平,满足所有药物TDM的要求。该法所需标本量少,一般无须预处理,操作简便,并可制成商品化试剂盒;自动化程度高,特别适合临床急需时。该法缺点是试剂较昂贵,不能同时测定多种药物。

多数需进行TDM的药物,都不止一种方法可供选择。应根据测定药物的有效血药浓度范围所决定的灵敏度要求,是否需同时检测多种药物或活性代谢产物,可供选择的仪器设备及检测经济成本等,综合考虑,确定能满足临床要求的可行方法。

(四)数据处理

应根据所测定的患者的血药浓度,计算药动学参数,如半衰期、生物利用度等,再调整给药方案。

(五)结果解释

结果解释是TDM的关键,结果解释水平的高低决定TDM的意义大小。结果解释是TDM整个流程的最后一步,是对整个监测过程和监测结果的总结和评价。

结果解释需进行如下过程。

1. 患者的临床资料描述 患者的生理、病理情况,被监测药物的用药过程,合并用药情况等。

2. 药动学资料描述 主要是药物的有效血药浓度范围(如果不了解,则无从判断中毒、有效等)和药动学参数等。

3. 做出合理解释 根据药动学资料计算血药浓度(C_p),并将其作为预测值,比较实测值与预测值,根据患者的情况,如依从性高低、药物剂型的生物利用度、病理情况、生理情况和合并用药情况进行综合判断,确定是否需要调整给药方案(表8-3)。

表8-3 综合判断与处理意见

比较结果	处理意见
C_p在有效范围内,临床上有效,参数与已知的一致	给药方案合适,不需要修改
C_p<有效范围低值,疗效不佳,参数与已知的不一致	给药方案不合适,需修改,然后再监测
C_p<有效范围低值,临床上有效,参数与已知的不一致	给药方案合适,待病情有变化时再监测
C_p<有效范围低值,临床上无效,参数与已知的不一致	根据新参数修改给药方案,然后再监测
C_p在有效范围内,临床上无效,参数与已知的不一致	根据新参数修改给药方案,慎重地提高C_p,密切观察临床情况

点 滴 积 累

1. 治疗药物监测(TDM)指采用现代分析检测技术,测定血液或其他体液中的药物浓度,结合药动学、药效学等基本理论,研究药物浓度与疗效、毒性的关系,进而设计或调整给药方案,实现个体化给药,以保证药物治疗的安全性和有效性。

2. 在临床上,需要进行TDM的药物仅有一部分,这是因为血药浓度只是衡量药物效应的间接指标,如果某些药物有更直接和更简便的指标来衡量,则不需要进行TDM,否则不仅增加工作量,也增加了患者的医疗费用。

3. TDM的工作流程分为申请、取样、测定、数据处理及结果解释五个步骤。

任务二 个体化给药

目前,在我国,许多医院已经将个体化给药方案的制订作为开展临床药学服务工作的重要内容,对指导临床合理用药发挥了积极作用。个体化治疗方案的制订过程,首先是根据临床诊断和病情选定最合适的治疗药物,制订初步的给药方案并给药,若干次给药以后,通过 TDM 获得个体的药动学参数,借以及时调整给药方案,最终设计出该药的最佳给药方案,包括剂型、给药途径、剂量、给药间隔及时间、疗程等。最佳给药方案可以在药物作用部位产生最佳治疗浓度,从而产生最佳疗效和使毒副作用最小。

制订个体化给药方案的基本方法如下。

(一)初步给药方案的制订

初步给药方案的制订,主要是根据临床诊断和病情选定最合适的治疗药物,确定明确的目标血药浓度范围及有关的药动学参数。药动学模型和参数可参照文献报道的群体药动学,并且针对不同的给药途径,选择相应的计算公式,从而确定药物在静脉注射、静脉滴注、血管外给药等情况下的用药剂量、给药间隔、滴注速度等的计算方法。

(二)依据血药浓度进行给药方案调整

依据测得的血药浓度数据,可运用下列方法,计算药动学参数和调整给药方案。

1. 稳态一点法 符合一级消除动力学的药物,当多次给药血药浓度达到稳态时,采一次血样测定血药浓度,此时,血药浓度和剂量间存在比例关系,如果该浓度与目标浓度相差较大,可根据下式对原有的给药方案进行调整。

$$D' = D \times \frac{C'}{C}$$

式中,D' 为校正剂量,D 为原剂量,C' 为目标浓度,C 为测得浓度。

需注意,使用该公式的条件是血药浓度与剂量呈线性关系;其次,血药浓度达到稳态后才能进行采血,通常在下一次给药前采血,所测得的浓度即谷浓度。

例:某哮喘患者口服茶碱,每 8 h 一次,每次 100 mg,2 天后测得谷浓度为 4.2 μg/mL,试调整至合适剂量。

解:茶碱的 $t_{1/2}$ 为 7.7 h,因此,2 天后血药浓度已达稳态。

茶碱的最低有效浓度一般为 7 μg/mL,因此设 $C' = 8$ μg/mL,原剂量 $D' = 100 \times 3$ mg,测得浓度 $C = 4.2$ μg/mL,则

$$D' = 100 \times 3 \times \frac{8}{4.2} \text{ mg} = 571 \text{ mg}$$

若按每日 3 次给药,则该患者可改为每 8 h 服药一次,每次 200 mg。

此方法简便易行,缺点是对于半衰期长的药物需耗费较长的时间。

2. 重复一点法 对于一些药动学参数偏离正常值的患者或群体药动学参数变异较大的药物,要使剂量个体化,往往需要根据个体药动学参数来设计给药方案。通常的方法是在给药后采集一系列血样,测定血药浓度并据此拟合相应的房室模型及计算出药动学参数。求得的参数较全且准确,但费时费力,不便采用。1978 年,有人提出了简便的方法,即重复一点法。利用此方法只需采血 2 次,即可计算出与给药方案相关的 2 个重要参数:消除速率常数(K)和表观分布容积(V_d)。

具体方法:给予患者 2 次试验剂量,每次给药后采血 1 次,采血时间须在消除相的同一时间。准确测定 2 次血样的浓度,按下式分别计算 K 和 V_d。

$$K = \frac{\ln \frac{C_1}{C_2 - C_1}}{\tau}$$

$$V_d = \frac{D_{试} \cdot e^{-K\tau}}{C_1}$$

$$D_{需} = \frac{KV_d C_{ss} \tau}{F}$$

式中，C_1 和 C_2 分别为第 1 次和第 2 次所测血药浓度值，$D_{试}$ 为试验剂量，τ 为给药间隔，$D_{需}$ 为调整后剂量，C_{ss} 为稳态血药浓度，F 为生物利用度。

例：给某患者静脉注射某药物试验剂量 100 mg，6 h 后采血，然后立即给予第 2 次剂量 100 mg。同样，在第 2 次给药后 6 h 采第 2 个血样。测得 C_1 和 C_2 分别为 1.65 μg/mL 和 2.50 μg/mL，求 K 和 V_d。

解：已知 $C_1 = 1.65$ μg/mL，$C_2 = 2.50$ μg/mL，$\tau = 6$ h。

$$K = \frac{\ln \dfrac{1.65}{2.50 - 1.65}}{6} = 0.111 \text{ h}^{-1}$$

$$V_d = \frac{D_{试} \cdot e^{-K\tau}}{C_1} = \frac{100 \times e^{-0.111 \times 6}}{1.65} = 31.14 \text{ L}$$

即该患者的 K 和 V_d 分别为 0.111 h^{-1} 及 31.14 L。

说明：

(1)该方法只适合第 1、第 2 次给予试验剂量，而不能在血药浓度达稳态时使用；

(2)血管外给药时，应注意在消除相时采血。

若给药后未取到第 1、第 2 次血样，则本法不能用。血样测定要求准确，否则计算的误差较大。

另外，本法的计算中引入了 2 个药动学参数，即 K 和 V_d。当患者有肥胖、水肿、心肌梗死、肝肾功能不全和低蛋白血症等时，V_d 可有较大的变化，而肝肾功能不全时还会引起 K 的变化，这些都会影响计算的结果。

3. Bayesian 反馈法 稳态一点法和重复一点法虽然简便，但对样本采集时间、患者的身体状况等因素有较高的要求，因而应用常受到限制。Bayesian 反馈法具有取血点少、获得的个体药动学参数准确性高的优点。该方法可同时考虑心、肝、肾功能的影响，对于偏离群体药动学参数的个体，如老年人、婴幼儿、孕妇及心力衰竭或肝肾功能不全患者尤为适用。Bayesian 反馈法的原理是应用某个患者体内 1～2 个点血药浓度的信息，再结合已知的群体药动学参数信息，估算出此个体的药动学参数。具体步骤如下。

(1)根据大量患者 1～4 个点血药浓度数据，建立群体药动学数据。此数据应有代表性，应包括不同年龄、体重及心、肝、肾功能等影响因素；另外，数据应包括各个时相（如吸收相、分布相、消除相）及其相应的信息。

(2)使用群体药动学计算机程序，如非线性混合效应模型（NONMEM），估算出群体药动学参数。

(3)取 1～2 个反馈血药浓度点，将相应血药浓度和时间输入 Bayesian 反馈程序，即可得到该个体准确的药动学参数。

(4)应用该个体的药动学参数调整给药剂量，如此反复，直到达到最佳剂量。

(三)依据血清肌酐浓度进行给药方案的调整

此法主要是指依据肌酐清除率设计肾衰竭患者的给药方案。肾是药物及其代谢产物的重要排泄器官，因而肾衰竭必然会影响许多药物的消除，所以在肾衰竭条件下，应针对患者的肾衰竭状况制订合理的个体化给药方案。

临床上，肌酐清除率是用于评价肾功能的常用指标之一，通常由血清肌酐浓度计算肌酐清除率，计算公式如下：

$$Cl_{cr(男)} = (140 - 年龄) \times 体重 / (72 \times C_{Scr})$$

$$Cl_{cr(女)} = Cl_{cr(男)} \times 0.9$$

式中，Cl_{cr} 为肌酐清除率（mL/min）；年龄的单位为年；体重的单位为千克（kg）；C_{Scr} 为血清肌酐浓度

（mg/dL）。

Cl_{cr} 的正常值男性为 120 mL/min，女性为 108 mL/min。若肌酐清除率低于正常值，说明患者的肾功能有损伤，会影响对药物的清除，故此时需要对药物的清除速率常数进行相应的校正，公式如下：

$$K_{患者} = K_{正常} \cdot [(\frac{Cl_{cr患者}}{Cl_{cr正常}} - 1) \cdot F_u + 1]$$

式中，F_u 为药物由肾排泄的分数，可从常用的药动学参数表中查找。

此公式适用于所有药物，但由于本法是通过血清肌酐浓度计算得出 K，因此对于主要经肾小球滤过排泄的药物，结果较为可靠，否则会有较大误差。

学 以 致 用

工作场景：

某患者患有心房颤动、心力衰竭合并嗜肺军团菌感染。服用以下药物：

地高辛 0.25 mg　1 次/天×5 天

红霉素 250 mg　4 次/天×5 天

在上述药物治疗的第 4 天，患者出现厌食、恶心、腹泻等症状。

知识运用：

地高辛经口服或静脉注射后均有部分不经肾排泄到达盲肠与结肠，可在肠道远端受到厌氧菌和分枝杆菌的作用，代谢成地高辛的还原产物——双氢地高辛和双氢地高辛苷元（配基），失去心脏活性。如同时应用红霉素，红霉素可改变肠道菌群的种类和数量，使上述两类细菌受到抑制，结果降低了细菌对地高辛的代谢，致地高辛血药浓度增高而出现强心苷毒性。

两药不宜较长时间同时应用，如合并呼吸系统感染，可用其他抗感染药或中药治疗。如需与红霉素同用，地高辛剂量应减为常规剂量的 50%。

点 滴 积 累

1. 个体化给药就是根据个体患者的具体情况而"量身定制"给药方案，以消除个体差异的影响，保证药物治疗的安全、有效，实现最佳的药物治疗效果。

2. 制订个体化给药方案的方法主要为依据血药浓度和血清肌酐浓度进行给药方案的调整。

（范高福）

历年真题

模拟检测

特殊人群的用药指导

扫码看课件

任务一　小儿用药指导

小儿按年龄可分为胎儿期、新生儿期、婴儿期、幼儿期、学龄前期(幼童期)、学龄期、青春期七个阶段。小儿用药时要重视其特有的生理特点,特别是早产儿、新生儿、婴幼儿等低龄小儿用药,要确保其用药的安全性和合理性。

一、小儿的生理特点及对药动学、药效学的影响

(一)药动学方面

1.吸收　口服给药时,胃肠道是药物吸收的主要部位,小儿胃容量小,胃酸分泌少,胃排空慢,肠蠕动不规则,胆汁分泌不完全。这些因素导致主要在胃内吸收的药物吸收较完全,而主要在十二指肠吸收的药物吸收减少。与成人相比,小儿对酸不稳定药物、弱碱性药物的吸收增加,而对弱酸性药物的吸收减少。

2.分布　小儿组织的脂肪含量偏低,可影响脂溶性药物的分布。血浆蛋白总量不足,同一药物的血浆蛋白结合率低于成人。

3.代谢　小儿的肝功能发育未完善,肝药酶活性不足,而肝血流量相对较高,肝药酶易受诱导而活性增加,但葡萄糖醛酸结合酶活性较低,对药物的结合解毒能力差,易蓄积中毒。

4.排泄　小儿肾功能发育不全,药物消除能力较差,尿液的 pH 较低,多数弱酸性药物重吸收较多、排泄少而慢,半衰期明显延长。

(二)药效学方面

1.中枢神经系统　小儿血脑屏障尚未发育完全,通透性较高,某些药物较容易透过血脑屏障,如果药物选择不当及使用不当,易引起神经系统不良反应。如抗组胺药、氨茶碱、阿托品等可致昏迷及惊厥;氨基糖苷类抗生素可引起脑神经损伤;四环素、维生素 A 等可致婴幼儿良性颅内压增高、囟门隆起等。

2.内分泌系统　小儿内分泌系统稳定性不够,许多激素和抗激素制剂会扰乱小儿内分泌系统功能,导致垂体、肾上腺、甲状腺等功能发生变化,影响小儿的生长发育。如糖皮质激素可影响糖、蛋白质、脂肪代谢,长期使用会导致小儿发育迟缓、免疫力低下;促性腺激素可影响小儿性腺发育,导致小儿性早熟;对氨基水杨酸、磺胺类药物可抑制甲状腺激素的合成,造成生长发育障碍。

3.血液系统　小儿骨髓造血功能较为活跃,但容易受到外界因素影响。一些药物使用不当可引起小儿贫血、红细胞增多、粒细胞减少、过敏性紫癜等不良反应。如氯霉素可引起再生障碍性贫血。

4.运动系统　小儿骨骼肌相对柔弱,骺软骨处于不断增生和不断骨化的过程中,某些药物(如喹诺酮类)可引起关节疼痛、关节肿胀及软骨损害,影响骨骼发育。

5.水、盐代谢　小儿体内电解质调节及平衡能力较差,容易发生脱水和电解质紊乱。如小儿腹泻时容易出现脱水、酸中毒,严重呕吐常导致低钠血症,因此对泻下药、利尿药较为敏感。小儿钙盐代谢旺盛,易受药物影响,如糖皮质激素在影响钙盐吸收的同时,还影响骨骼钙盐代谢,导致骨质疏松,影响生长发育;四环素与钙盐形成络合物,伴随钙盐沉积于牙齿及骨骼中,导致小儿牙齿黄染,影响骨骼发育。

二、小儿用药的基本原则

(一)明确诊断,全面分析,合理用药

小儿患病时主诉多不清晰、合作性较差,容易干扰诊疗,因此需要明确诊断、全面分析、合理用药,严格掌握适应证,在选用药物时既要考虑疾病的需要,又要考虑药物对小儿机体的不利因素、小儿的用药特点及剂量,权衡利弊,避免和减少不良反应。对有明确严重不良反应的药物,如喹诺酮类、四环素类、氨基糖苷类抗生素、氯霉素等,要做到禁用或慎用。

(二)根据小儿特点选择适宜的给药途径和剂型

小儿用药的依从性较差,给药方法和途径具有一定的特殊性,应根据小儿年龄、疾病类型及病情严重程度选择适宜的给药途径和剂型。

1.选择适宜的给药途径

(1)口服给药:最方便、最安全、最经济的给药途径,但影响因素较多,剂量不如注射给药准确,婴

幼儿口服给药因吞咽能力差受到一定限制。幼儿使用糖浆剂、水剂、冲剂较为合适,年龄较大的儿童可使用片剂或丸剂,服药时要避免牛奶、果汁等食物的影响。病情需要时可采用鼻饲给药。

(2)注射给药:比口服给药起效快,但对小儿刺激大。肌内注射时药物的吸收与局部血流量有关,要充分考虑注射部位的吸收状况,避免局部结块、坏死;静脉注射常在病情危重需要抢救时应用,平时多采用静脉滴注,需根据小儿年龄大小、病情严重程度控制给药剂量和给药速度。

(3)皮肤给药:小儿皮肤吸收较好,透皮给药方便且痛苦小。给药剂型多选择软膏剂,也可使用水剂、混悬剂等。用药时需注意防止小儿用手抓摸药物,避免使用刺激性较大的药物。

(4)直肠给药:直肠给药时,药物直接从直肠下部吸收,不经过肝直接进入体循环,所用剂型有栓剂和灌肠剂。栓剂多为由退热药物制成的小儿退热栓剂,灌肠剂在小儿中应用较少,因为药液在肠腔不易保留。

2. 选择适宜的剂型

(1)剂量小、规格化:按照小儿剂量标准设计单位剂量,避免因分割成人剂型造成的误差和对药物性状的破坏。

(2)给药途径合理,给药方便:如经消化道给药时,将片剂改为糖浆剂、将普通片剂改为咀嚼片均易被患儿接受。

(3)剂型和包装采取小儿喜爱的形式:如合理增加矫味剂,制成具有卡通形象的异形片、带草莓味的药物混悬液等。

(三)密切监护小儿用药,防治不良反应

小儿由于其生理和心理特点,与家长、医务人员的沟通往往不准确、不及时,用药后的不良反应一旦发生,多较突然,有些甚至预后不良,造成终身残疾或死亡。要熟悉小儿所用药物的主要特点,注意药物联用时的相互作用,根据小儿的年龄、病情、身体状况及精神状态等,提前设计好观察疗效和防治不良反应的方案,排除各种可能出现的干扰,以达到预期的治疗效果。对于影响生长发育或不良反应出现较晚的药物,要对家长和小儿进行必要的健康教育。

三、小儿用药禁忌

知识拓展

(一)新生儿忌用的药物

1. 氯丙嗪 可导致麻痹性肠梗阻。

2. 磺胺类、亚硝酸类 可导致高铁血红蛋白血症。

3. 奎宁 易导致血小板减少。

(二)婴幼儿忌用的药物

1. 肾上腺皮质激素 可导致脑水肿,引起胃溃疡、肠黏膜坏死或穿孔、骨质疏松、眼晶状体突出、高血压。

2. 四环素 引起呕吐、腹泻、牙釉质发育不全及黄染,并有终生不退的可能,骨骼生长迟缓。

知识链接

四 环 素 牙

四环素牙是指四环素类药物引起的着色牙,属于口腔科疾病。其病因是在牙的发育矿化期服用四环素类药物,这类药物可被结合到牙组织内,使牙着色。四环素还可在母体通过胎盘引起胎儿乳牙着色。

3. 硬脂酸和红霉素 可引起胆汁淤积型肝炎。

4. 呋喃妥因 可引起多发性神经炎。

5. 维生素 D 不宜多服,否则可引起婴儿高血压。

（三）小儿忌用或慎用的药物

1. 抗生素　小儿忌滥用抗生素。小儿易患感染性疾病,尤其是上呼吸道感染,在治疗时,应当合理使用抗生素。抗生素使用不当对肝、肾、神经的损伤都比较明显,甚至血液系统也会有损伤。如链霉素、庆大霉素等氨基糖苷类抗生素会对神经造成明显损伤,引起眩晕、耳鸣,甚至耳聋;使用氯霉素可能引起再生障碍性贫血。以上药物应做到禁用或慎用。

2. 地西泮　给药过快或过量可引起呼吸抑制。

3. 铁剂　小儿对铁剂的耐受性较差,消化道反应十分明显。

4. 糖皮质激素　长期用药可明显导致发育迟缓。

四、小儿用药剂量的计算方法

小儿尤其是低龄小儿的各种生理功能和自身调节功能尚未发育完善,体重等生理指标与成人有很大差别,用药时需要考虑小儿的年龄和发育情况及所用药物的特点,考虑可能影响药物作用的因素,采用合适的计算方法来拟定给药方案。目前小儿的用药剂量常用以下方法计算。

1. 按年龄计算

$$1 岁以下小儿剂量 = [0.01 \times (14 + 月龄)] \times 成人剂量$$
$$1 \sim 14 岁小儿剂量 = [0.04 \times (5.5 + 月龄)] \times 成人剂量$$

2. 按体重计算　按体重计算是最常用的计算方法,可算出每天或每次需用量,计算公式如下:

$$每天(次)剂量 = 患儿体重(kg) \times 每天(次)每千克体重所需药量$$

患儿的体重应以实际测得值为准,如年长儿按体重计算所得的剂量已超过成人剂量,则以成人剂量为上限。

3. 按体表面积计算　对各年龄阶段而言,包括小儿及成人,其每平方米体表面积的剂量是相同的,所以用此法计算最为合理,但首先要计算体表面积。体表面积计算公式如下:

$$体重 \leq 30 \text{ kg} 小儿体表面积(m^2) = 体重(kg) \times 0.035 + 0.1$$
$$体重 > 30 \text{ kg} 小儿体表面积(m^2) = [体重(kg) - 30] \times 0.020 + 1.05$$

学 以 致 用

工作场景:

患儿,男,4 岁,感冒 2 天,流鼻涕、剧烈咳嗽,患儿奶奶拿出自己上一次感冒时使用的氧氟沙星胶囊,给患儿使用。

知识运用:

该患儿药物使用不当,应予阻止。氧氟沙星胶囊为氟喹诺酮类药物,可引起小儿关节软骨和关节损害,不宜用于 18 岁以下的小儿及青少年,可改用其他适合的抗生素。

点 滴 积 累

1. 小儿的生理功能与成人差异较大,药动学和药效学具有显著特征,且不同年龄组小儿之间也有一定的差异。小儿用药应特别注意其生理特点及药动学变化对药物作用的影响。

2. 小儿用药应明确诊断、全面分析、合理用药,根据小儿特点选择适宜的给药途径和剂型,同时密切监护小儿用药,防治不良反应。

3. 小儿用药应掌握其用药禁忌和用药剂量的计算方法。

任务二　老年人用药指导

一、老年人的生理特点对药动学、药效学的影响

老年人一般指 65 岁及 65 岁以上者,老年人的器官功能进入衰退期,尤其是肝肾功能下降,同时老年人常有多种慢性疾病共存,往往需要服用多种药物,且用药时间长,容易发生不良反应。

(一)老年人生理特点的改变

1. 身体形态的改变　老年人毛发及胡须变白,皮肤弹性减退,皮肤松弛并出现皱纹,脂褐质堆积在基底层细胞中,形成特异性的"老年斑"。晶状体弹性下降,睫状肌调节能力减退,出现老花眼。肌肉、脏器出现萎缩,机体代谢和解毒能力下降,免疫功能减退,易患感染性疾病。

2. 消化功能的改变　老年人出现牙齿脱落或磨损,咀嚼能力下降,影响消化功能;味觉和嗅觉降低,并出现味觉、嗅觉异常,影响食欲;消化道黏膜萎缩,腺体分泌消化液量减少,消化酶活性降低,消化能力下降;胃排空时间延长,肠蠕动减慢等,易导致消化不良及便秘。

3. 神经组织功能的改变　老年人的神经细胞数量逐渐减少,脑重量减轻,一般 75 岁以上老年人的平均脑重量是青年时期的 60% 左右。老年人出现明显的脑血管硬化、脑功能衰退并出现某些神经系统症状,如记忆减退、健忘、失眠,甚至产生情绪变化及某些精神症状。

4. 心血管功能的改变　老年人心血管功能的退化主要表现为心肌萎缩,逐渐发生纤维样变化;血管生理性硬化渐趋明显,多伴有血管壁脂质沉积,血管对血压的调节能力下降,外周阻力增大,故老年人的血压常升高。脏器组织中毛细血管的有效数量减少及阻力增大,易发生组织器官的供血障碍,尤其以肾和肝的血流量减少较显著,从而影响肝、肾对药物的转化和消除;血管脆性增加,血流速度减慢,易发生心血管意外,如脑出血、脑血栓等。

5. 呼吸功能的改变　老年人的肺活量及肺通气量明显下降,肺泡数量减少,肺泡、气管及支气管弹性下降,导致对氧的利用率和气体交换效率明显下降。

6. 其他方面的改变　老年人的肾萎缩变小,肾血流量减少,肾小球滤过率及肾小管重吸收能力下降,肾功能减退。膀胱逼尿肌萎缩,括约肌松弛,常有多尿、遗尿和尿失禁等现象。老年男性前列腺多有增生性改变,可致排尿发生困难。老年人的胰岛素分泌减少,葡萄糖耐量减低。肝细胞数目减少、纤维组织增多,解毒能力和合成蛋白质的能力下降,血浆白蛋白减少,球蛋白相对增多,影响血浆胶体渗透压,导致组织液的生成及回流障碍,易出现水肿。老年人的行动举止逐渐变慢,智力下降,反应迟缓,适应能力较差,生活逐渐失去自理能力,情绪和性格发生改变,甚至出现精神病样改变。

(二)老年人药动学特性的改变

1. 吸收　老年人胃液 pH 改变,消化功能减退,胃排空时间延长,消化道血流量减少,吸收组织面积减小,腺体分泌消化液量减少,都会使药物吸收随着年龄增长而减少。如老年人因胆汁分泌减少,脂溶性维生素的吸收也相应下降。老年人服用药物种类较多,合用的药物容易在吸收环节发生相互作用,如质子泵抑制剂会升高 pH 而抑制亚铁离子的吸收,钙剂与左甲状腺素钠合用可导致后者吸收减少。

2. 分布　老年人体内脂肪组织随年龄增长而增加,总体液和非脂肪组织则逐渐减少,一些主要分布在体液中的亲水性药物(如乙醇、对乙酰氨基酚等)血浆药物浓度升高,表观分布容积减小;而一些对脂肪组织亲和力较大的亲脂性药物(如地西泮、利多卡因等)表观分布容积增大,体内消除变缓,药物作用更持久。老年人血浆白蛋白浓度降低,会导致药物血浆蛋白结合率下降,使游离药物浓度增大,作用增强,如老年人使用华法林,因血浆白蛋白浓度降低或合用其他与血浆白蛋白结合率较高的药物,游离华法林浓度增大,出血风险明显增高。

3. 代谢　老年人肝血流量减少,肝药酶系统活性降低,导致药物血浆半衰期明显延长,应减少用

量或延长给药间隔。

4. 排泄 老年人肾小球滤过率降低,肾血流量明显减少,肾小管功能减退,对药物的排泄明显减少,特别是主要经肾排泄的药物,反复使用时容易蓄积中毒,应注意减量或延长给药间隔。

(三)老年人药效学特性的改变

老年人由于组织结构和代谢功能的改变,对药物的反应性也会发生改变。一般对药物的适应力、耐受性较青年人差,而且在多药合用或给药速度较快时更加明显。

1. 神经系统的药效学特性改变 老年人神经系统功能减退,神经递质数量和功能下降,对中枢神经系统药物敏感性增高,在缺氧或发热时更为明显。例如,部分老年人服用巴比妥类药可产生反常的兴奋、躁狂、做噩梦、失眠等症状。老年人对诱发抑郁和精神病的药物同样比较敏感,应加强用药指导。另外,老年人对药物的神经毒性较为敏感,例如,耳毒性、神经肌肉接头阻滞等,在使用氨基糖苷类抗生素时应特别注意。

2. 心血管系统的药效学特性改变 老年人由于心血管功能减退,在使用抗高血压药时更易导致直立性低血压,也更容易出现血压波动,甚至导致心血管意外,一些血管扩张剂、α受体阻滞剂、抗抑郁药等可能会诱发或加重直立性低血压,在使用这类药物时应告知老年人变化体位时需缓慢,防止跌倒。老年人的有效循环血容量减少,对利尿药和影响血容量的药物也比较敏感。多数老年人对抗凝血药比较敏感,剂量过大会出现明显的出血现象。

3. 内分泌系统的药效学特性改变 老年人的激素分泌水平和调节能力均下降,特别是老年妇女绝经后,雌激素水平显著下降,导致部分生理功能改变,增大了患动脉粥样硬化、骨质疏松等疾病的概率。

二、老年人用药的基本原则

(一)避免滥用药物

很多老年性疾病是由机体功能衰退所致,如睡眠减少、食欲减退等,一般无须用药治疗,可以通过生活调理和心理调整来改善或消除病症,如一些新发诊断为睡眠障碍的老年人,可以先尝试改变生活方式,白天适当增加运动量来调整睡眠。除急症或器质性病变外,老年人应尽量避免滥用药物,特别是避免多重药物滥用。另外,对于功效不确切的保健性食品或营养性药品,应在医生或药师的指导下选用,切忌自行使用。

(二)选择适当的剂量

一般来说,老年人初始用药应从小剂量开始,逐渐达到个体最适应量,尤其是一些对老年人较为敏感的药物,如镇静催眠药、抗抑郁药等。为避免药物在体内蓄积导致中毒,可酌情减少每次剂量或延长给药间隔。对于老年性慢性疾病,在达到理想个体化剂量后,要定期调整,尤其是出现新发疾病或配伍其他药物时,要及时调整给药方案。

(三)选择适当的剂型和给药方法

要针对老年人的生理和心理特点,选择合适、方便的剂型和给药方法。老年人的消化功能较差,应避免选用刺激性大的制剂,宜选用糖浆剂、缓释剂和局部润滑剂等。选取的剂型要便于识别,易于使用,用药方法要简单易记;药师要加强对老年人及其家属的用药指导,避免因老年人健忘、混淆而漏服、错服药物。

(四)注意药物配伍和相互作用

许多老年人同时患有多种疾病,故会不可避免地出现多种药物合用的情况。多重用药会带来各种用药风险和由药物相互作用导致的不良反应。因此,要针对老年人的个体用药情况进行梳理,逐个分析相互作用,优化组合,尽量使用最少的药物和最低有效剂量进行治疗,尽可能减少配伍造成的不良后果;对于出现的治疗矛盾,应选择停药或换药。

三、老年人慎用的药物

知识拓展

（一）老年人常见的药品不良反应

1.直立性低血压 常见于使用抗高血压药、利尿药和血管扩张药时。老年人的血压神经调节功能较差，不能适应血压的急剧变化，若发生突然的血压剧烈变化，容易造成意外伤害，诱发心脑血管疾病等。应用上述药物时要慎重，注意剂量、给药速度和患者体位，做好用药指导和预防措施，如要求老年人或其家属协助缓慢改变体位、备拐杖等。

知识链接

直立性低血压

直立性低血压是指机体从卧位改变为直立位时血压过度下降，导致的大脑供血不足和晕厥。大多数直立性低血压患者在突然起床或久坐后站立时突然出现晕厥、头晕、目眩、意识障碍、视物模糊等症状。最常引起直立性低血压的原因是药物的副作用，特别是治疗心血管疾病的药物，尤其是对于老年人。

2.神经和精神症状 老年人由于普遍性的中枢神经系统功能退变，使用许多药物会出现明显的神经和精神异常现象。如糖皮质激素诱发老年人精神病的作用就比较明显，许多抗高血压药和中枢抑制药可以加重老年人的记忆减退、认知障碍、情绪低落等症状。

3.耳毒性 大多数老年人有不同程度的听力减退，因此在使用氨基糖苷类抗生素等有耳毒性的药物时要特别谨慎。

4.尿潴留 老年人的膀胱逼尿肌松弛，且往往伴有前列腺肥大，常会出现尿潴留，身体肥胖或多病体虚者更为明显。针对患有尿潴留或有潜在尿潴留的老年人，使用呋塞米等利尿药时应注意患者会因尿量突然增多而无法排尿，产生痛苦感；选用具有平滑肌松弛作用的药物如阿托品，会导致患者无法自行排尿。

（二）老年人常用药品的不良反应

1.镇静催眠药 地西泮（安定）、氯氮䓬（利眠宁）等，易引起神经系统抑制，表现为嗜睡、四肢无力、神志模糊及讲话不清等。长期应用苯二氮䓬类药物可导致老年人出现抑郁症。

2.解热镇痛药 对于发热尤其是高热的老年人，阿司匹林、对乙酰氨基酚等可导致其大汗淋漓，血压及体温下降，四肢冰冷，极度虚弱甚至发生虚脱。长期服用阿司匹林、吲哚美辛等可导致老年人胃出血、呕吐咖啡色物及排黑便。

3.抗高血压药 长期应用胍乙啶、利血平、甲基多巴易致抑郁症。

4.抗心绞痛药 硝酸甘油可引起头晕、头胀痛、心跳加快，可诱发或加重青光眼；硝苯地平（心痛定）可导致面部潮红、心慌、头痛等反应。

5.抗心律失常药 胺碘酮可导致室性心动过速。美西律（慢心律）可导致眩晕、低血压、手震颤、心动过缓和传导阻滞。

6.β受体阻滞剂 普萘洛尔（心得安）可致心动过缓、心脏停搏，诱发哮喘，加重心力衰竭。

7.利尿药 呋塞米（速尿）、氢氯噻嗪可致脱水、低钾血症等不良反应。

8.抗菌药物 庆大霉素、卡那霉素与利尿药合用可加重耳毒性反应，可致耳聋，还可使肾受损。许多抗菌药物会对肾产生毒性，如老年人应当避免使用四环素、万古霉素等药物，羧苄西林、庆大霉素、头孢菌素类、多黏菌素需要减量或适当延长给药间隔。大量长期应用广谱抗生素，可导致肠道菌群失调或真菌感染等严重并发症。

9.降糖药 胰岛素、格列齐特等易致低血糖反应。

10.强心药 地高辛等强心药可引起室性期前收缩、传导阻滞及低钾血症等洋地黄中毒反应。

11.抗胆碱药 阿托品、苯海索（安坦）和抗抑郁药丙米嗪等，可抑制前列腺增生老年人的排尿括约肌而导致尿潴留。阿托品可诱发或加重老年人青光眼,甚至可致失明。

12. 抗过敏药 苯海拉明、氯苯那敏(扑尔敏)等可致嗜睡、头晕、口干等反应。

13. 皮质激素类药 长期应用泼尼松(强的松)、地塞米松等可致水肿、高血压,易使感染扩散,可诱发消化性溃疡出血。

14. 维生素及微量元素 过量维生素 A 可引起中毒,表现为厌食、毛发脱落、易发怒、激动等;过量维生素 E 会产生严重副作用,如静脉血栓形成、头痛及腹泻等。补充过量微量元素锌可致高脂血症及贫血;补给过多硒,可致慢性中毒,引起恶心、呕吐、毛发脱落、指甲异常等。

四、老年人常用药物的合理使用

(一)抗高血压药

1. 坚持长期用药,合理选择药物 老年人只要患有高血压,均应用药,将血压控制在安全范围内,切忌不规范治疗。缓进型原发性高血压宜采用小剂量的长效制剂,而急进型、恶性高血压,甚至出现高血压危象、高血压脑病时,宜选用速效、强效制剂,采用静脉滴注、静脉注射等方法给药。对易引起直立性低血压的药物,要专门对老年人进行预防措施指导。

2. 采用合理的联合用药方案 老年高血压患者宜采用联合用药的方式以提高疗效、减少不良反应。根据患者的具体情况,确定最少品种和最低剂量的药物处方,形成较科学的配伍方案。

3. 个体化给药方案 老年人病情不同、并发症各异,对同一药物的敏感性也有差异,因此应依据高血压等级和用药史等个体情况确定不同的治疗方案。此外,应告知老年人终身治疗的重要性,鼓励老年人戒烟、戒酒,多进行力所能及的活动,合理饮食,按医嘱及时服药,及时反映用药后的血压变化情况,以促进药效的发挥,减少不良反应。

(二)降糖药

糖尿病是老年人常见的慢性疾病,主要采取胰岛素和口服降糖药治疗。使用胰岛素时,应逐渐增加剂量,通过胰岛素的强化治疗使血糖得到严格控制,减少慢性并发症。老年人合理使用胰岛素的关键措施如下:①学会使用血糖仪,进行自我监测;②学会正确使用胰岛素注射器,确保剂量准确;③学会低血糖的预防和紧急处理原则。对于生活不能自理的老年人,则应指导其家属或保姆掌握以上技能。

对口服降糖药,应注意其使用范围,参考餐后血糖等指标合理选择药物。除低血糖外,口服降糖药还会导致器官和神经系统损害等不良反应,如降糖效果不佳,应考虑联合用药,但一般不超过三种,如血糖控制仍不理想,则应使用胰岛素。同时应指导老年人采用健康的生活方式配合治疗,预防并发症。

(三)抗微生物药

老年人应根据抗微生物药的特点选用不同的抗微生物药,明确用药目的,切忌滥用抗生素;严格按照医嘱或给药方案进行用药,一般敏感菌用药 7～10 天症状消失或感染控制后,应继续用药 48 h 以上;疗程结束后,剩余的药物不能随便自行使用;要积极配合治疗,以促进药效的发挥。如四环素类、万古霉素类等尽可能不选用。青霉素类、甲硝唑、林可霉素、克林霉素、两性霉素 B 等用量不宜过大,氨基糖苷类、羧苄西林、头孢菌素类、乙胺丁醇、多黏菌素类则应减量或延长给药间隔。用药时密切监测肝、肾功能及神经功能,若出现肾区不适、黄疸、耳鸣、头晕等,应立即就诊或停药。

(四)抗慢性心功能不全药

大多数老年人有不同程度的心功能不全,尤其是长期高血压患者,往往会发展为心力衰竭。应用抗慢性心功能不全药时,要注意给药方案的个体化,明确病情、用药目的和用药史等资料,如室性心律失常、严重腹泻等患者,要根据病情随时调整剂量。对老年性疾病,要注意综合治疗措施和配伍药物的相互作用,如用强心药期间注意"补钾禁钙";还要注意药物的给药方法,尽量不要与其他药物混合注射。硝普钠、硝酸甘油等药物高浓度快速静脉滴注易引起严重不良反应,故应严密监测血压及心率,确保疗效,避免严重不良反应。提高老年人的依从性,指导其按医嘱用药,不可补服已漏服的药物,告知可能的不良反应,指导老年人做好自我监测。

学 以 致 用

工作场景:

患者,女,75岁,近日因琐事生气,感觉头晕、目眩,认为自己患有高血压,听邻居陈大妈介绍自己使用的抗高血压药效果很好,故拿到2片,分次服下。当夜,患者起身下床饮水时,突感眼前漆黑,四肢无力,摔倒在地,被家属紧急送往医院,经查,左上臂骨折。

知识运用:

该患者为70岁以上的老年人,心血管调节能力较弱,遇到情绪紧张等诱发因素会导致血压骤升,对抗高血压药也较为敏感,尤其是夜间使用此类药物,出现了明显的直立性低血压,发生意外伤害。应对该患者进行如下合理用药指导:①介绍高血压相关常识,指导患者或其家属使用血压计,并进行自我血压监测;②说明抗高血压药的使用注意事项;③强调老年人使用抗高血压药应在医生指导下进行,按医嘱使用药物。

点 滴 积 累

1. 老年人的生理功能发生明显减退,导致老年人的药动学特点和药效学特点都有明显改变。

2. 老年人用药应避免滥用药物,选择适当的剂型、剂量及给药方法,注意药物配伍和相互作用。

3. 老年人用药应特别注意常发生的药品不良反应和常用药品的不良反应。

任务三 妊娠期和哺乳期妇女用药指导

妊娠期和哺乳期是妇女的特殊生理期,在此期间,如需用药,用药的合理性对母体和胎儿、新生儿的健康有非常重要的意义。

一、妊娠期妇女的药动学特点

与正常成人相比,由于胎儿生长发育的需要,妊娠期妇女心血管、消化、内分泌等系统都将发生适应性的生理变化,药物在妊娠期妇女体内的药动学有较大差异,特别是胎儿、胎盘会对母体分泌系统产生重要影响等。

(一)吸收

妊娠期胃肠活动减弱,使口服药物吸收减慢,生物利用度下降,妊娠早期出现的恶心、呕吐等消化道症状也可减少各种口服药物的吸收。雌激素、孕激素可减少胃酸分泌,影响弱酸类药物的吸收,如水杨酸等,但弱碱类药物如阿片类、苯二氮䓬类的吸收增加。

(二)分布

妊娠期妇女的体重平均增长10~20 kg,血容量相应增加50%左右,药物表观分布容积明显增大,对血药浓度呈现“稀释”作用。一般而言,同样剂量的同一药物,妊娠期妇女的血药浓度要低于非妊娠期妇女。同时,增加的血容量会降低血浆蛋白浓度,药物血浆蛋白结合率下降,游离药物的比例明显升高,药物的作用强度增大,且易于通过胎盘屏障进入胎儿体内,以苯巴比妥、苯妥英钠、地西泮、哌替啶、地塞米松、利多卡因、普萘洛尔等较为明显。

(三)代谢

妊娠期妇女肝的葡萄糖醛酸转移酶活性降低,肝药酶系统功能发生变化,肝代谢功能有所下降,易产生药物蓄积中毒。

(四)排泄

妊娠期妇女的肾血流量、肾小球滤过量和肌酐清除率均有所增加,可加速许多药物的排出。但由于葡萄糖醛酸转移酶活性降低,结合的药量减少,不能经肾排泄,在肠道排泄时,因肠肝循环再吸收量增多,药物的半衰期延长。

二、药物在胎盘的转运

(一)药物在胎盘的转运方式

妊娠期妇女的胎盘作为母体和胎儿的连接体,不仅具有代谢和内分泌功能,还具有生物膜特性,发挥物质转运的重要作用,进入胎儿体内的药物必须通过胎盘屏障。药物经胎盘转运的方式有单纯扩散、主动转运、胞饮作用、经膜孔或细胞间裂隙转运等。

(二)药物在胎盘转运时的代谢

胎盘具有酶系统,具有生物合成和分解等功能,部分药物在胎盘转运时会发生代谢,从而改变了药理活性或理化性质。有些药物经代谢后有利于透过胎盘屏障进入胎儿体内,如母体血中的葡萄糖经胎盘转变为果糖后转运至胎儿体内。有些药物经胎盘代谢而失去活性,如肾上腺皮质激素类药物中的可的松、泼尼松通过胎盘转化为失活的代谢产物,而地塞米松通过胎盘时无须代谢而直接进入胎儿体内。因此,如治疗妊娠期妇女疾病,可用泼尼松,治疗胎儿疾病则应选用地塞米松。

(三)影响药物经胎盘转运的因素

1. 药物的理化性质 一般而言,脂溶性药物经胎盘转运较快,水溶性药物经胎盘转运较慢,甚至难以通过。相对分子质量越小的物质在胎盘扩散的速度越快,药物在血浆中与血浆蛋白结合后由于相对分子质量较大,不易通过胎盘,故药物血浆蛋白结合率与药物通过胎盘的数量成反比。

2. 母体-胎盘循环情况 妊娠期母体-胎盘循环是依靠两者间的循环系统压力差来实现的,母体血压正常、血流量充足、血流速度快,则母体-胎盘间的药物转运速度相对较快。

3. 胎儿-胎盘循环情况 胎儿心脏将胎血经脐动脉排入胎盘绒毛毛细血管,与母体进行物质交换后经脐静脉回到胎儿体内,这里包括两条途径:一条途径是经胎儿肝-下腔静脉到达胎儿右心房;另一条途径是经静脉导管直接进入胎儿循环,无须经过肝。由于胎儿肝自第 16 周开始具有较强的代谢能力,可以氧化分解经过的药物,改变其药理活性,因此采用第二条途径转运的药物未经胎儿肝代谢,药理作用较强,对胎儿的影响较大。

三、胎儿的药动学特点

(一)吸收

有些药物经胎盘转运进入胎儿体内后,经羊膜转运进入羊水后被胎儿吞饮,随羊水进入胃肠道被吸收进入胎儿体内,其代谢产物从尿中排出,又可因胎儿吞饮羊水重新进入胎儿体内,形成羊水-肠道循环。另外,部分药物经胎盘转运进入脐静脉,然后经过胎儿肝进入循环系统,在胎儿肝中发生代谢,药理活性降低,药物作用下降,同样具有首过效应。

(二)分布

胎儿羊水内的蛋白质含量仅为母体的 $1/20 \sim 1/10$,故药物的血浆蛋白结合率较成人低,游离药物比例高,药物作用更强。胎儿的肝、脑等器官在体重中所占的比例较大,血流量较大,有利于药物分布,药物有 $60\% \sim 80\%$ 进入肝,因此,具有肝毒性的药物对胎儿的影响明显;胎儿的血脑屏障功能较差,其中枢神经系统容易受到药物影响,尤其是呼吸中枢发育不完全,对具有呼吸抑制的药物尤其敏感。

(三)代谢

胎儿肝药酶相对缺乏,与成人相比其活性较低,对药物的代谢能力低,尤其是催化药物与葡萄糖醛酸结合的能力较弱。某些脂溶性较高的药物需要通过这种结合而解毒,因此使用此类药物容易使胎儿发生蓄积中毒。

(四)排泄

妊娠11~14周时,胎儿肾虽已有排泄药物的能力,但其肾小球滤过率较低,药物及其代谢产物在体内的残留时间明显延长,尤其有些药物经代谢后脂溶性降低,不易通过胎盘屏障转运到母血中,导致在胎儿体内积蓄,造成中毒现象。

四、妊娠期妇女用药的基本原则

1. 谨慎用药 优先选用疗效确切,对妊娠期妇女、胎儿安全的药物,用药时间宜短不宜长,剂量宜小不宜大。

2. 安全用药 对必须使用但又可能出现不良反应的药物,应采取前瞻性预防措施,同时根据药物对胎儿的影响程度,优先选择对胎儿影响最小的药物。

3. 监测用药 根据孕周(即胎儿所属的发育时期)考虑用药,做好用药记录,并注意监测胎儿状况。

五、妊娠期妇女慎用的药物

(一)妊娠各期慎用的药物

1. 妊娠早期 妊娠初始3个月内是胚胎器官的分化期,胎儿各器官和系统尚未完全形成,易受药物的影响导致胎儿畸形,用药应特别慎重。常见的具有致畸作用的药物有乙醇、可卡因、卡马西平、沙利度胺(反应停)、吲哚美辛、甲氧苄啶,以及维生素A的同质异构物和某些性激素(如己烯雌酚、炔诺酮)等。另外,某些活病毒疫苗如风疹疫苗、放射性碘等,也具有致畸作用。

2. 妊娠中期 妊娠4个月后到分娩前3个月,药物会影响胎儿器官功能的发育和成熟,如大剂量使用氯霉素可致灰婴综合征;四环素可使婴儿牙齿黄染、牙釉质发育不全、骨生长障碍;连续多次注射氨基糖苷类抗生素可使胎儿形成先天性耳聋;高效利尿药可引起死胎,胎儿电解质紊乱、血小板减少等;氯喹可引起视神经损害、智力障碍和惊厥;镇静催眠药、部分镇痛药可抑制胎儿的呼吸中枢发育,导致窒息而死亡;长期应用氯丙嗪可使婴儿发生视网膜病变;抗甲状腺药可影响胎儿的甲状腺功能,导致先天性甲状腺肿大,甚至压迫呼吸道引起窒息。妊娠期妇女摄入过量维生素D可导致新生儿钙过高、智力障碍、肾或肺小动脉狭窄及高血压等。

3. 妊娠后期和临产期 此期胎儿受药物的影响相对较小,但要避免使用影响分娩和产程的药物,如妊娠期妇女使用双香豆素等抗凝药,或长期服用阿司匹林,可导致产妇和胎儿严重出血,甚至死亡。妊娠期妇女如服用麦角制剂、奎宁、缩宫素、垂体后叶素、益母草等药物,会引起子宫收缩,导致流产或早产。临产前使用对子宫平滑肌具有松弛作用或者抑制宫缩的药物,如β受体激动剂等,均不利于分娩。对于葡萄糖-6-磷酸脱氢酶先天缺乏者,应慎用抗疟药、磺胺类药、硝基呋喃类药等,以免引起急性溶血。

知识链接

妊娠期妇女用药标准分类

根据药物可能对胎儿产生的不良影响,国际上将妊娠期用药对胎儿的危险度登记并分类为A、B、C、D和X五个等级。

A类:动物实验和临床观察未见对胎儿有危险,是最安全的一类。

B类:动物实验显示对胎畜有危害,但临床研究未能证实,或动物实验未发现有致畸作用,但无临床验证资料。

C类：动物实验显示对胎畜有致畸或致死作用，但在人类缺乏资料证实，使用前要权衡利弊。

D类：对胎儿的危害有肯定的证据，尽管有害，但治疗妊娠期妇女疾病疗效肯定，又无替代药物，其获益明显超过危害。

X类：在对动物或人类的研究中，已证实对胎儿有危害，为妊娠期禁用的药物。

（二）妊娠期常用药物的合理应用

妊娠期常用药物的合理应用见表9-1。

表 9-1　妊娠期常用药物的合理应用

药物类别	典型药物	药物合理应用
性激素类药物	黄体酮(孕酮)	可抑制子宫收缩，有利于胚胎发育，起到保胎作用；也能促进乳腺发育，为泌乳做准备。主要用于黄体功能不足导致的先兆流产，一般不用于习惯性流产。 不良反应偶见头晕、恶心、乳房胀痛、抑郁等
	人绒毛膜促性腺激素(HCG)	正常时由胎盘分泌，可继续维持黄体的内分泌功能以适应妊娠的需要。用于HCG水平低下的先兆流产。偶见恶心、头晕等不良反应
子宫平滑肌抑制药	沙丁胺醇、特布他林等	能通过兴奋β2受体而松弛子宫平滑肌，主要用于防止早产，使用时应注意心血管系统的不良反应
解热镇痛药	一般选用阿司匹林	可防止妊娠高血压、子痫和子痫前期。分娩前慎用，可引起分娩时出血和中枢神经系统出血
抗微生物药	抗菌药物，如青霉素类、头孢菌素类和红霉素等	慎用或禁用的药物主要有氨基糖苷类、四环素类、氟喹诺酮类、磺胺类和甲氧苄啶(TMP)等
	抗病毒药	利巴韦林禁用，阿昔洛韦、齐多夫定等不宜选用
	抗真菌药，如克霉唑、咪康唑、两性霉素B等	氟康唑、酮康唑、氟胞嘧啶、灰黄霉素等有致畸作用和胚胎毒性，一般不采用
降糖药	胰岛素	可降低妊娠期糖尿病妇女的胎儿死亡率及致畸率，禁用双胍类及甲苯磺丁脲
抗癫痫药	乙琥胺等	大部分抗癫痫药可致畸，应予以高度重视
镇静催眠药	精神紧张型的先兆流产可选用地西泮	能损害胎儿的神经系统，可能使胎儿发生唇裂或腭裂
抗心律失常药	地高辛、普鲁卡因胺、维拉帕米等	奎尼丁类应在严密的心电监护下使用，胺碘酮在妊娠前3个月应避免使用

六、哺乳期妇女的合理用药

药物经乳汁排泄是哺乳期所特有的药物排泄途径，几乎所有的药物都能通过被动扩散进入乳汁，所以哺乳期妇女用药必须考虑能经乳汁排泄的药物对新生儿、婴儿的影响。

（一）哺乳期妇女的用药原则

1.权衡利弊用药　大多数药物可经乳汁排泄，因此，哺乳期用药均应考虑药物对婴儿的影响，权衡利弊，如所用药物弊大于利，则应停药或选用其他药物或治疗手段，可用可不用的药物尽量不用。

2. 选择适当药物 尽量选用成熟的药物,避免使用新药。选择对母亲和婴儿影响较小的药物,如哺乳期妇女患尿路感染时,不宜选用磺胺类药,而应使用氨苄西林代替,这样既可治疗母亲尿路感染,又可减小对婴儿的伤害。

3. 注意婴儿经乳汁摄取的药量 尽可能减少婴儿经乳汁摄取的药量,一般应在哺乳后用药,并尽可能推迟下一次哺乳时间。

4. 加强用药指导 应对哺乳期妇女加强用药指导,遵医嘱用药,不要随意延长或缩短疗程;停止用药后恢复哺乳的时间应在 5 个半衰期后;提醒哺乳期妇女注意自身及婴儿是否发生了药品不良反应等。

(二)哺乳期常用药物的合理应用

哺乳期常用药物的合理应用见表 9-2。

表 9-2 哺乳期常用药物的合理应用

药物类别	药物合理应用
抗菌药物	青霉素类药对婴儿安全,头孢菌素类药在乳汁中含量甚微,但第四代头孢菌素类(头孢匹罗、头孢吡肟等)除外;大环内酯类药 100% 分泌至乳汁;氨基糖苷类药具有潜在危害,不宜使用;磺胺类药可引发新生儿胆红素脑病(核黄疸);氯霉素可引起灰婴综合征,禁用
激素类药	口服避孕药因含雌激素和(或)孕激素,可分泌至乳汁中,使婴儿出现易激惹、尖叫、惊厥等神经系统症状,男婴出现乳房增大,不宜使用
抗高血压药	卡托普利可分泌至乳汁中,因含巯基而对婴儿骨髓有抑制作用;依那普利对婴儿肾有影响,都应避免使用
降糖药	胰岛素对婴儿无害。格列喹酮可引起新生儿黄疸,不宜使用
抗甲状腺药	哺乳期妇女禁用同位素 ^{125}I 和 ^{131}I 治疗,其在乳汁中仍有放射性,会损害婴儿健康
抗肿瘤药	可抑制新生儿造血功能,治疗期间禁止哺乳

学 以 致 用

工作场景:

患者,女,28 岁,停经 40 天,妊娠试验结果呈阳性。平时月经周期 32 天。20 天前因尿路感染服用左氧氟沙星片 3 天。患者担心用药对胎儿有影响而前来咨询。

知识运用:

细胞增殖早期为受精后 18 天左右,此阶段胚胎的所有细胞尚未分化,细胞的功能活力也相等,对药物无选择性表现,致畸作用无特异性地影响细胞,其结果为胚胎死亡、流产或存活而发育成正常个体,因此在受精半个月内几乎见不到药物的致畸作用。

点 滴 积 累

1. 妊娠期妇女体内会发生一系列生理变化,产生明显的药动学改变,影响药物的疗效。

2. 妊娠期内,大多数药物可由母体经胎盘转运至胎儿体内,对胎儿产生不良影响。

3. 妊娠期妇女应谨慎用药,安全用药,监测用药。

4. 哺乳期妇女用药须考虑能经乳汁排泄的药物对新生儿、婴儿的影响。

任务四 肝肾功能不全患者用药指导

肝是人体最重要的代谢器官,肾是人体最重要的排泄器官,肝肾功能不全患者的肝肾功能出现障碍或异常,导致药物的药动学和药效学受到显著影响,尤其是药物中毒发生率显著增高。因此,临床用药要充分考虑疾病或药物对肝肾功能不全患者的影响,谨慎用药,选择和制订合理的用药方案。

一、肝肾功能不全对药动学、药效学的影响

(一)肝功能不全对药动学、药效学的影响

肝是药物体内代谢与排泄的主要器官,是大多数药物代谢的主要场所,当肝功能不全时,药物代谢必然受到影响,血液中游离药物会增多,药物毒性增加。慢性肝炎和肝硬化患者的肝微粒体酶合成减少,使许多药物的代谢减慢,严重的慢性肝病因为肝中蛋白质合成受影响,会导致药物的血浆蛋白结合率降低。血浆蛋白结合率高的药物受显著影响,游离药物明显增多。胆汁排泄是药物排泄的重要途径之一,某些药物的原形或其代谢产物可迅速经主动转运系统从胆汁排出。在肾功能不全时,原来经肾排泄的药物也会从胆汁排泄。肝病时,由于进入肝细胞的药物减少或由于肝细胞代谢药物的功能降低,某些药物从胆汁的排泄会部分或完全被阻断。如地高辛,健康人服药后 7 日内从胆汁排出的量为给药量的 30%,而肝病患者则减少至 8%。此外,肝病常伴有其他脏器功能的改变,从而造成对药物体内过程的影响。例如,门静脉高压伴有小肠黏膜水肿或结肠异常,可影响药物经消化道吸收。而肝门腔静脉吻合可使口服药物直接进入体循环,降低肝首过效应,使药物的治疗指数降低、毒性增加。肝病时,机体对药物的反应性会发生改变。如严重肝病患者对吗啡、苯二氮䓬类和巴比妥类、氯丙嗪、哌唑嗪、异丙嗪等药物不耐受,对抗凝血药肝素、华法林等的敏感性增高,剂量稍有不当便可导致大出血,这可能与肝合成凝血因子的能力下降及血浆蛋白结合率降低,导致游离药物浓度增高、作用增强有关。

(二)肾功能不全对药动学、药效学的影响

肾是人体重要的排泄器官,具有排泄体内代谢产物、药物、毒物等的功能,以及调节体内水、电解质和酸碱平衡的功能,在维持人体内环境稳定性中起着关键作用。肾功能不全患者的肾功能出现严重障碍,内环境发生紊乱,主要表现为代谢产物在体内蓄积,水、电解质紊乱和酸碱平衡失调,并伴有尿量和尿质的改变以及肾内分泌功能障碍引起的一系列病理生理变化。肾功能不全患者不但容易发生药物体内蓄积,而且由于内环境紊乱使机体对药物的毒性更敏感,增高了药物中毒的发生率。对于主要经肾排泄的药物,应根据肾功能损伤程度相应减少剂量,主要是根据肌酐清除率调整剂量。由于肾功能不全患者的药物生物半衰期一般长于正常人,药物达到稳态血药浓度所需的时间也长,呈现起效慢、作用时间延长的特点,对于主要经肾排泄而消除的药物,如氨基糖苷类抗生素等,会明显出现蓄积性中毒现象,而对于主要经肝代谢而消除的药物,则影响相对较小。肾功能不全可影响机体对药物的敏感性,如肾功能不全患者对镇静催眠药和麻醉性镇痛药等中枢神经系统抑制药较为敏感。尿毒症患者常伴有电解质紊乱及酸碱平衡失调,如低血钾可降低心脏传导性,从而增加洋地黄类、奎尼丁、普鲁卡因胺等药物的传导抑制作用。尿毒症患者因有出血倾向,会增强抗凝血药的作用,致使阿司匹林等非甾体抗炎药更易引起消化道出血。肾功能不全可导致高钾血症和胆碱酯酶活性下降,造成抗高血压药对患者的疗效发生变化。

二、肝肾功能不全患者的用药原则

(一)肝功能不全患者的用药原则

1.明确诊断,合理用药 避免或减少使用肝毒性大的药物。注意药物相互作用,特别应注意避免

与肝毒性药物合用。肝功能不全而肾功能正常的患者可选用对肝毒性小并且从肾排泄的药物。

2.制订个体化给药方案 初始剂量宜小,必要时进行 TDM,做到给药方案个体化。

3.定期监测肝功能 评价肝功能常用的指标是 ALT、AST 和 BiL。当 ALT>8 倍 ULN(ULN 为正常范围上限)或 ALT>3 倍 ULN 且 BiL>2 倍 ULN 时,表明出现了肝功能损害,应基于生化检验结果及时调整治疗方案。同时,根据情况给予相应的保肝药,如解毒类药物、促肝细胞再生类药物、利胆类药物、促进能量代谢类药物等。

(二)肾功能不全患者的用药原则

1.明确诊断,合理选药,避免或减少使用肾毒性大的药物 应明确诊断患者疾病状态,合理选择药物,避免使用有肾毒性的药物,制订无肾毒性的同类药物替代策略,对于肾功能不全而肝功能正常者,可选用双通道排泄的药物,即具有肾排泄和胆汁排泄两条途径的药物。应根据肾功能损伤程度、药物的代谢途径、药动学特点进行相应的药物剂量调整。可通过减少药物剂量或延长给药间隔进行调整,个别药物应进行 TDM。如发生药物蓄积中毒,应立即停药,采取加速药物排出或拮抗药物毒性的治疗措施。

2.制订个体化给药方案 应根据患者肾功能情况,及时调整给药剂量和给药间隔,设计个体化给药方案。注意监测药物血药浓度,避免药物中毒对肾功能带来进一步的损害。

3.定期检查肾功能 评价肾功能最常用的指标是肌酐清除率。肌酐清除率因年龄、性别、体重的差别而不同,主要是通过测定患者的血清肌酐浓度经计算而得,正常人的肌酐清除率男性约为 2 mL/s(120 mL/min),女性约为 1.8 mL/s(108 mL/min)。根据患者实测的肌酐清除率,对照标准值,参照有关公式可以计算出应当调整的剂量。

三、肝肾功能不全患者慎用的药物

(一)肝功能不全患者慎用的药物

1.抗凝血药 病情较重的慢性活动性肝炎患者,凝血因子和纤维蛋白原减少,可使抗凝血药的作用大大增强,容易出现出血等现象。

2.糖皮质激素类药 本类药物促进脂肪分解,影响血脂转运和分布,可加重脂肪肝和肝功能不全,且能诱发或加重消化道出血。应用此类药物时一般主张短疗程,剂量不宜过大,当病情稳定后应逐渐停药。

3.利尿药 肝硬化、腹水患者应用利尿药时,宜先选用保钾利尿药氨苯蝶啶或螺内酯,然后在此基础上配伍噻嗪类利尿药。高效利尿药使用不当易导致循环血容量减少,诱发肝性脑病,故应慎用。

4.可诱发肝性脑病的药物 能干扰胺类物质代谢的药物(如尿素、锂盐、蛋氨酸、阳离子交换树脂、高效和中效利尿药等)可使慢性肝炎患者发生肝性脑病。

(二)肾功能不全患者慎用的药物

1.抗微生物药 主要包括氨基糖苷类、四环素类、氯霉素、喹诺酮类、呋喃妥因、利福平、磺胺类、两性霉素 B、氟康唑、伊曲康唑、特比萘芬、多黏菌素类、替考拉宁、万古霉素等。青霉素 G、氨苄西林、羧苄西林等若剂量过大,亦可导致肾损害。

2.抗肿瘤药 大多数抗肿瘤药具有肾毒性,有些比较严重,如环磷酰胺、塞替派、卡莫氟、卡培他滨、顺铂、司莫司汀、甲氨蝶呤、门冬酰胺酶、丝裂霉素等。

3.解热镇痛药 包括阿司匹林、吡罗昔康、布洛芬、吲哚美辛、甲氯芬那酸、非那西丁、保泰松及含非甾体抗炎药的常用复方制剂等。本类药物对肾的损害经常被忽略,具有隐匿性特点,常与长期大剂量服用有关。

4.造影剂 在血管造影、增强 CT、静脉尿路造影中使用的造影剂可因其高渗性直接损伤肾小管,引起肾缺血和肾小球滤过率下降,最终导致急性肾衰竭。造影剂所致急性肾衰竭尤其常见于肾功能不全、糖尿病、高血压或年老、脱水患者等。

学以致用

工作场景：

患者，男，55岁，因类风湿关节炎长期使用免疫抑制剂，近日因出现发热、咳嗽、咳痰入院，医生怀疑是肺部真菌感染，经病原学检查，诊断为侵袭性肺曲霉病（IPA）。Child-Turcotte-Pugh(CTP)评分为6分。

知识运用：

患者属于肺部真菌感染合并肝功能不全，可使用伏立康唑治疗。根据CTP评分，该患者属于轻度肝功能不全，伏立康唑可用正常患者维持剂量的50%。

点滴积累

1.肝肾功能不全患者的肝肾功能出现障碍或异常，导致药物的药动学和药效学受到显著影响，尤其是药物中毒发生率显著增高。

2.肾功能不全者用药应明确诊断，合理选药，避免或减少使用肾毒性大的药物，制订个体化给药方案，定期检查肾功能。

3.肝肾功能不全者要注意慎用的药物类别。

任务五　驾驶人员用药指导

一、驾驶人员的工作特点

驾驶工作需要驾驶人员集中精力、动作协调、判断果决，并需有一定的预见性和应急处理能力。若因服用药物影响驾驶人员的正常反应，出现不同程度的疲倦、嗜睡、视物模糊、辨色困难、多尿等异常情况，极易导致交通事故。从交通事故的事后分析中发现，驾驶人员因服用有关药物而导致交通事故所占的比例在逐年上升。因此，驾驶人员使用药物应谨慎，合理选择和使用药物。

二、驾驶人员的用药原则

（一）避免使用影响驾驶能力的药物

应了解会影响驾驶人员正常驾驶的药物，注意复方制剂中是否含有影响驾驶的药物成分，注意药物的通用名和商品名的关系。尽可能不使用影响驾驶能力的药物。

（二）合理使用药物

驾驶人员应在医生或药师的指导下合理使用药物，认真、详细地了解其作用、用法、可能产生的不良反应和注意事项，严禁自行随意用药。要采取合适的给药方法，以避免或者减轻药物的不利影响。如驾驶前不要服用含有中枢神经抑制作用的抗感冒药，应在休息前半小时服用，服用后2～4 h不要驾车，或者选用替代药物；糖尿病患者在使用降糖药之后，1 h内不要驾车，以免出现血糖一过性降低，影响判断力。如服药后出现身体不适等异常情况，应立即停止驾驶，前往医院就诊，以免发生交通事故。

三、驾驶人员慎用的药物

（一）可引起驾驶人员嗜睡的药物

1. 抗过敏药 主要包括氯苯那敏、赛庚啶等。因其具有减轻鼻塞、流涕等感冒症状的作用，常用于感冒的治疗，患者服用后可能出现嗜睡、眩晕、头痛、乏力、颤抖、耳鸣和幻觉等症状。

2. 镇静催眠药 主要包括苯二氮䓬类药物，如地西泮等。患者服用后可出现嗜睡、乏力、视物模糊甚至精神错乱等症状，有时停药 2～3 日仍可能出现以上不适反应。

（二）可引起驾驶人员眩晕或出现幻觉的药物

1. 解热镇痛药 主要包括阿司匹林、安乃近、非那西丁、氨基比林等，如使用剂量过大，可出现眩晕、耳鸣、听力减退、大量出汗，甚至虚脱等副作用。

2. 镇咳药 主要包括右美沙芬、可待因等，可出现嗜睡、头晕等副作用，过量还可引起兴奋、烦躁不安。

（三）可引起驾驶人员视物模糊或辨色困难的药物

1. 胃肠解痉药 主要包括阿托品、东莨菪碱和山莨菪碱等，会出现视物模糊和心悸等副作用，过量则出现焦躁、幻觉、瞳孔散大、谵妄和抽搐等中枢兴奋症状。

2. 抗高血压药 主要包括利血平、可乐定、特拉唑嗪、硝苯地平、吲达帕胺等，部分患者服用后可出现视物模糊、心悸、直立性低血压、头痛、眩晕、嗜睡等不适。

3. 抗心绞痛药 使用硝酸甘油、普萘洛尔、硝酸异山梨酯和硝苯地平等药物后会有搏动性头痛，高速行驶或在颠簸不平的道路上行驶时，驾驶人员容易出现眼压、颅内压增高等副作用，导致视物不清、头痛、头晕、乏力等症状。

（四）可引起驾驶人员其他异常的药物

1. 平喘药 使用麻黄碱、异丙肾上腺素、沙丁胺醇等药物可引起震颤、心悸、心动过速、软弱无力等严重的副作用，影响驾驶安全。

2. 利尿药 使用呋塞米、氢氯噻嗪等药物会引发多尿，影响驾驶人员的注意力，尤其影响高速公路驾驶的安全。

点 滴 积 累

1. 驾驶工作对驾驶人员有集中精力、动作协调等要求，若因服用药物影响驾驶人员的正常反应，极易导致交通事故。驾驶人员使用药物应谨慎，合理选择和使用药物。

2. 驾驶人员慎用的药物主要包括抗过敏药、镇静催眠药、解热镇痛药、镇咳药、胃肠解痉药、抗高血压药、抗心绞痛药、平喘药、利尿药。

（丁宇翔）

历年真题　　　　　模拟检测

模块四

常见病症的自我药疗
和健康管理

常见症状的自我药疗

扫码看课件

学习目标

知识目标

1.掌握:发热、头痛、咳嗽、消化不良、腹泻、便秘的药物治疗和用药指导。

2.熟悉:发热、头痛、咳嗽、消化不良、腹泻、便秘的分类和临床表现。

3.了解:发热、头痛、咳嗽、消化不良、腹泻、便秘的病因和机制。

能力目标

具有正确进行问症荐药的能力。

素质目标

1.培养学生顾客至上、患者至尊、爱岗敬业、用心服务的职业素养。

2.提高学生依法售药、童叟无欺的职业意识。

岗位对接

职业面向:药品经营。

职业要求:接待患者,仪表大方,问症荐药,顾客满意。

导学情景

情景描述:周女士因天气突然转凉,未及时添加衣物,开始出现鼻塞、流涕、咽痛、畏寒、发热、头痛等症状,前来药房购药。

学前导语:下面将学习常见症状(如发热、头痛、咳嗽、消化不良、腹泻、便秘)的自我药疗。

任务一 发 热

一、症状概述

(一)概念

发热是指人体体温升高超出正常范围,即直肠温度≥37.6 ℃、口腔温度≥37.3 ℃、腋下温度≥37.0 ℃,昼夜体温波动超过1 ℃。

（二）分类

1. 按腋下温度分类

（1）低热：37.4～38.0 ℃。

（2）中等度热：38.1～39.0 ℃。

（3）高热：39.1～41.0 ℃。

（4）超高热：41.0 ℃以上。

2. 按发热持续时间分类

（1）急性发热：热程在 2 周以内的发热。

（2）长期低热：体温在 37.5～38.4 ℃并持续 4 周以上。

（3）长期不明原因发热：发热持续 3 周以上，体温多次不低于 38.3 ℃，经过至少 1 周仔细的检查仍不能确诊。

3. 按致热原来源和性质分类

（1）感染性发热：多见于各种病原体引起的感染，以细菌性感染最常见，其次为病毒、支原体、衣原体感染。

（2）非感染性发热：多见于变态反应性疾病（如风湿热、药物热等）、血液病与恶性肿瘤（如白血病、结肠癌等）、结缔组织病（如结节性多动脉炎、系统性红斑狼疮、皮肌炎等）。

（三）病因

1. 感染性因素 细菌、病毒、真菌和寄生虫等感染。

2. 非感染性因素 组织损伤、过敏、血液病、结缔组织病、恶性肿瘤、器官移植排斥反应等疾病。另外，服用药物也可能引起发热，一般称为药物热。女性在月经期或排卵期也会发热。

（四）机制

发热是人体对致病因子的一种全身性防御反应，是患病时的一种症状。感染原、细菌内毒素或其他外源性致热原进入人体后，与粒细胞、单核细胞等发生相互作用而产生内源性致热原，导致下丘脑体温调节中枢合成与释放前列腺素，引起发热。

二、临床表现

发热主要表现为体温升高、脉搏加快，突然发热常持续 0.5～1 天，持续发热可持续 3～6 天。还会伴随其他表现及实验室检查结果异常，相关疾病如下。

知识拓展

（1）伴有头痛、四肢关节痛、咽喉痛、畏寒、乏力、鼻塞或咳嗽，可能有感冒。

（2）血常规检查中，白细胞计数高于正常值，提示可能有细菌感染；白细胞计数低于正常值，提示可能有病毒感染。

（3）儿童伴有咳嗽、流涕、眼结膜充血、麻疹黏膜斑及全身斑丘疹，可能为麻疹。儿童或青少年伴有以耳垂为中心的腮腺肿大，多为流行性腮腺炎。

（4）发热热程中有间歇期，表现为间歇发作的寒战、高热，继之大汗，可能为化脓性感染或疟疾。

（5）持续高热，如 24 h 内体温持续波动在 39～40 ℃，居高不下，伴有寒战、胸痛、咳嗽、吐铁锈色痰，可能患有大叶性肺炎。

（6）起病缓慢，持续稽留热，无寒战，脉缓，出现玫瑰疹，肝脾肿大，可能患有伤寒。

三、药物治疗

（一）治疗原则

由于解热镇痛药用于退热属于对症治疗，故在积极进行退热治疗的同时，对于各种感染性疾病，还应应用抗微生物药进行对因治疗。

（二）常用药物

治疗发热的常用非处方药（OTC）如下：中成药有清热解毒口服液、热炎宁口服液、双黄连口服液、银黄口服液、清开灵口服液等;西药有对乙酰氨基酚混悬液、布洛芬混悬液、阿司匹林片、萘普生片等。

知识链接

酒精擦浴的误区

酒精擦浴禁用于儿童。因为高热时行酒精擦浴,会使儿童通过呼吸道和皮肤吸收大量的酒精。儿童因为肝功能不完善,对酒精代谢能力差,易导致血中酒精浓度升高,引起中枢神经系统毒性。对于成人,尽管酒精擦浴可促进散热以降低体温,但对于正在使用头孢菌素类、硝基咪唑类等抗菌药物的患者,将增高双硫仑样反应发生的风险。

四、用药指导

(1)解热镇痛药用于退热属于对症治疗。其不能解除疾病的致热原因,用药后可改变体温,可能会掩盖病情,影响疾病的诊断,应引起重视。自服解热镇痛药不可超过 3 日。如 3 日后未缓解,需及时就医积极查明发热病因。

(2)对乙酰氨基酚和布洛芬为 WHO 推荐的日常广泛使用的 2 种解热镇痛药。

①对乙酰氨基酚:适用于 3 月龄以上的儿童和成人。短期使用不良反应轻,常见恶心和呕吐,偶见皮疹、药物热和黏膜损害等过敏反应。长期应用可引起肝毒性。

②布洛芬:由于作用比对乙酰氨基酚稍强,药效发挥的时间也稍长,故适用于 6 月龄以上的儿童和成人。不良反应轻,主要有腹部不适、消化不良等,偶见皮疹、血小板减少症。个别患者可出现视物模糊及中毒性弱视,应予重视。

(3)多数解热镇痛药(肠溶制剂除外)不宜空腹服用,宜在餐后服用。特别要注意的是,老年人、肝肾功能不全者、血小板减少者、有出血倾向者、有上消化道出血或穿孔病史者应慎用或禁用。特异体质者使用后可能发生皮疹、血管性水肿、哮喘等反应,应当慎用。

(4)原则上单药治疗,不宜同时应用两种及两种以上的解热镇痛药,若不起效再换用另一种药物,不建议合用或交替使用,以免引起肝、肾、胃肠道的损伤。此类药物中大多数之间有交叉过敏反应。

五、注意事项

(1)推荐解热镇痛药之前,应询问清楚患者的基本信息(如性别、年龄、身高、体重等)、发热持续时间(如持续时间长,应建议直接就医)、有无其他并发症(如咽痛、咳嗽、流涕)、是否采取过一些舒缓措施或使用过解热镇痛药(如果患者已经采取了合理的辅助退热措施并正确服用了解热镇痛药,症状仍然没有缓解,应建议就医)、患者有无其他基础疾病和长期用药史(避免药物相互作用及识别潜在的药品不良反应)。

(2)发热会消耗体力,使患者感觉不适,影响休息,甚至可诱发惊厥,小儿、年老体弱者在高热骤降时有可能出现虚脱。故在应用解热镇痛药时应严格掌握用量,避免滥用;老年人应适当减量,并注意两次用药间隔 4～6 h。在解热的同时,需多饮水和及时补充电解质。

(3)使用解热镇痛药时,不宜饮酒或饮用含有酒精的饮料。

(4)患者充分休息,选择营养易消化的饮食。建议室温在 24～26 ℃,冷保暖,热脱衣,可选择温水擦浴或者贴退热贴,以患者体感舒适为宜。

 学 以 致 用

工作场景:

患儿,男,10 岁,雨天降温后出现全身不适,乏力、头痛、咽痛、咳嗽,测量体温为 38.6 ℃,其母去某药房购药。请为此患儿推荐治疗的药物,并指导患者合理用药。

知识运用：

仔细询问该患儿基本信息后，可推荐布洛芬颗粒，一次 0.2 g，饭后温开水冲服，若持续疼痛或发热，可间隔 4~6 h 重复用药 1 次，24 h 内用药不超过 4 次，用药不得超过 3 日，如病情未好转，建议及时就医。发热时宜多休息、多喝水及选择营养易消化的饮食。

点 滴 积 累

1. 发热是指人体体温升高超出正常范围，即直肠温度≥37.6 ℃、口腔温度≥37.3 ℃、腋下温度≥37.0 ℃，昼夜体温波动超过 1 ℃。

2. 治疗发热的非处方药分为中成药和西药等。自行用解热镇痛药一般不得超过 3 日，不宜同时使用两种及两种以上的解热镇痛药。

3. 发热患者应正确选择和服用解热镇痛药；重视药品不良反应；患者应多休息、多喝水及选择营养易消化的饮食。

任务二 头 痛

一、症状概述

（一）概念

头痛是指额部、顶部、颞部及枕部的疼痛。

（二）分类

头痛一般根据病因分类。

1. 原发性头痛 病因不明确，包括偏头痛、紧张性头痛等。

2. 继发性头痛 病因明确，包括头颈部外伤、颈部血管性疾病、颅内非血管性疾病、颅内感染、药物戒断、精神性因素等所致头痛。

（三）病因

引起头痛的原因很多，如感染性发热、脑膜炎、鼻窦炎或鼻旁窦炎、感冒。同时，头痛亦是某些特殊情况的信号，如高血压、椎基底动脉供血不足、动脉硬化、脑外伤、脑卒中。此外，近视、散光、远视、青光眼或其他原因引起的眼压升高也常会导致头痛。

（四）机制

1. 血管因素 各种原因引起的颅内外血管收缩、扩张以及血管受牵引或伸展均可导致头痛。

2. 脑膜受刺激或牵拉 颅内炎症或出血刺激脑膜，或因脑水肿而牵拉脑膜引起头痛。

3. 神经因素 传导痛觉的脑神经和颈神经被刺激、挤压或牵拉均可引起头痛。

4. 肌肉因素 头、颈部肌肉的收缩也可引起头痛。

5. 牵涉性因素 眼、耳、鼻、鼻窦及牙齿等病变的疼痛，可扩散或反射到头部而引起头痛。

6. 神经功能因素 见于神经症和精神疾病。

二、临床表现

1. 感冒发热性头痛 感冒发热性头痛为最常见的一种头痛，表现为感冒初起，低热或不发热，但

知识拓展

头痛明显,并伴有鼻塞、流涕、咽痛、全身肌肉酸痛等。

2. 紧张性头痛 紧张性头痛又称肌收缩性头痛,临床上常见于女性,头部有紧束受压或钝痛感,更典型的是束带感,常反复发作。发作前有明显的诱发因素,如学习、工作、生活压力过大,紧张,焦虑等。发作时可扩散至颈、肩、背部,呈轻、中度疼痛,疼痛时有麻木、发硬、紧绷感等。

3. 偏头痛 偏头痛也是一种常见的头痛类型,为集中于头的一侧的搏动性疼痛,常伴有恶心、呕吐。偏头痛常有家族史,成年后女性发病者多于男性,发病次数不等,成年女性患者的发作周期与月经周期有很大关系。

4. 鼻窦炎性头痛 各类鼻窦炎,尤其是慢性鼻窦炎,均可引起头痛,患者用力擤鼻涕时疼痛加重。鼻窦病变部位不同时,头痛部位也不尽相同,如果额窦病变,则头痛时眼睛上方前额下面会有触痛。

5. 三叉神经痛 三叉神经痛表现为一侧面部(颞侧)闪电样剧烈疼痛,患者常难以忍受。

6. 青光眼引起的头痛 部位多在眼眶的上部或眼球周围,主要是眼压过高引起的,并伴有视力障碍。

7. 脑血管意外性头痛 脑血管意外性头痛多见于中老年人,为突发性头痛,伴恶心、呕吐及意识障碍,有脑出血或蛛网膜下腔出血的可能性,病情危急,药师应建议患者立即去医院就诊。

8. 高血压性头痛 高血压性头痛常伴有头晕、头胀等症状,也有头部沉重或颈项紧绷感。多发于早晨,常见胀痛、闷痛、撕裂样痛、电击样痛、针刺样痛,部分患者伴有血管搏动感与头部紧箍感以及恶心、呕吐、头晕等症状。

三、药物治疗

(一)治疗原则

查明病因、合理用药。无论何种疾病引起的头痛,均须先找出病因,再进行相应治疗。为减轻疼痛所带来的不适,在不影响对因治疗的同时,可选用治疗头痛的药物。

(二)常用药物

治疗头痛的常用药物见表10-1。

表 10-1　治疗头痛的常用药物

症状	非处方药(OTC)	处方药
感冒发热性头痛	西药:对乙酰氨基酚混悬液、布洛芬混悬液、阿司匹林片、萘普生片	—
紧张性头痛	中成药:正天丸、通天口服液。 西药:对乙酰氨基酚混悬液、布洛芬混悬液、阿司匹林片	盐酸阿米替林片
偏头痛	西药:阿司匹林片、萘普生片	麦角胺咖啡因片、罗通定片、天麻素片
鼻窦炎性头痛	中成药:香菊片、千柏鼻炎片。 西药:呋麻滴鼻液、盐酸羟甲唑啉滴液、盐酸赛洛唑啉滴鼻液	—
三叉神经痛	—	卡马西平片、苯妥英钠片

四、用药指导

(1)首先要明确诱发因素,治疗原发病,不宜先用镇痛药,以免延误病情。

(2)对乙酰氨基酚、布洛芬、阿司匹林均通过抑制环氧合酶减少前列腺素的合成,具有中等程度的镇痛作用,不宜长期服用,一般服用不超过5日。用药后头痛未缓解或病情复杂者应及时就医。

（3）阿司匹林有抗凝血作用，可能会引起哮喘，有出血倾向者、支气管哮喘者慎用。

（4）布洛芬对胃肠道的刺激小，不良反应发生率较低。

（5）为避免药物对胃肠道的刺激，解热镇痛药宜在餐后服用或与食物同服，同时不宜饮酒或饮用含酒精的饮料；老年人应适当减量。

五、注意事项

（1）头痛可见于多种疾病，大多数无特异性，如全身感染发热性疾病往往伴有头痛，精神紧张、过度疲劳者也可有头痛。但反复发作或持续的头痛可能是某些器质性疾病的信号，应认真检查，明确诊断，及时治疗。

（2）为缓解和预防头痛，宜保证充足的睡眠，均衡饮食，补充蛋白质和电解质；戒除烟酒，忌食巧克力、辛辣食品，保持乐观情绪，注意休息，劳逸结合。

点 滴 积 累

1.头痛病因多样，常见的是感冒发热性头痛、紧张性头痛、偏头痛、三叉神经痛等。

2.首先要明确诱发因素，治疗原发病，不宜先用镇痛药，以免延误病情。

3.感冒发热性头痛非处方药首选对乙酰氨基酚；三叉神经痛首选卡马西平；反复性偏头痛推荐应用抗偏头痛药，如麦角胺咖啡因。

任务三 咳 嗽

一、症状概述

（一）概念

咳嗽是人体的一种反射性防御动作，可排出呼吸道分泌物或异物（如纤维、尘埃），保持呼吸道的清洁和通畅。

（二）分类

1.按病程分类

（1）急性咳嗽：病程＜3周。

（2）亚急性咳嗽：病程为3～8周。

（3）慢性咳嗽：病程＞8周。

2.按痰量分类

（1）干咳：痰量≤10 mL。

（2）湿咳：痰量＞10 mL。

（三）病因

1.急性咳嗽 普通感冒是急性咳嗽最常见的病因，其他病因包括急性支气管炎、急性鼻窦炎、过敏性鼻炎、慢性支气管炎急性发作、支气管哮喘等。

2.亚急性咳嗽 常见原因有感冒后（又称感染后咳嗽）、细菌性鼻窦炎、咳嗽变异性哮喘等。

3.慢性咳嗽 原因较多，通常可分为两类：一类为肺部疾病，如肺炎、肺部肿瘤等；另一类为不明原因慢性咳嗽，常见的有咳嗽变异性哮喘、上气道咳嗽综合征、胃食管反流病等。

（四）机制

咳嗽是当呼吸道（口腔、咽喉、气管、支气管）受到刺激（如炎症、异物、烟雾、尘埃）后，由神经末梢发出冲动传入延髓咳嗽中枢引起的一种生理反射。人体通过咳嗽排出呼吸道分泌物或异物（如黏痰、细菌体、纤维），来保持呼吸道的清洁和通畅。咳嗽为人体的一种反射性防御动作，是一种有益的动作，有时亦见于健康人体。

二、临床表现

1. 百日咳 多发生于儿童，为阵发性剧烈痉挛性咳嗽，当痉挛性咳嗽终止时伴有鸡鸣样吸气声，病程长达 2～3 个月。

2. 感冒所致咳嗽 多为轻咳或干咳，有时可见少量的薄白痰，伴有发热、四肢酸痛、头痛、咽喉痛等。

3. 肺炎所致咳嗽 起病突然，伴随有高热、寒战、胸痛、咳铁锈色痰。

4. 支气管病变所致咳嗽 支气管哮喘发作引起反复性喘息、呼吸困难、胸闷、连续性咳嗽、呼气困难、哮喘并有哮鸣音，继而咳嗽，痰液多为白色、黄色或淡黄色。支气管扩张者常有慢性咳嗽，有大量脓痰及反复咯血、杵状指等。

5. 肺结核所致咳嗽 各型结核均可出现低热或高热、消瘦、轻咳、胸痛、盗汗、心率加快、食欲减退等症状，少数人有呼吸音减弱，偶可闻及干啰音或湿啰音，有黄绿色痰液。

6. 药品不良反应所致咳嗽 约 20% 的咳嗽是由用药（血管紧张素Ⅰ转换酶抑制剂卡托普利、抗心律失常药胺碘酮、抗凝血药肝素和华法林、利尿药氢氯噻嗪、抗菌药物呋喃妥因、抗结核病药对氨基水杨酸钠和部分抗肿瘤药）所致，此时应用镇咳药无效，宜及时停药或换药，需注意。

知识链接

咳 痰

咳痰是一种病态现象。正常支气管黏膜腺体和杯状细胞只分泌少量黏液，以保持呼吸道黏膜的湿润。当呼吸道发生炎症时，黏膜充血、水肿，黏液分泌增多，毛细血管壁通透性增加，浆液渗出。痰液由气管、支气管的分泌物或肺泡内的渗出物与黏液、吸入的尘埃和某些组织破坏物等混合而成，其借助咳嗽排出体外称为咳痰。咳嗽有痰称为湿咳，常见于慢性支气管炎、支气管扩张、肺炎、肺脓肿和空洞型肺结核等；干咳或刺激性咳嗽常见于急性或慢性喉炎、喉癌、急性支气管炎初期、气管受压、支气管异物、支气管肿瘤等。

三、药物治疗

（一）治疗原则

在一般情况下，对轻度、不频繁的咳嗽，只要将痰液或异物排出，就可自然缓解，无须应用镇咳药。但无痰而剧烈的干咳，或有痰而过于频繁的剧咳，不仅增加患者的痛苦，影响休息和睡眠，而且增大体能消耗，甚至导致其他并发症，此时弊大于利。对此应适当应用镇咳药，以缓解咳嗽。

（二）常用药物

常用于治疗咳嗽的药物包括非处方药和处方药。非处方药有中成药咳喘灵颗粒、肺力咳合剂、蛇胆川贝口服液、川贝枇杷膏等和西药氢溴酸右美沙芬口服液、枸橼酸喷托维林片、磷酸苯丙哌林片等。处方药有磷酸可待因片、复方甘草片等。

四、用药指导

（1）由于咳嗽的病因、时间、性质、并发症或表现不尽相同，应根据症状和咳嗽类型选药。

（2）对于干咳，可单用镇咳药；对于痰液较多的湿咳，应以祛痰为主，不宜单纯使用镇咳药，应与祛痰药合用，以利于痰液排出和增强镇咳效果。对于痰液特别多的湿咳如肺脓肿，应该慎重给药，以免痰液排出受阻而滞留于呼吸道内或加重感染。

（3）对于有大量痰液并阻塞呼吸道，引起气急、窒息者，可应用司坦类黏液调节剂（如羧甲司坦）或祛痰药(如氨溴索)以降低痰液黏度,使痰液易于排出。

(4)对于支气管哮喘时的咳嗽,宜适当合并应用平喘药,以缓解支气管痉挛,并辅助镇咳和祛痰。

(5)禁止将抗感冒和镇咳用的非处方药用于2岁以下婴幼儿,对3岁以下的幼儿尽量不用。

(6)注意右美沙芬可引起嗜睡,驾车、高空作业或操作机器者宜慎用;妊娠期妇女、严重高血压者、有精神病史者禁用。苯丙哌林对口腔黏膜有麻醉作用,可产生麻木感觉,需整片吞服,不可嚼碎。喷托维林对青光眼、肺部淤血的咳嗽患者,心功能不全者,妊娠期及哺乳期妇女均慎用;5岁以下儿童不宜应用。可待因对过敏者、多痰者、婴幼儿、未成熟新生儿禁用,妊娠期及哺乳期妇女慎用。

(7)应用镇咳药的同时,要注意查明病因和控制感染,对合并气管炎、支气管炎、肺炎和支气管哮喘者,凭医师处方或遵医嘱服用抗感染药物(磺胺类、氟喹诺酮类等),消除炎症;对抗过敏原(抗组胺药、肾上腺糖皮质激素),才能使镇咳药收到良好的效果。

(8)对持续1周以上,并伴有反复发热、皮疹、哮喘及肺气肿症状的持续性咳嗽,应及时去医院明确诊断或咨询医师。镇咳药连续口服1周,症状未缓解或消失时应向医师咨询。

五、注意事项

(1)在推荐镇咳药之前,应询问清楚一些关键信息,比如:患者的基本信息(性别、年龄、体重、过敏史等);咳嗽开始时间和咳嗽特征(干咳还是湿咳,有无其他症状,如胸痛、呼吸困难);是否采取过一些舒缓措施或使用过镇咳药,疗效如何;有无其他基础疾病和长期服用的药物(如慢性阻塞性肺疾病、哮喘、心脏病、胃食管反流病史及吸烟史,是否服用血管紧张素Ⅰ转换酶抑制剂)。

(2)除用药外,应注意休息,戒酒,忌吸烟,忌辛辣刺激性食物。

(3)有以下情况之一时,应建议患者就医:

①咳嗽持续2周以上但未见好转;

②咳嗽伴高热、全身不适;

③体弱者或老年人的严重咳嗽;

④有基础病,如慢性阻塞性肺疾病、支气管哮喘、心脏病、糖尿病等;

⑤伴有胸痛、呼吸困难、哮鸣;

⑥怀疑药物诱发的咳嗽;

⑦镇咳药治疗无效。

点 滴 积 累

1.咳嗽是人体的一种反射性防御动作。人体可通过咳嗽动作排出呼吸道分泌物或异物(如纤维、尘埃),保持呼吸道的清洁和通畅。对于干咳,可单用镇咳药,首选苯丙哌林;对于痰液较多的湿咳,应以祛痰为主,镇咳药应与祛痰药合用。

2.镇咳药连续口服1周,症状未缓解或消失时,应向医师咨询。明确咳嗽病因,正确使用镇咳药,重视药品不良反应。

3.应注意休息,戒酒,忌吸烟,忌辛辣刺激性食物等。

任务四 消 化 不 良

一、症状概述

(一)概念

消化不良是一组表现为持续性或复发性上腹部疼痛或烧灼感、餐后饱胀及早饱感的临床综合征。

（二）分类

消化不良可根据病因进行分类。

1. 器质性消化不良（OD） 消化系统的器质性疾病导致的消化不良,比如慢性胃炎、消化性溃疡、胃食管反流病、慢性胆囊炎等。

2. 功能性消化不良（FD） 具有上腹部不适的症状,但经检查排除器质性疾病的消化不良。症状可持续或反复发作,病程超过 1 个月,是临床上最常见的一种功能性胃肠疾病。

（三）病因

1. FD FD 的发病机制尚未完全阐明,可能与下列多种因素有关。

（1）胃肠动力功能障碍:近端胃容受性舒张功能受损,顺应性下降,致使餐后胃内食物分布异常,引起餐后饱胀、早饱等,是 FD 的主要发病基础。

（2）内脏高敏感性:FD 患者对胃扩张刺激产生不适感的程度明显高于健康者,表明 FD 患者存在内脏高敏感性。

（3）胃酸分泌:虽然 FD 患者基础胃酸分泌在正常范围内,但刺激可引起胃酸分泌增加,临床上患者的相关症状,如空腹时上腹部不适或疼痛、进食后减轻以及抑酸治疗有效等,均提示其症状与胃酸分泌相关。

（4）幽门螺杆菌（Hp）感染:对 Hp 感染是否是 FD 的发病因素尚存在争议。Hp 感染可能只是少部分 FD 患者发病的原因,所以根除 Hp 不能使大多数 FD 患者症状得到缓解。

（5）精神心理因素:半数以上 FD 患者存在精神心理障碍。FD 症状的严重程度与抑郁、焦虑和恐惧等有关,因此,精神心理因素是 FD 发生的重要因素之一。

2. OD 由消化性溃疡和胃食管反流病,肝（肝炎、脂肪肝、肝硬化）、胆囊、胰腺等腹腔器官病变,以及全身性疾病（糖尿病、充血性心力衰竭、慢性肾功能不全、儿童缺锌、贫血、抑郁等）所致。

另外,某些短期的消化不良可能与饱餐、进油腻食物、饮酒、使用药物、上呼吸道感染、早孕反应等有关,应积极寻找病因,对症处理。

（四）机制

FD 的发病机制与胃肠动力紊乱及内脏敏感性增高有关,研究发现,FD 患者存在胃内固体及液体排空延迟、进食后近端胃容受性舒张不良、消化间期Ⅲ相胃肠运动异常等胃肠动力功能障碍的表现,一部分患者对胃容受性舒张的感觉阈值降低。Hp 感染可能只是小部分 FD 患者发病的原因,根除 Hp 不能使多数 FD 患者症状得到缓解。此外,社会、心理、环境及药物等因素也参与其中。

二、临床表现

1. 餐后饱胀 正常餐量即出现饱胀感。

2. 早饱感 有饥饿感但进食后不久即有饱感,以致摄入食物明显减少。

3. 上腹部疼痛 此为常见症状,位于胸骨剑突下与脐水平以上,两侧锁骨中线之间区域的疼痛。

4. 上腹部烧灼感 局部的灼热感。

5. 嗳气、恶心 早饱感和上腹胀常伴有嗳气、恶心,呕吐并不常见,一般发生于胃排空延迟的患者,呕吐物多为当餐胃内容物。

6. 伴随症状 不少患者同时伴有失眠、焦虑、抑郁、头痛、注意力不集中等精神症状。

知识链接

慢 性 胃 炎

慢性胃炎是指不同病因引起的各种慢性胃黏膜炎性病变,是一种常见的消化道疾病,在所有胃病中其发病率也是比较高的,其症状以上腹部疼痛和饱胀感为主,同时伴有嗳气、反酸、胃灼热、恶心、呕吐、消化不良等症状。一旦出现这些症状,我们决不可忽视慢性胃炎的存在。慢性胃炎有慢性浅表性胃炎和慢性萎缩性胃炎两种。一般慢性浅表性胃炎并无大碍,但倘若不及时治疗,则会演变成慢性萎缩性胃炎。慢性萎缩性胃炎如果不积极治疗,严重时会引发胃溃疡。

三、药物治疗

(一)治疗原则

对症处理,查找病因,特别是对可逆性病因进行及时干预。

(二)常用药物

常用于治疗消化不良的药物包括非处方药和处方药。非处方药有中成药大山楂丸、六味安消散、香砂枳术丸、人参健脾丸等和西药干酵母片、胰酶片、多酶片、多潘立酮片、胃蛋白酶合剂、雷尼替丁胶囊等。处方药有莫沙必利、复方阿嗪米特肠溶片、奥美拉唑肠溶胶囊等。

四、用药指导

(1)助消化药多为酶或活菌制剂,性质不稳定,不耐热或易于吸湿,长时间放置后,效价可下降,故宜应用新鲜制品,并置于冷暗处储存,超过有效期后不得再用。另注意,服用时不宜用热水。抗菌药物可抑制或杀灭助消化药中的活菌而使其效价降低,吸附剂可吸附助消化药而减弱其疗效,当必须合用药物时,应间隔2~3 h。

(2)干酵母和乳酶生不良反应较少,但服用过量可能会发生腹泻;胰酶的不良反应偶见腹泻、便秘、恶心和皮疹等。胰酶在酸性条件下容易被破坏,故须选用肠溶衣片,口服时不可嚼碎,应于进餐过程中整片吞服。

(3)多潘立酮对分泌催乳素的垂体肿瘤患者、机械性肠梗阻患者、胃肠出血患者禁用,对心律失常患者、接受化疗的肿瘤患者、妊娠期妇女慎用。另外,其可引起Q-T间期延长,导致心律失常,因此不宜与酮康唑口服制剂、红霉素或其他可能延长Q-T间期的氟康唑、伏立康唑、胺碘酮、克拉霉素等联用。

五、注意事项

(1)帮助患者认识病情,指导其改善生活方式,调整饮食结构和习惯,去除可能与症状发生有关的致病因素。

(2)对于中老年人,要警惕器质性疾病,尽早针对原发病进行治疗。老年人需要调整生活方式至与其生理状态相适应,例如:少食多餐;进餐时不要摄入过多液体;低脂饮食,减少过多膳食纤维的摄入;鼓励活动,对于嗳气和吞气症,做行为指导。

学 以 致 用

工作场景:

患者,男,30岁,销售经理。平时工作繁忙,饮食不规律,工作应酬较多,最近出现了腹胀、嗳气、食欲欠佳、早饱感等症状,常有便秘。

知识运用:

根据患者自述及其职业,考虑为消化不良。工作压力、不规律的生活方式影响胃肠功能,特别是可减少消化液分泌,减慢胃肠蠕动。针对该类患者,宜使用多潘立酮、莫沙必利等促胃肠动力药促进胃肠蠕动,以减轻腹胀,缓解便秘;同时可以服用消化酶类制剂,如胃蛋白酶,以补充机体本身分泌的不足,促进消化。应注意饮食均衡规律,常食山楂、酸奶等利于消化的食物,少吃油炸、生冷刺激的食物;生活要规律,注意劳逸结合;适当进行体育锻炼。

点滴积累

1. 消化不良是一组表现为持续性或复发性上腹部疼痛或烧灼感、餐后饱胀及早饱感的临床综合征。

2. 对症处理，查找病因，合理用药。可选择助消化药（如干酵母、乳酶生、胰酶、胃蛋白酶及乳酸菌等）和促胃肠动力药（如多潘立酮等）进行治疗；对于胃肠道蠕动过慢、FD者，可选用莫沙必利；对于由慢性胃炎、胃溃疡、十二指肠炎等导致的消化不良，可选用抑制胃酸分泌药和胃黏膜保护药。

3. 帮助患者认识病情，指导其改善生活方式，调整饮食结构和习惯，去除可能与症状发生有关的致病因素。

任务五 腹 泻

一、症状概述

（一）概念

腹泻是指在1日内排便超过3次，或粪便中脂肪成分增多，或带有未消化的食物、黏液、脓血的症状。

（二）分类

腹泻一般根据病程进行分类。

1. 急性腹泻 病程<2周。

2. 迁延性腹泻 病程为2周至2个月。

3. 慢性腹泻 病程>2个月。

（三）病因

1. 急性腹泻和迁延性腹泻 可见于肠道感染、食物中毒、急性出血性坏死性肠炎、急性局限性肠炎、肠型紫癜等。

2. 慢性腹泻 可见于消化道疾病（如肠道感染性与非感染性疾病、肠道肿瘤、胃部疾病、胰腺疾病和肝胆疾病），以及全身性疾病（如内分泌及代谢障碍性疾病、其他系统性疾病、药品不良反应和神经功能紊乱）。集体就餐人员成批发病且症状相同时，常为食物中毒、流行性腹泻或传染病流行。

（四）机制

正常生理情况下，胃肠道参与机体水、电解质平衡的调节，每24 h约有9 L水和电解质进入小肠，其中2 L来自饮食，7 L来自消化道和肝胆胰分泌的消化液。小肠可吸收其中7~8 L的水分，仅有1~2 L排至结肠，结肠又可吸收其中90%的水分，最终仅有0.1~0.2 L水分随粪便排出。如水分的分泌和吸收发生紊乱，粪便中水分增加，即可造成腹泻。不同病因导致的腹泻的病理生理机制有所不同，有些因素又互为因果。腹泻往往不是单一的机制致病，可涉及多种原因，仅以其中一种机制占优势。

二、临床表现

各种腹泻的表现不尽相同。

1. 稀薄水样便且量多 见于小肠性腹泻。

2. 脓血便或黏液便 见于感染性腹泻。

3. 暗红色果酱样便 见于阿米巴痢疾。

4. 血水或洗肉水样便 见于嗜盐菌性食物中毒和急性出血性坏死性肠炎。

5. 黄水样便 见于沙门菌属或金黄色葡萄球菌性食物中毒。

6. 米泔水样便 见于霍乱或副霍乱。

7. 脂肪泻和白陶土色便 见于胆道梗阻。

8. 黄绿色混有奶瓣便 见于婴幼儿消化不良。

三、药物治疗

（一）治疗原则

通过补液、稳定肠道内环境、抗感染等措施综合治疗。

（二）常用药物

常用于治疗腹泻的药物包括非处方药和处方药。非处方药有口服补液盐Ⅲ、蒙脱石散、鞣酸蛋白片、双歧杆菌三联活菌散、地衣芽孢杆菌活菌胶囊、复方嗜酸乳杆菌片、复方乳酸菌胶囊、盐酸小檗碱片等；处方药有诺氟沙星、左氧氟沙星、环丙沙星、盐酸洛哌丁胺胶囊、颠茄磺苄啶片等。

四、用药指导

（1）由于腹泻由多种不同病因所致，所以在应用止泻药治疗的同时，不可忽视对因治疗。

（2）口服补液盐Ⅲ渗透压低，是治疗腹泻的首选补液剂，可同时用于预防和纠正脱水。重度脱水、严重呕吐和腹泻者应以静脉补液为主。

（3）急性水样泻患者，排除霍乱后，多为病毒性（如轮状病毒、诺如病毒）或产肠毒素性细菌（如大肠埃希菌）感染，可选用盐酸小檗碱。轻至中度腹泻患者一般不用抗感染药物，以下情况应考虑使用抗感染药物：

①发热伴有黏液脓血便的急性腹泻；

②持续的志贺菌属、沙门菌属、弯曲菌属感染或原虫感染；

③感染发生在老年人、免疫功能低下者、败血症患者；

④旅行者中至重度腹泻。

喹诺酮类药物中诺氟沙星、左氧氟沙星为首选，复方磺胺甲噁唑为次选。

（4）对于消化和吸收不良综合征以及因胰腺功能不全引起的消化不良性腹泻患者，可用胰酶替代疗法；对于食用蛋白质过多而致消化不良性腹泻患者，宜选用胃蛋白酶；对于同时伴腹胀的患者，可选用乳酶生或二甲硅油。

（5）肠道微生态失衡可能是成人急性感染性腹泻的诱发因素，也可以是其不良后果。微生态制剂主要用于肠道菌群失调引起的腹泻，或由寒冷和各种刺激所致的激惹性腹泻。但对于由细菌或病毒引起的感染性腹泻，早期不宜使用。微生态制剂多为活菌制剂，不宜与抗生素、药用炭、盐酸小檗碱和鞣酸蛋白同时应用，以避免效价的降低。如需合用，应至少间隔 3 h。

五、注意事项

（1）在推荐治疗药物之前，应询问清楚下列相关信息：患者的基本信息（性别、年龄、体重等）；腹泻持续时间和严重程度，是否伴有恶心、呕吐、发热、胃肠痉挛或胀气、便血；家人是否有类似症状，有无旅行史，可能的病因；是否尝试过止泻药与抗生素，疗效如何。

（2）长期或剧烈腹泻时，体内水、电解质的代谢发生严重紊乱者可危及生命。在针对病因治疗的同时，还应及时补充水和电解质，有心血管基础疾病的患者需特别注意补充钾盐。患者应多喝不含乳制品的液体；如果腹泻严重，应尽早开始服用口服补液盐Ⅲ，鼓励患者继续正常饮食，但应避免高脂肪、高糖饮食，以免加重腹泻。

（3）注意卫生，避免传染：如厕、备餐和吃饭前后都要用肥皂和温水彻底清洁双手；不能共用毛巾、餐具。

（4）如果属于以下情况之一，应建议患者就医：

①1岁以下婴儿腹泻超过1天、1～3岁幼儿和65岁以上老年人腹泻超过2天、3岁以上儿童和成人腹泻超过3天；

②使用抗生素治疗后发生的腹泻；

③伴有严重的恶心、呕吐；

④怀疑食物中毒或有近期旅行史；

⑤怀疑药物引发的腹泻，如秋水仙碱、镁盐、细胞毒性药物甲氨蝶呤或其他化疗药、地高辛、呋塞米、铁剂、H_2受体拮抗剂、质子泵抑制剂、非甾体抗炎药、选择性5-羟色胺再摄取抑制剂等；

⑥排便习惯改变；

⑦黏液便或脓血便；

⑧妊娠期女性。

学 以 致 用

工作场景：

患者，男，23岁，腹痛、腹泻1天。患者前一晚与同事在外吃烧烤，半夜因腹痛醒来，恶心，呕吐，腹泻，至上午已腹泻5次，为水样便，无脓血。现出现口渴症状，体温正常。

知识运用：

仔细询问该患者基本信息，患者出现了腹泻、腹痛症状，为水样便，无脓血且有食用不洁食物的经历，可判断为急性胃肠炎。根据患者病情应该使用抗菌药物治疗，可选用盐酸小檗碱或喹诺酮类药物（如诺氟沙星）。为了防止患者继续腹泻造成水、电解质的流失，应联合应用止泻药蒙脱石散。对于已经出现口渴脱水的情况，要用口服补液盐Ⅲ并多喝水。宜食用清淡流质食物。

点 滴 积 累

1.腹泻病因复杂，对症治疗的同时需查明病因。轻度急性感染性腹泻首选盐酸小檗碱，处方药可选用喹诺酮类药物；消化性腹泻宜选用胰酶或胃蛋白酶等；激惹性腹泻应选用蒙脱石散；肠道菌群失调性腹泻宜补充微生态制剂；非感染性的急、慢性功能性腹泻应首选洛哌丁胺。

2.盐酸小檗碱不宜与鞣酸蛋白合用；药用炭的吸附能力强，不宜与某些药物合用；细菌或病毒引起的感染性腹泻早期不用微生态制剂，微生态制剂不宜与抗生素、药用炭、盐酸小檗碱和鞣酸蛋白同时应用，若须合用，应至少间隔3 h。

3.腹泻时及时补充水和电解质，特别注意补充钾盐。饮食治疗也是腹泻治疗的重要方法，宜食用清淡流质食物。

任务六 便 秘

一、症状概述

（一）概念

便秘是指排便次数减少，一般每周少于3次，伴排便困难、粪便干结的症状。

（二）分类

便秘可按病因分为功能性便秘和器质性便秘。

1. 功能性便秘 经过各种检查，没有发现器质性病变所致的便秘。

2. 器质性便秘 由脏器的器质性病变，如消化道疾病、内分泌代谢疾病、药物及化学品中毒、神经系统疾病等所致的便秘。

（三）病因

1. 功能性便秘

（1）摄入问题（如进食量不足或食物过于精细），口腔牙齿问题、抑郁状态而致食欲缺乏等，导致膳食纤维摄入不足，排入直肠的粪便体积无法达到刺激排便阈值，不能形成排便反射；饮水不足导致从粪便中持续重吸收水分和电解质而使其过干燥。

（2）缺乏身体活动而使结肠蠕动缓慢。

（3）结肠运动功能紊乱，如肠易激综合征（便秘型）。

（4）长期滥用泻药。

（5）生活不规律，如厕困难，使得正常排便反射长期被抑制。

（6）盆底功能障碍，排便时直肠与肛门运动不协调甚至无力。

（7）药物性便秘，如含铝离子或钙离子的抗酸药、抗组胺药、抗抑郁药、平滑肌解痉药、非二氢吡啶类钙通道阻滞剂、利尿药、铁剂、钙剂、阿片类药物及非甾体抗炎药等导致的便秘。

2. 器质性便秘

（1）直肠与肛门病变。

（2）局部病变导致排便无力。

（3）结肠完全性或不完全性梗阻。

（4）全身性疾病导致结肠蠕动减弱，如糖尿病、甲状腺功能减退症、高钙血症、假性肠梗阻等。

（四）机制

食物在消化道经消化吸收后，剩余的食糜残渣从小肠输送至结肠，在结肠内，大部分水分和电解质被重吸收，形成粪团，最后输送至乙状结肠及直肠，通过一系列的排便活动将粪便排出体外。排便过程中的任一环节存在缺陷即可导致便秘。

二、临床表现

便秘的临床表现中以排便费力最为常见，其他症状还有粪便干硬、排硬不尽感、直肠堵塞感、腹胀、排便次数减少和需要辅助排便（如服用泻药）。有些患者可伴有腹痛、恶心、食欲减退、口臭、口苦等症状，有时在左下腹部可扪及包块（即硬结粪便）及发生痉挛的肠管。

知识拓展

三、药物治疗

（一）治疗原则

通过饮食调节，对因治疗，避免滥用泻药。

（二）常用药物

常用于治疗便秘的药物包括非处方药和处方药。非处方药有中成药芦荟胶囊、六味安消胶囊、三黄片、麻仁润肠丸等和西药乳果糖口服溶液、比沙可啶肠溶片、开塞露、复方聚乙二醇电解质散等。处方药有欧车前亲水胶散剂等。

四、用药指导

（1）急腹症、诊断不明的腹痛患者禁用泻药，老年衰弱患者、妊娠期或月经期妇女不能用强效泻药。

（2）长期慢性便秘者不宜长期大量使用刺激性泻药，因为药物可损伤肠壁神经丛细胞，造成进一步便秘,可选用容积性泻药乳果糖。

(3)对于结肠低张力所致的便秘,可于睡前服用刺激性泻药,以便次日清晨排便,或用开塞露。

(4)对于结肠痉挛所致的便秘,可用膨胀性或润滑性泻药,如复方聚乙二醇电解质散,并增加食物中纤维的含量。

(5)乳果糖可导致结肠 pH 下降,可能引起结肠 pH 依赖性药物(如 5-氨基水杨酸)的失活。乳果糖用于肝性脑病或昏迷前期的治疗剂量较高,糖尿病患者应慎用。半乳糖血症患者禁用或慎用。本药若长期大剂量使用,患者可能会因腹泻而出现电解质代谢紊乱。

(6)比沙可啶有较强刺激性,应避免吸入或与眼睛、皮肤黏膜接触。不得嚼碎服用,服药前后 2 h 不要喝牛奶、口服抗酸药或刺激性药物。

(7)长期服用含蒽醌类的中药类泻药(如大黄、番泻叶、芦荟等)会发生结肠黑变病,表现为结肠黏膜色素沉着,呈"蛇皮"或"豹斑"样改变。长期服用刺激性泻药可能引起泻药型肠病,钡剂灌肠显示结肠袋的形状消失、末端回肠和结肠扩张,表明患者产生泻药依赖。上述两种与泻药相关的并发症在停药后均可逐渐恢复。

(8)一般缓泻药可在睡前给予,外用药物如开塞露,一般即时应用。

五、注意事项

(1)在推荐治疗药物之前,应询问清楚下列相关信息:患者的基本信息(性别、年龄、体重等);便秘持续时间和严重程度,是否伴有呕吐、腹胀、肠绞痛、腹部包块等;有无旅行史,可能的病因;是否使用过缓泻药,疗效如何。

(2)调整生活方式,首先应调节饮食,多摄入粗粮、果蔬等富含膳食纤维的食物。每日饮水 6～8 次,每次约 200 mL。养成定时排便的习惯,多运动。

(3)如果属于以下情况之一,应建议患者就医:

①长期便秘,但近期发生变化或出现新的伴随症状;

②排便困难伴随恶心、呕吐;

③缓泻药连续使用不宜超过 7 天,若使用 7 天后便秘未缓解,应及时就医;

④儿童如排便延迟,3 天以上未排便,则可能造成排干便时疼痛,引起肛裂、肛周痉挛,最终出现不敢排便的情况;

⑤未做过相关辅助检查(如结肠镜、盆腔 B 超、粪便隐血及血生化检查等)的中年人,需排除器质性病变。

 学 以 致 用

工作场景:

患者,女,业务员,25 岁,便秘 2 年。患者自诉 2 年来常有大便干结、变硬,排便次数减少(1～2 次/周),同时伴有口臭、口苦及排便费力等症状。粪便的颜色为褐色或深褐色,从未出现过黑便、柏油样便或便中带血。患者平时工作繁忙,应酬较多,饮食不规律,喝饮料多,不喜欢吃蔬菜和水果,很少锻炼。

知识运用:

仔细询问该患者基本信息后,判断该患者为典型的慢性便秘,工作紧张、生活节奏快、生活不规律、不良的饮食习惯等是导致其便秘的原因。该患者可选择缓泻药来缓解便秘的症状,如乳果糖、比沙可啶、山梨醇、开塞露等。当然,更重要的是注意便秘的预防,应适当进行体育锻炼;养成良好的饮食习惯,平时多食用蔬菜、水果和摄取足够的水分;应养成定时排便的习惯,生活要有规律,保持心情舒畅。

点 滴 积 累

1. 由于导致便秘的原因很多，各种急慢性疾病均可引起，故应找准病因进行针对性治疗，改变不良的饮食习惯，多食用蔬菜和水果，增加运动量，尽量少用或不用缓泻药。比沙可啶有较强刺激性，在服用时不得嚼碎。

2. 长期慢性功能性便秘者可选用容积性泻药乳果糖，糖尿病患者慎用，半乳糖血症患者禁用或慎用。儿童及年老体弱者便秘使用甘油栓、开塞露，此二者作用温和。

3. 调整生活方式，多摄入粗粮、果蔬等富含膳食纤维的食物。多饮水，养成定时排便习惯，多运动。

（孙莉华）

历年真题

模拟检测

常见疾病的自我药疗

扫码看课件

岗位对接

职业面向:药品经营。

职业要求:接待患者,仪表大方,问病荐药,顾客满意。

导学情景

情景描述:人体器官因外来因素(如病原体)入侵或者自身因素(如功能失调),可发生疾病。患者患病后,可以自行选药,在没有医师或其他医务人员指导的情况下,恰当地使用非处方药,缓解轻度和短期的症状或不适,或者治疗轻微的疾病。自我药疗改变了传统的依赖国家实施保健的观念,让"大病进医院,小病进药房"的观点深入人心。

学前导语:下面将学习普通感冒、口腔溃疡、咽炎、过敏性鼻炎、缺铁性贫血、荨麻疹、痤疮、足癣、沙眼、急性结膜炎等疾病的自我药疗。

任务一　普　通　感　冒

一、疾病概述

（一）概念

普通感冒：简称感冒，是感受外邪，邪犯卫表而导致的外感性疾病。感冒为中医病名，俗称伤风。西医称为上呼吸道感染。

上呼吸道感染：简称上感，是由鼻病毒、冠状病毒、腺病毒、埃可病毒等引起的急性上呼吸道感染性疾病。

（二）分类

中医将感冒按病因分为风寒感冒、风热感冒和暑湿感冒等。

1.风寒感冒　一般在秋、冬季容易出现，主要是受风寒之邪入侵导致。

2.风热感冒　一般在春季容易出现，主要是受风热之邪入侵导致。

3.暑湿感冒　暑湿感冒又称为夏季感冒，仅在夏季容易出现，是受暑湿之邪入侵导致，也可因吹空调、喝冷饮引起。

（三）病因

1.微生物感染　大部分由病毒引起，鼻病毒是最常见的病原体。

2.免疫力低下　可由受凉、吸烟、营养不良、过度疲劳、失眠导致。

（四）机制

外邪侵犯人体的浅表部位，可引起皮肤血管收缩，同时致上呼吸道黏膜血管反射性收缩，导致黏膜局部缺血，抵抗力下降，造成寄生在上呼吸道的病原体乘机侵入机体，并在黏膜上皮细胞生长繁殖，从而导致感冒。

二、临床表现

1.风寒感冒　发热轻，恶寒重，头痛，肌肉酸痛，无汗，咽腔肿痛不明显，鼻塞症状不重，流清鼻涕，咳嗽较轻，出现呛咳、阵发性咳嗽，痰液清稀，舌苔薄白。

2.风热感冒　发热重，恶寒轻，有汗，咽红肿痛，鼻塞，流黄白黏稠鼻涕，咳嗽症状较重，咳痰发黄或咳白稠痰，舌苔厚白或厚黄。

3.暑湿感冒　暑湿感冒为湿热兼患感冒，除具有风热感冒症状外，还有头晕、全身乏力，有时伴有恶心、呕吐、食欲不振等症状。

知识链接

流行性感冒

流行性感冒简称流感，是由甲型、乙型、丙型及变异型流感病毒等引起的急性呼吸道传染病。主要通过飞沫传播，传染性强，传播迅速，极易造成大流行，在世界范围内暴发，往往在短时间内使很多人患病。流感的潜伏期通常为1～3日，潜伏期无症状，但是具有传染性。虽然流感症状大多为自限性，但并发症比较多，如肺炎、心肌炎、心肌梗死、哮喘、中耳炎等，尤其是年老体弱的患者易并发肺炎等并发症，可发展至重症流感。少数重症病例病情进展快，可因急性呼吸窘迫综合征（ARDS）和（或）多器官衰竭而死亡。

三、药物治疗

（一）治疗原则

对于普通感冒,目前尚无特效的抗病毒药物,故以对症治疗、缓解症状为主,同时注意休息、适当补充水分、保持室内空气流通,避免继发细菌感染。风热感冒应选用清热宣肺的辛凉解表药,风寒感冒应选用发散风寒的辛温解表药,暑湿感冒应选用清暑化湿的解表药。

（二）常用药物

常用于治疗普通感冒的药物见表 11-1。

表 11-1　常用于治疗普通感冒的药物

感冒类型	非处方药
风寒感冒	中成药:风寒感冒颗粒、四季感冒片、感冒清热颗粒、感冒软胶囊。 西药:复方氨酚烷胺胶囊、氨咖黄敏胶囊、复方盐酸伪麻黄碱缓释胶囊、复方氨酚葡锌片
风热感冒	中成药:风热感冒颗粒、复方感冒灵颗粒、板蓝根颗粒、羚羊感冒片。 西药:复方氨酚烷胺胶囊、氨咖黄敏胶囊、复方盐酸伪麻黄碱缓释胶囊、复方氨酚葡锌片
暑湿感冒	中成药:暑湿感冒颗粒、藿香正气液、六合定中丸。 西药:复方氨酚烷胺胶囊、氨咖黄敏胶囊、复方盐酸伪麻黄碱缓释胶囊、复方氨酚葡锌片

由于感冒发病急、症状多,迄今为止,没有一种药物能解决感冒的所有问题,因此一般多采用复方制剂。

1. 解热镇痛药　感冒发热的温度虽不高,但常伴有疼痛(头痛、关节痛、肌肉痛),解热镇痛药可退热,缓解头痛和全身痛,常用对乙酰氨基酚、阿司匹林等。

2. 鼻黏膜血管收缩药　减轻鼻窦、鼻腔黏膜血管充血,解除鼻塞症状,有助于保持咽鼓管和窦口通畅,例如伪麻黄碱。

3. 抗过敏药　可使下呼吸道的分泌物干燥和变稠,减少打喷嚏和流涕,同时具有轻微的镇静作用,如氯苯那敏和苯海拉明等。

4. 镇咳药　抑制咳嗽中枢而产生较强的镇咳作用,如右美沙芬。

5. 中枢兴奋药　有些制剂中含有咖啡因,既能加强解热镇痛药的疗效,又能拮抗抗组胺药的嗜睡作用。

6. 蛋白水解酶　改善体液局部循环,促进药物对病灶的渗透和扩散,如菠萝蛋白酶。

7. 抗病毒药　抑制腺病毒、流感病毒、鼻病毒等的复制,如金刚烷胺。

四、用药指导

(1)感冒伴有发热、头痛、关节痛、肌肉痛或全身酸痛时,可选用对乙酰氨基酚、阿司匹林、布洛芬等制剂;以鼻腔黏膜血管充血、打喷嚏、流泪、流涕等卡他症状为主的感冒患者,可选服含有盐酸伪麻黄碱或氯苯那敏的制剂,如酚麻美敏、美扑伪麻、双扑伪麻、氨酚伪麻、伪麻那敏、氨酚曲麻等制剂;伴有咳嗽的患者,可选服含有右美沙芬的制剂,如酚麻美敏、美酚伪麻、美息伪麻、双酚伪麻、伪麻美沙芬等;为缓解鼻塞,可局部应用使鼻黏膜血管收缩、减轻鼻黏膜充血的制剂,如呋喃西林麻黄碱、羟甲唑啉、萘甲唑啉和赛洛唑啉等滴鼻液;为了对抗病毒,可选服含有金刚烷胺的制剂,如复方氨酚烷胺咖敏、复方氨酚烷胺等。

(2)感冒多由病毒感染引起,外周血白细胞计数不高或偏低,淋巴细胞比例增高,由于大多数抗生素无抗病毒作用,通常情况下,治疗感冒不需要使用抗生素。但是感冒并发化脓性扁桃体炎、咽炎、支气管炎和肺炎等继发性细菌感染时,应合理使用阿莫西林、头孢克洛、罗红霉素、阿奇霉素等抗菌药物。联合应用抗菌药物的指征应当严格控制,必须凭执业医师处方在医师的指导下才能使用。

(3)鉴于抗感冒药的成分复杂,用药前必须了解复方制剂的组成及各药的特点,尤其是药品不良反应。

①使用含有抗过敏成分(第一代 H_1 受体拮抗剂)的药物后,不宜从事驾车、高空作业或操作精密仪器等工作。

②含有鼻黏膜血管收缩药如盐酸伪麻黄碱的制剂:伴有心脏病、高血压、甲状腺功能亢进症、肺气肿、青光眼、前列腺增生者需慎用。

③含有右美沙芬的制剂:妊娠初期及哺乳期妇女禁用。

④含有解热镇痛药的制剂:对胃肠道刺激较大,应禁酒,同时老年人、肝肾功能不全者、血小板减少症者、有出血倾向者、有上消化道出血及穿孔病史者应慎用或禁用。

(4)感冒为自限性疾病,一般病程在1周左右,无严重症状者尽可能不用药或少用药。由于缺乏潜在的危害和获益证据,3岁以下儿童不应使用复方抗感冒非处方药。抗感冒药连续服用一般不得超过1周,服用剂量不能超过推荐剂量,连续服用1周后症状仍未缓解者,应向医师或药师咨询;退热药不应和碱性药如碳酸氢钠、氨茶碱等同时服用,否则会降低退热的效果。

(5)感冒患者使用药物治疗时,应首选口服药物,避免无根据地盲目静脉补液。静脉补液仅适用于以下几种情况:

①因感冒导致患者原有基础疾病加重,或出现并发症,需要静脉给药;

②由于患者严重腹泻或高热导致脱水、电解质代谢紊乱,需补充水和电解质;

③由于胃肠不适、呕吐而无法进食,需要通过静脉补液维持身体基础代谢。

(6)治疗成人感冒症状有效的药物仅限非处方解热镇痛药和减轻鼻黏膜充血药,联用或不联用抗组胺药,但不包括抗组胺药单一疗法。治疗儿童感冒症状安全而有效的方法包括喝蜂蜜、盐水冲洗鼻腔、使用解热镇痛药(如布洛芬和对乙酰氨基酚)。布洛芬和对乙酰氨基酚可减轻发热所致的不适。对乙酰氨基酚适用于3月龄以上儿童,每日最多用4次,用药不得超过3天。布洛芬适用于6月龄以上儿童。不推荐对乙酰氨基酚联合布洛芬用于儿童退热,也不推荐对乙酰氨基酚与布洛芬交替用于儿童退热。阿司匹林及其衍生物不推荐作为退热药在儿童中使用。每天使用6次生理性海水冲洗鼻腔的儿童,鼻分泌物增多和鼻塞症状的缓解速度更快。2岁及2岁以上儿童睡前可在胸部和颈部涂抹含樟脑、薄荷脑和桉树油的软膏,以缓解鼻塞,降低夜间咳嗽的频率和严重程度。睡前服用蜂蜜也可以降低咳嗽的频率和严重程度。12月龄以下婴儿不应服用蜂蜜,因为有肉毒杆菌中毒的风险。

五、注意事项

(1)感冒发热时不要急于使用退热药,因为发热是身体的一种防御性反应,如果体温不超过38.5℃,让患者多休息、多饮水,保持鼻、咽及口腔卫生。多饮温开水是治疗感冒的一种最好的辅助手段。多饮水可以补充体内水分,只要身体未出现不适,都可以多饮水。当然,有肾病的患者应注意遵从医嘱,适量饮水。退热的最好办法是物理降温,如冷敷、酒精擦浴(儿童禁用)等,高热时应在医师的指导下使用退热药。

(2)感冒期间应注意保证足够的休息时间,确保休息质量,避免过度疲劳和受凉。感冒的主因是机体免疫力低下。一旦感冒,每天保证至少8h的睡眠时间,减少外出活动,防止将病毒传染给他人。此外,要养成良好的生活习惯,良好的手卫生是预防儿童和成人感冒最有效、最实用的方法。每天多次使用洗手液或肥皂洗手,每次洗手时间至少15s。平时要积极参加体育锻炼,增强身体的御寒能力。依据气候变化增减衣服,常开窗户,保持室内通风和清洁,增加空气湿度(可以使用加湿器)。保持空气清新,使鼻腔舒适,有利于治疗感冒。如果环境太过干燥,也会对感冒产生影响。

(3)感冒患者宜清淡饮食,进易消化、富含维生素的食物,特别是多进富含维生素C的水果,如橙子、猕猴桃、橘子、柚子等,以起到缓解感冒症状的作用。少吃咸食、甜食、肥肉等,禁食辛辣食物,忌烟酒。

(4)密切接触有可能传播感冒,故要注意相对隔离。年老体弱易感者应注意防护,感冒流行时应戴口罩,避免出入人多的公共场合。导致感冒的病毒及其血清型众多,且RNA病毒的核酸与蛋白质变异频繁,因此很难研发出感冒疫苗,流感疫苗对感冒无效。

（5）孕产妇重在预防，但高热会引发畸胎、流产、胎儿中枢神经系统发育不全以及先天性心血管疾病等，故在物理降温、充足补水并对因治疗的基础上，可慎用对乙酰氨基酚退热治疗。

（6）心脑血管疾病患者常将阿司匹林作为二级预防用药，故建议使用对乙酰氨基酚解热、镇痛，不建议使用其他非甾体抗炎药，也不建议使用减轻鼻黏膜充血药麻黄碱。

（7）服用中成药期间应忌烟、酒及辛辣、生冷、油腻的食物。

学 以 致 用

工作场景：

患者，男，30岁，1日前受凉，今日凌晨出现发热、畏寒、乏力、头痛、全身酸痛、头晕、流涕、鼻塞、干咳。体格检查：体温 39.4 ℃、心率 143 次/分。

知识运用：

根据患者自述，应考虑为感冒，诱因为受凉，推荐复方氨酚烷胺胶囊，一次 1 粒，一日 2 次，首剂加倍，并叮嘱暂时避免食用辛辣刺激性食物，戒烟、酒，多喝水，多吃水果和蔬菜。连续服用 5 日后，不适症状基本消失。

点 滴 积 累

1.感冒是主要由病毒感染引起的常见病、多发病，至今尚无特效疗法，只能对症治疗。如无并发症，通常 1 周内可以痊愈。如有需要，可根据情况选择抗感冒药治疗，以缓解症状、缩短病程。如继发细菌感染，应在医师的指导下使用抗菌药物治疗。

2.感冒期间应多喝水，宜清淡饮食，多休息，保持室内空气流通。

任务二　口腔溃疡

一、疾病概述

（一）概念

口腔溃疡又称复发性口疮，是口腔黏膜局部的慢性溃疡性疾病。

（二）分类

按口腔溃疡的临床症状，可将其分为轻型口腔溃疡、重型口腔溃疡和疱疹性口腔溃疡。

1.轻型口腔溃疡　多发生于唇、颊、舌、牙龈等处，数目不多，一般 1～5 个，形状为圆形或椭圆形，周边红肿隆起，表面被黄痂覆盖，疼痛明显，一般 7～10 天能够愈合。

2.重型口腔溃疡　会造成悬雍垂、上腭等处的组织缺损，深度可达黏膜下肌层，面积为 3～5 cm，病程较长，可延长至 1 个月。

3.疱疹性口腔溃疡　出现的溃疡数目较多，散布于口腔黏膜处，似满天星状，症状较轻。

（三）病因

1.遗传因素　调查显示，约 40% 的患者有口腔溃疡家族史。

2.免疫因素　免疫力下降使机体易受到病原体的侵袭，导致口腔溃疡的发生；同时，免疫反应过程中也消耗了免疫蛋白,使口腔的免疫平衡状态被打破,加速口腔溃疡的发生。

3. 精神因素 精神压力较大时,容易产生烦躁、焦虑和紧张等负面情绪,睡眠质量不佳,机体免疫力下降,易被病毒感染,从而引发口腔溃疡。

4. 饮食因素 偏食可导致人体内维生素等营养物质的摄取不均衡,从而导致口腔溃疡。例如,锌是体内多种酶的重要成分,能影响细胞的分裂再生,减少口腔黏膜消化黏液蛋白的合成,导致口腔黏膜层剥脱致病。

5. 创伤性因素 以物理性损伤最为常见,比如食用尖锐食物(如薯片、鱼骨、带壳类海鲜等)、自身的牙齿误咬、佩戴矫正牙齿的牙套、牙刷划伤等,都易损伤口腔黏膜造成口腔溃疡。

(四)机制

口腔溃疡的致病机制非常复杂,可能机制如下:易发体质患者的口腔黏膜受到某些因素的干扰,从而导致其微循环通道堵塞,维生素以及微量元素等物质无法正常供给,致使黏膜的某些非角化区域出现营养供给障碍,病毒乘虚而入,引起口腔黏膜的溃疡性病变,从而导致口腔溃疡的发生。

二、临床表现

口腔溃疡多发生于口腔非角化区,如唇、颊黏膜、舌缘、齿龈等处,呈圆形或椭圆形,直径为 0.2～0.5 cm;溃疡单个存在或由数个连成一片,表浅、边缘整齐,外观呈灰黄色或灰白色,其上覆盖黄白色渗出液,周围黏膜充血、水肿而有红晕,局部有烧灼样疼痛,进餐时加重,影响进食、说话。严重溃疡直径可达 1～3 cm,深及黏膜下层甚至肌层。口腔溃疡有自愈性,病程 7～10 天,严重者此起彼伏、连绵不断,病程可达 10～30 天。

三、药物治疗

(一)治疗原则

口腔溃疡的治疗以局部用药对症治疗为主,积极消除病因、增强体质。

(二)常用药物

常用于治疗口腔溃疡的药物包括非处方药和处方药。非处方药有中成药冰硼咽喉散、珠黄吹喉散、西瓜霜等和西药氯己定含漱液、甲硝唑含漱液、西地碘含片、甲硝唑口腔粘贴片、地塞米松粘贴片、碘甘油等。处方药有 10%硝酸银溶液、复方甘菊利多卡因凝胶等。

四、用药指导

(1)西地碘含片有轻度的刺激性,口含该药后偶见口干、胃部不适、头晕和耳鸣。对碘过敏者禁用,妊娠期、哺乳期妇女及甲状腺疾病患者慎用。连续使用 5 日症状未见缓解者应停药就医。

(2)高浓度的氯己定溶液有刺激性,其含漱液可使牙齿着色、味觉丧失,小儿和青年人偶可发生口腔无痛性浅表脱屑损害。使用该药时应避免接触眼睛,过敏者禁用,过敏体质者慎用。一般牙膏中均含有阴离子型表面活性剂,与氯己定可产生配伍禁忌,刷牙与使用氯己定含漱液应至少间隔 30 min。

(3)甲硝唑含漱液用后可有食欲缺乏、口腔异味、恶心、呕吐、腹泻等反应,偶见头痛、头晕、失眠、抑郁、皮疹、荨麻疹、白细胞减少,停药后可迅速恢复。长期应用可引起念珠菌感染。

(4)使用甲硝唑口腔粘贴片期间,不得饮酒或含酒精的饮料。

(5)频繁应用地塞米松粘贴片可引起局部组织萎缩,并可能使由皮肤、黏膜等部位侵入的病原菌得不到控制,引起继发的真菌感染等,故 1 日总量不得超过 3 片,连续使用不得超过 1 周。口腔内有真菌感染者禁用。

五、注意事项

(1)注意口腔卫生,避免损伤口腔黏膜,避免进辛辣食物和局部刺激,口腔溃疡患者可用淡盐水或茶水漱口。

(2)保持心情舒畅,避免过度疲劳,保证充足的睡眠。

(3)注意生活规律,防止便秘。

（4）注意营养均衡，多进各种新鲜蔬菜和水果，补充维生素。

学 以 致 用

工作场景：

李某，男，47岁。口腔内黏膜破溃、疼痛8年。患者8年前无明显诱因出现口腔溃疡，面积约2 mm×2 mm，单发，曾用口腔溃疡膜，病情好转；后来病情再次加重，口服西地碘含片、西瓜霜等效果不明显。近期，该患者溃疡面积发展到8 mm×8 mm，单发，疼痛难忍时用凉水漱口，感觉稍舒，伴口臭、大便干结、牙龈红肿。

知识运用：

该患者患口腔溃疡，该疾病是一种反复发作、具有自限性的口腔黏膜疾病，其病因复杂，与维生素缺乏、免疫力低下等因素有关，其治疗原则主要是消除致病原因、增进机体健康、减轻局部症状、促进溃疡愈合。目前没有特效药物，以局部治疗为主，可选用甲硝唑含漱液、氯己定含漱液、地塞米松粘贴片等抗菌消炎制剂，目的在于防止继发性感染，减轻疼痛，促进溃疡愈合；也可以服用B族维生素、维生素C。口腔溃疡应以预防为主，平时应注意保持口腔清洁，常用淡盐水漱口，戒除烟酒，生活规律，保证充足的睡眠，坚持体育锻炼，饮食清淡，多吃蔬菜和水果，少食辛辣刺激性食品，保持大便通畅。

点 滴 积 累

1. 口腔溃疡是口腔黏膜局部的慢性溃疡性疾病，具有周期性、复发性及自限性等特点。

2. 治疗口腔溃疡，局部治疗比全身用药作用更明显；治疗口腔溃疡的非处方药有西药甲硝唑含漱液、氯己定含漱液、西地碘含片、甲硝唑口腔粘贴片、地塞米松粘贴片、碘甘油等。

3. 口腔溃疡患者应保持口腔清洁，生活起居有规律，保证充足的睡眠，不吃辛辣刺激性食物，多吃蔬菜与水果。

任务三　咽　炎

一、疾病概述

（一）概念

咽炎是由细菌感染、病毒感染、环境等因素引起的咽部黏膜、黏膜下和淋巴组织炎症的统称，为人体咽部的非特异性炎症。

（二）分类

按照发病急缓，咽炎分为急性咽炎和慢性咽炎。

1. 急性咽炎　常由急性鼻炎、鼻窦炎引起。病变常波及整个咽腔，也可局限于一处。病原体以溶血性链球菌为主，肺炎球菌、金黄色葡萄球菌、流感病毒及其他病毒皆可致病。急性咽炎常是流感、麻疹、猩红热等传染病的并发症。

2. 慢性咽炎　常由急性咽炎反复发作，过度使用声带或吸烟等刺激所致，或继发于全身性慢性疾病，如贫血、心血管疾病等。

（三）病因

1.微生物感染　细菌、病毒。

2.慢性刺激　慢性鼻窦炎、慢性扁桃体炎、反流性食管炎。

3.生活习惯　吸烟、饮酒、辛辣饮食、滥用声带、讲话过多。

4.环境污染　粉尘、雾霾、工作环境高温高湿。

（四）机制

人体的口腔、咽喉常潜伏着机会致病菌，当体内环境发生改变，如感冒、失眠、疲乏等导致抵抗力下降时，潜伏的机会致病菌大量繁殖，咽喉受到感染，出现红肿、充血、发干和疼痛等症状，从而导致咽炎。

知识拓展

二、临床表现

1.急性咽炎　表现为喉内干痒，有灼热感，或有轻度喉痛，迅速出现声音粗糙或嘶哑，并伴有发热、干咳或咳出少量黏液，且有吸气困难，尤以夜间明显。口腔检查可见咽部红肿、充血，颈部淋巴结肿大，严重者甚至引起水肿，常因水肿阻塞咽喉，导致呼吸困难。

2.慢性咽炎　表现为咽喉部不适、干燥、发痒，疼痛或有异物感；有时清晨起床后吐出微量的稀痰，伴有声嘶，往往连续说一会儿话才渐渐清晰；刺激性咳嗽和声嘶多在疲劳和使用声带后加重，但不发热。慢性咽炎病程长，症状反复发作，不易治愈。

> **知识链接**
>
> **扁 桃 体 炎**
>
> 扁桃体炎是扁桃体的炎症。扁桃体分布在咽部的两边，不发炎时是看不到的。扁桃体炎发生在扁桃体的黏膜下组织、隐窝、实质，是舌根部淋巴组织团块的炎症性病变。扁桃体炎典型症状为扁桃体充血、肿大，甚至有黄白色脓点附着，可伴有发热，体温可达 39～40 ℃。

三、药物治疗

（一）治疗原则

早发现、早预防、早治疗。急性咽炎常由细菌或病毒感染所致，故应以抗菌和抗病毒治疗为主。慢性咽炎不需应用抗生素，主要是及时找出致病原因，积极对症治疗，同时增强机体免疫力。

（二）常用药物

常用于治疗咽炎的药物见表 11-2。

表 11-2　常用于治疗咽炎的药物

咽炎类型	非处方药	处方药
急性咽炎	中成药：复方鱼腥草片、清咽片、复方草珊瑚含片、金嗓子喉片。 西药：度米芬含片、地喹氯铵含片、溶菌酶含片、复方硼砂含漱液、复方氯己定含漱液	抗生素：青霉素类、头孢菌素类。 抗病毒药：利巴韦林、金刚烷胺
慢性咽炎	中成药：咽炎片、西青果颗粒。 西药：西地碘含片、地喹氯铵含片、溶菌酶含片、复方硼砂含漱液、复方氯己定含漱液	—

四、用药指导

（1）局部治疗可应用口含片，口含片中多含具有抗感染、消毒防腐作用的药物，可直接作用于患处,雾化治疗对局部炎症有效。

（2）全身治疗可服用对咽部有消炎作用的中成药。

（3）患者不可滥用抗生素,只有在急性期有用药指征（如发热等）时才可适当使用;慢性咽炎无须应用抗生素,滥用抗生素会导致咽喉部的正常菌群失调,引起二重感染、细菌耐药等问题,使咽炎的情况变得复杂,难以治疗。

（4）应用口含片含服时宜将药片置于舌根部,尽量贴近咽喉,每隔 2 h 一次或每日 4～6 次。另应注意含服时间越长,局部有效药物浓度保持时间就越长,疗效越好;含服时不宜咀嚼或吞咽药物,保持安静;含服后 30 min 内不宜进食或饮水。含后偶见过敏反应,如皮疹、瘙痒等,一旦发现应立即停药。

五、注意事项

（1）急性咽炎患者应卧床休息,多喝水,吃稀软食物,保持大便通畅。

（2）慢性咽炎患者应加强体育锻炼,提高机体免疫力,多喝水。多吃水果和蔬菜,适当服用维生素 A、B 族维生素、维生素 E 等。

（3）服用中成药期间应忌烟酒及辛辣、生冷、油腻的食物。

学 以 致 用

工作场景:

患者,男,55 岁,教师。咽部异物感半年,1 日前连续上课,今早起床吐出微量的稀痰,伴有声嘶、咽痛、咽痒。无发热等症状。

知识运用:

根据患者自述及职业,应考虑为慢性咽炎,诱因为用嗓过度,推荐西地碘含片,口含,每次 1 片,每日 5 次,并叮嘱暂时少说话,避免吃辛辣刺激性食物,戒烟酒,多喝水,多吃水果和蔬菜。连续服用 5 日后,不适症状基本消失。

点 滴 积 累

1. 咽炎是发生在咽部黏膜、黏膜下及淋巴组织的弥漫性炎症,可分为急性咽炎和慢性咽炎两种。

2. 治疗咽炎的非处方药有中成药和西药等。

3. 咽炎患者不可滥用抗生素;重视药品不良反应,正确使用口含片;避免辛辣刺激性食物、戒烟酒、多喝水、多吃水果和蔬菜。急性咽炎患者应卧床休息,可适当使用抗生素。慢性咽炎患者应加强体育锻炼,提高机体免疫力。

任务四　过敏性鼻炎

一、疾病概述

（一）概念

过敏性鼻炎又称变应性鼻炎,是指由外界环境因素导致的以鼻腔黏膜免疫反应为主的非感染性炎症性疾病。

(二)分类

按过敏原种类不同,过敏性鼻炎可分为季节性过敏性鼻炎和常年性过敏性鼻炎。

1.季节性过敏性鼻炎 发作呈季节性,常见过敏原为花粉、真菌等季节性吸入性过敏原。花粉过敏引起的季节性过敏性鼻炎也称花粉症。

2.常年性过敏性鼻炎 发作呈常年性,常见过敏原为尘螨、动物皮屑等室内常年性吸入性过敏原,以及某些职业性过敏原。

(三)病因

1.吸入性过敏原 花粉、尘螨、尘埃、真菌、冷空气、动物皮毛。

2.食物性过敏原 鱼虾、鸡蛋、牛奶、面粉、花生、大豆。

3.药源性过敏原 磺胺类、奎宁、抗生素。

(四)机制

过敏原吸入鼻腔后,在鼻黏膜下产生相应的 IgE 抗体,它会吸附在组织肥大细胞、嗜碱性粒细胞表面,机体即处于致敏状态。当人体再次接触同一过敏原时,这些过敏原就会和 IgE 抗体相结合,引起肥大细胞和嗜碱性粒细胞脱颗粒,释放组胺、白三烯等生物活性介质,从而造成鼻黏膜血管扩张,通透性增强,渗出大量液体,腺体分泌增多及以嗜酸性粒细胞为主的炎性浸润。

二、临床表现

1.季节性过敏性鼻炎 呈季节性发作,多在春、秋季固定季节发病,常见于青少年,可迅速出现症状,表现为阵发性打喷嚏和流清水样鼻涕,其次是鼻塞和鼻痒。其他症状有胸闷及眼睛、外耳道、软腭等处发痒等,部分患者还可有嗅觉减退,但多为暂时性。发病时可持续数小时、数天至数周不等,症状相对较严重。季节一过,症状缓解甚至不治而愈,但次年相同季节会再次发作。

2.常年性过敏性鼻炎 一年四季都有症状,随时可发作,时轻时重,或每日清晨起床时发作而后逐渐减轻。一般在冬、春季容易发病,表现为鼻痒和阵发性打喷嚏,其次是鼻塞和流清水样鼻涕,部分患者还可有嗅觉减退和头痛等症状,常与全身其他过敏性疾病并存。

三、药物治疗

(一)治疗原则

过敏性鼻炎的治疗原则包括环境控制、药物治疗、免疫治疗和健康教育,即"防治结合,四位一体"。

环境控制主要是指避免接触过敏原和各种刺激物,这是本病防治策略中的重要组成部分,但通常很难达到这一目标。过敏性鼻炎的主要治疗方法是药物治疗和过敏原特异性免疫治疗。

(二)常用药物

常用于治疗过敏性鼻炎的药物包括非处方药和处方药。非处方药有中成药玉屏风颗粒、苍耳子鼻炎胶囊等和西药氯雷他定片、马来酸氯苯那敏片、复方萘甲唑啉喷剂、盐酸羟甲唑啉喷雾剂等。处方药有盐酸西替利嗪片、地氯雷他定片、孟鲁司特钠咀嚼片、丙酸倍氯米松鼻喷雾剂等。

四、用药指导

(1)马来酸氯苯那敏片为第一代口服抗组胺药,由于明显的中枢神经抑制和抗胆碱作用,以及对认知功能的潜在影响,其临床应用受到限制,故不推荐用于儿童、老年人以及从事危险性工作(例如高空作业等)的特殊人群,这类人群可选用第二代抗组胺药。

(2)复方萘甲唑啉喷剂、盐酸羟甲唑啉喷雾剂的常见不良反应有鼻腔干燥、烧灼感和针刺感等,部分患者可出现头痛、头晕和心率加快等反应。疗程过长或用药过频可导致反跳性鼻黏膜充血,易发生药物性鼻炎。鼻腔干燥、萎缩性鼻炎的患者以及 2 岁以内患儿禁用。

(3)西替利嗪为第二代口服抗组胺药,罕见发生心脏毒性作用,但应引起重视,临床表现为 Q-T 间期延长、尖端扭转型室性心动过速等严重心律失常。

(4)孕妇应慎用孟鲁司特钠咀嚼片。

(5)丙酸倍氯米松鼻喷雾剂为鼻用糖皮质激素,其安全性和耐受性良好,局部不良反应主要有鼻腔干燥、刺激感、鼻出血,咽炎和咳嗽等,症状多较轻。掌握正确的鼻腔喷药方法可以减少鼻出血的发生,应指导患者避免朝鼻中隔喷药。鼻用糖皮质激素的全身不良反应较少见。

五、注意事项

(1)对季节性过敏性鼻炎应提前2~3周用药,季节过后,不能立即停药,应继续用药2周左右。

(2)过敏性鼻炎的典型症状与感冒症状相似,患者要注意区别,如果没有办法确定,千万不可乱用药,要及时到医院确诊并进行合理的治疗。

(3)过敏性鼻炎患者应尽量避免接触已知的过敏原,如宠物、羽毛、花粉等;做好室内环境控制,如经常通风,被褥衣物保持干燥,不使用地毯等。

(4)鼻喷雾剂不得接触眼睛,若接触眼睛,应立即用水清洗。

(5)服用中成药期间应忌烟酒及辛辣、生冷、油腻的食物。

点 滴 积 累

1.过敏性鼻炎又称变应性鼻炎,是指由外界环境因素导致的以鼻腔黏膜免疫反应为主的非感染性炎症性疾病。按过敏原种类不同,过敏性鼻炎可分为季节性过敏性鼻炎和常年性过敏性鼻炎。

2.过敏性鼻炎的治疗原则包括环境控制、药物治疗、免疫治疗和健康教育,即"防治结合,四位一体"。

3.过敏性鼻炎患者应尽量避免接触已知的过敏原,如宠物、羽毛、花粉等;做好室内环境控制,如经常通风、被褥衣物保持干燥,不使用地毯等。

任务五 缺铁性贫血

一、疾病概述

(一)概念

缺铁性贫血是指由于机体缺铁,导致红细胞生成减少所引起的低色素性贫血,为最常见的贫血类型,多见于妇女和儿童。

知识链接

贫 血

贫血是指单位体积的外周血中红细胞计数、血红蛋白含量或血细胞比容低于正常值的临床综合征。由于红细胞计数及血细胞比容的测定较复杂,故临床上常以血红蛋白(Hb)的浓度来表示。

血红蛋白浓度指单位体积血液中所含血红蛋白的量,单位是g/L。血红蛋白又称血色素,为一种含色素的结合蛋白质,是红细胞的主要成分,能与氧结合,运输氧和二氧化碳。血红蛋白除能与氧结合形成氧合血红蛋白外,还可与某些物质作用形成多种血红蛋白衍生物,在临床上可用于诊断某些变性血红蛋白血症和血液系统疾病。其增减的临床意义基本与红细胞增减的意义相同,但血红蛋白能更好地反映贫血的程度。

（二）分类

按贫血程度将其分为轻度贫血、中度贫血和重度贫血。

1. 轻度贫血　血红蛋白浓度为 90～120 g/L。

2. 中度贫血　60 g/L≤血红蛋白浓度<90 g/L。

3. 重度贫血　血红蛋白浓度小于 60 g/L。

（三）病因

1. 慢性失血　钩虫病、痔疮、消化性溃疡、多次流产、月经量过多等。

2. 摄入不足　长期营养摄入不足、偏食等。

3. 吸收障碍　萎缩性胃炎、胃功能紊乱、胃大部切除术后、胃酸缺乏、慢性腹泻等。

4. 需求增加　妇女妊娠期或哺乳期、小儿生长发育期等。

（四）机制

由于亚铁离子（Fe^{2+}）是构成血红蛋白必需的原料，当亚铁离子缺乏时，血红素形成不足，血红蛋白合成减少，红细胞数量减少，必然引起小细胞低色素性贫血。

二、临床表现

1. 缺铁的原发病表现　如消化性溃疡、肿瘤或痔疮导致的出血，肠内寄生虫感染导致的腹痛，月经过多、恶性肿瘤导致的消瘦，以及血管内溶血导致的血红蛋白尿。

2. 贫血的表现　常见倦怠、乏力、头昏、头痛、眼花、耳鸣、心悸、气促、面色萎黄或苍白、食欲缺乏等。

3. 组织缺铁的表现

（1）黏膜损害：口腔炎、萎缩性舌炎、吞咽困难、咽部异物感、口角炎。

（2）外周组织营养障碍：毛发干枯、脱落；皮肤干燥、皱缩；指（趾）甲缺乏光泽，脆薄易裂，重者指甲变平，甚至呈勺状。

（3）精神行为异常：烦躁、易怒、注意力不集中、有异食癖。

（4）身高、智力异常：小儿生长发育迟缓，智力低下。

三、药物治疗

（一）治疗原则

查明病因、对因治疗是最基本和最重要的治疗原则。对于中度及以上贫血，还需要补充铁剂。急性重度贫血则需要输血治疗。

（二）常用药物

常用于治疗缺铁性贫血的药物包括非处方药和处方药。非处方药有中成药益气维血颗粒、阿胶补血口服液、复方红衣补血口服液、健脾生血颗粒等和西药复方硫酸亚铁颗粒、硫酸亚铁糖浆、葡萄糖酸亚铁糖浆、富马酸亚铁颗粒、右旋糖酐铁口服溶液等。处方药有右旋糖酐铁注射液、蔗糖铁注射液等。贫血症状消失后，为巩固疗效，还需继续服药 1～2 个月。

四、用药指导

（1）铁剂治疗应从小剂量开始，逐渐达到足量。

（2）口服铁剂首选 2 价铁，其溶解度大，易被人体吸收。对于胃酸缺乏者，宜与稀盐酸并用，以利于铁的吸收。

（3）注意铁剂与药物、食物的配伍禁忌。四环素类、考来烯胺等可在肠道与铁结合，影响铁的吸收；抗酸药可使 2 价铁转变成 3 价铁，减少铁的吸收；牛奶、蛋类、钙剂、磷酸盐、草酸盐等可抑制铁的吸收；茶和咖啡中的鞣质等易与铁形成不被吸收的盐，影响铁的吸收。肉类、果糖、氨基酸、脂肪可促进铁的吸收；维生素 C 作为还原剂可促进 3 价铁转变为 2 价铁，从而促进铁的吸收，故口服铁剂应同时服用维生素 C。

(4)注意进餐的影响,习惯上主张铁剂在餐后即刻服用,餐后口服铁剂固然可减轻对胃肠的刺激,但食物中的磷酸盐、草酸盐等可使铁吸收减少。铁剂与食物同时服用,其生物利用度为空腹时的1/3～1/2。

(5)血红蛋白病或含铁血黄素沉着症及不伴缺铁的其他贫血(地中海贫血)、肝肾功能不全者,尤其是伴有未经治疗的尿路感染者,不宜应用铁剂。乙醇中毒、肝炎、急性感染、肠炎、结肠炎、溃疡性结肠炎、胰腺炎、消化性溃疡者应慎用铁剂。

(6)铁剂均具有收敛性,服后常有恶心、腹痛、腹泻、便秘等不良反应,反应强度多与剂量和品种有关。其中以硫酸亚铁的不良反应最为明显,可选择其缓释制剂。

(7)预防铁负荷过重:铁剂在胃肠道的吸收有黏膜自限现象,即铁的吸收与体内铁储存量有关,体内铁储存量过多时铁吸收减少。正常人的吸收率为10%,贫血者为30%。但一次摄入量过大,会腐蚀胃黏膜和使血液循环中的游离铁过量,出现细胞缺氧、酸中毒、高铁血红蛋白血症、休克和心功能不全等中毒症状,应及时清洗胃肠和对症治疗。

五、注意事项

(1)除补铁外,合理膳食同样重要,宜多食含铁丰富的食物,如黄豆、蔬菜、水果、大枣、蜂蜜、芝麻、黑木耳等。提倡使用铁锅烹饪或煮粥,这样有助于铁元素的补充。同时要注意摄入足够蛋白质,多食动物肝、瘦肉类、蛋、奶及豆制品等食物。

(2)老年人用药数量多,应事先核查,注意铁剂与其他药物之间的相互作用。注意避免同时服用影响铁吸收的药物或者食物。

(3)铁剂使大便颜色变黑,可掩盖消化道出血而延误病情或误认为出血。

(4)铁剂应放在小儿难以拿到的地方,避免小儿误服而引发意外。

 学以致用

工作场景:

王某,女,45岁。近1个月出现头晕、心悸、乏力等症状。体格检查:体温36.3 ℃,脉搏86次/分,呼吸18次/分,血压120/80 mmHg,神清,倦怠,皮肤黏膜苍白,毛发无光泽,舌质淡,心尖区闻及收缩期杂音,指端苍白,指甲脆裂呈勺状,余正常。实验室检查:Hb 50 g/L,RBC 2.5×10^{12}/L,WBC 9.8×10^{9}/L,PLT 130×10^{9}/L,红细胞呈小细胞低色素改变,诊断为缺铁性贫血。请为该患者制订治疗方案,并提供相应的用药指导。

知识运用:

缺铁性贫血是一种常见的贫血类型,与慢性失血、铁吸收障碍或需求量增加等原因有关。对因治疗、补充铁剂和加强营养是缺铁性贫血的主要治疗原则。对因治疗的同时,对该患者还可采取如下措施:①补充铁剂:如硫酸亚铁或富马酸亚铁等。应注意铁剂易引起恶心、便秘等胃肠道反应,宜餐后用药;遵医嘱服药;注意铁剂与药物、食物的配伍禁忌,坚持正确用药。②饮食疗法:宜多食含铁丰富的食物,如动物肝、芝麻、豆类等。③中成药治疗:选择益气健脾、补益气血、滋补肝肾的中成药,如益气维血颗粒、阿胶补血口服液等。

 点滴积累

1.贫血是指单位体积的外周血中红细胞计数、血红蛋白含量或血细胞比容低于正常值的临床综合征。

2. 治疗缺铁性贫血的非处方药有硫酸亚铁、富马酸亚铁、葡萄糖酸亚铁、右旋糖酐铁等。贫血症状消失后,为巩固疗效,还需继续服药1~2个月。

3. 铁剂治疗应从小剂量开始,逐渐达到足量;注意铁剂与药物、食物的配伍禁忌;铁剂应放在小儿难以拿到的地方。

任务六 荨 麻 疹

一、疾病概述

(一)概念

荨麻疹俗称"风疹块""风团疹""风疙瘩",是由皮肤黏膜小血管扩张及渗透性增高导致的一种局限性水肿反应。

(二)分类

按照荨麻疹发生的频率及时间,荨麻疹可分为急性荨麻疹和慢性荨麻疹。

1. 急性荨麻疹　自发性荨麻疹和(或)血管性水肿发作不超过6周,常可找到病因,多数属于Ⅰ型超敏反应。

2. 慢性荨麻疹　自发性荨麻疹和(或)血管性水肿发作超过6周,病因多难以明确,且很少由过敏原介导的Ⅰ型超敏反应导致。

(三)病因

1. 外源性病因　多为一过性。

(1)物理因素:摩擦、压力、冷刺激、热刺激、日光照射等。

(2)食物:动物蛋白,如鱼虾类、蛋类等;蔬菜或水果类,如柠檬、杧果、西红柿等;酒或含酒精的饮料等。

(3)某些药物:免疫介导的药物,如青霉素、磺胺类、血清制剂、各种疫苗等;非免疫介导的药物,如吗啡、可待因、阿司匹林等。

(4)植入物:人工关节、吻合器、心脏瓣膜、骨科用钢板或钢钉及节育器等。

2. 内源性病因　多为持续性。

(1)慢性隐匿性感染:细菌、真菌、病毒、寄生虫等感染,如幽门螺杆菌感染在少数荨麻疹患者中可能是重要的因素。

(2)慢性疾病:风湿热、系统性红斑狼疮、甲状腺疾病、淋巴瘤、白血病、炎症性肠病等。

(四)机制

过敏原初次进入机体,刺激机体产生IgE抗体;IgE抗体附着在体内的肥大细胞上或嗜碱性粒细胞上,使机体处于致敏状态。当相同的过敏原再次进入处于致敏状态的机体后,立即与肥大细胞或嗜碱性粒细胞表面两个或两个以上的IgE结合,导致肥大细胞或嗜碱性粒细胞脱颗粒,释放多种生物活性介质,如组胺等。这些生物活性介质作用于血管,使之扩张和通透性增高,因而大量蛋白质和液体外渗到皮肤组织中,导致荨麻疹。

二、临床表现

1. 急性荨麻疹　多突然发作,先有皮肤瘙痒感或灼热感,然后迅速出现红斑,继而形成淡红色风团,略高于皮肤表面,大小和形态不一,有时可融合成大片状。严重时可伴有发热、头痛、胃肠道症状

（如恶心、呕吐、腹痛、腹泻）、喉头黏膜水肿，严重者可有胸闷、呼吸困难或窒息。发生在四肢末端者有肿胀感觉，发生在眼睑时则引起局部高度水肿。一般持续数日，1~2周可痊愈。

2.慢性荨麻疹 反反复复，迁延不愈。皮肤不定时地发生风团或伴有红斑，常不伴有其他系统症状，但可伴有其他自身免疫性疾病。

三、药物治疗

（一）治疗原则

荨麻疹的治疗以查找、消除可疑的诱因和病因，控制症状，提高患者生活质量为目的。

（二）常用药物

常用于治疗荨麻疹的药物包括非处方药和处方药。非处方药有中成药薄荷酚洗剂、炉甘石洗剂等和西药异丙嗪片、马来酸氯苯那敏片、盐酸赛庚啶片、氯雷他定片等。处方药有盐酸西替利嗪片、地氯雷他定片等。

四、用药指导

（1）第一代抗组胺药可透过血脑屏障，对中枢神经系统的组胺受体产生抑制作用，引起镇静、困倦、嗜睡反应，多数人能在数日内耐受。但驾车、高空作业、精密机械操作者，在工作前不得服用，或在服用后应间隔6 h以上再从事上述活动。

（2）多数抗过敏药具有轻重不同的抗胆碱作用，尤其是第一代抗组胺药，表现为口干、视物模糊、便秘。对闭角型青光眼患者，可引起眼压增高；对患有良性前列腺增生的老年男性患者，可能引起尿潴留，给药时应予注意。

（3）抗组胺药的常见不良反应有食欲不振、恶心、呕吐、腹部不适、腹泻、便秘等，且随药物使用时间延长而逐渐减轻或消失。

（4）抗组胺药可抑制皮肤对组胺的反应，拟进行过敏原皮试者，应在停止使用48 h后进行。

（5）体重增加也是某些抗组胺药的不良反应，其机制可能与长期大量应用后加速胃排空、增进食欲有关，其中以赛庚啶最为突出。

（6）妊娠期和哺乳期妇女慎用抗组胺药。

五、注意事项

（1）应告知患者尤其是慢性荨麻疹患者，本病病因不明，病情反复发作，病程迁延，除极少数并发呼吸道或其他系统症状外，绝大多数呈良性经过。该病具有自限性，治疗的目的是控制症状、提高患者生活质量。

（2）用药期间宜清淡饮食，忌食辛辣食物或腥膻食物，避免搔抓皮肤或热水洗烫，并暂停使用肥皂。另外，服用抗组胺药期间不宜饮酒或同时服用镇静催眠药及抗抑郁药。

点 滴 积 累

1.荨麻疹俗称"风疹块""风团疹""风疙瘩"，是由皮肤黏膜小血管扩张及渗透性增高导致的一种局限性水肿反应。按照荨麻疹发生的频率及时间，荨麻疹可分为急性荨麻疹和慢性荨麻疹。

2.荨麻疹的治疗以查找、消除可疑的诱因和病因，控制症状，提高患者生活质量为目的。

3.第一代抗组胺药可透过血脑屏障，对中枢神经系统的组胺受体产生抑制作用，引起镇静、困倦、嗜睡反应，多数人能在数日内耐受。但驾车、高空作业、精密机械操作者，在工作前不得服用，或在服用后应间隔6 h以上再从事上述活动。

任务七　痤　　疮

一、疾病概述

(一)概念

痤疮是一种好发于青春期并主要累及面部毛囊皮脂腺的慢性炎症性皮肤病,俗称青春痘、粉刺、暗疮。

(二)分类

按照皮损性质和严重程度,痤疮分为 1 级(轻度)、2 级(中度)、3 级(中度)和 4 级(重度)。

1.1 级(轻度) 仅有粉刺。

2.2 级(中度) 粉刺加炎性丘疹。

3.3 级(中度) 出现脓疱。

4.4 级(重度) 出现结节、囊肿。

(三)病因

1.性激素失衡 雄激素过多。

2.皮脂分泌旺盛 皮脂腺受到雄激素的刺激时,会产生更多皮脂,油腻的皮脂和正常脱落的老化角质囤积在毛囊中,使毛囊容易堵塞。

3.毛囊皮脂腺导管角化异常 毛囊过度角化,皮脂腺分泌的油脂淤积在毛囊里,造成毛囊堵塞。

4.微生物增殖 尤其是痤疮丙酸杆菌,它是厌氧菌。毛囊堵塞后,形成厌氧的生存环境,再加上分泌的油脂正好是痤疮丙酸杆菌的营养成分,故该菌大量繁殖。

5.使用化妆品 有些化妆品,如粉底等,有可能会造成毛孔堵塞。

(四)机制

雄激素水平升高导致皮脂分泌旺盛,毛囊过度角化致使毛孔堵塞,皮脂排泄受阻,毛孔内皮脂堆积,造成毛孔内厌氧环境。在厌氧环境下,嗜脂性的痤疮丙酸杆菌大量繁殖增生,产生脂溶酶,分解皮脂产生游离酸,刺激毛囊引起炎症。当炎症进一步扩大时,毛囊壁损伤破裂,淤积的皮脂进入真皮内,炎症会向四周扩散,从而引起毛囊周围程度不等的炎症反应,从而形成痤疮。

二、临床表现

1.1 级(轻度) 仅有粉刺,包括白头(闭合性粉刺)和黑头(开放性粉刺,皮脂和黑色素被氧化而呈黑色),是与毛囊一致的圆锥形丘疹,不发红,也不隆起于皮面,用手可以触及含在皮肤中的米粒大的皮损。粉刺是痤疮的早期损害,后期可形成或转化为丘疹、脓疱、结节、囊肿,并均伴有皮脂溢出。

2.2 级(中度) 除粉刺外,还有一些炎性丘疹。炎性丘疹为粉刺发展而来的炎症性丘疹,皮损为红色丘疹。

3.3 级(中度) 除粉刺和炎性丘疹外,出现脓疱。脓疱是在丘疹的基础上形成的绿豆大小的皮损。

4.4 级(重度) 除有粉刺、炎性丘疹及脓疱外,还有结节、囊肿或瘢痕。如果炎症继续发展,可形成大小不等的暗红色结节或囊肿,挤压时可有波动感。

三、药物治疗

(一)治疗原则

药物治疗针对的是一种或多种主要的致病因素。过氧苯甲酰凝胶、复方维 A 酸凝胶可使毛囊的角化正常;异维 A 酸软胶囊、雌激素可减少皮脂的产生;抗生素、过氧苯甲酰凝胶、异维 A 酸软胶囊可抑制痤疮丙酸杆菌增殖;抗生素、复方维A酸凝胶可预防炎症反应。外用药物治疗是痤疮的基础干预措施。1~2级痤疮以外用药物联合治疗为主,3~4级痤疮在系统药物治疗的同时辅以外用药物治疗。

(二)常用药物

常用于治疗痤疮的药物包括非处方药和处方药。非处方药有中成药金花消痤丸、清热暗疮丸、解毒痤疮丸、复方珍珠暗疮片等和西药克林霉素磷酸酯凝胶、过氧苯甲酰凝胶、复方维A酸凝胶等。处方药有红霉素软膏、异维A酸软胶囊等。

四、用药指导

(1)痤疮容易复发,且影响因素较多,故单一治疗往往很难获得良好的效果,常需要采取综合治疗措施。

(2)对于皮脂腺分泌过多所致的痤疮,可选用过氧苯甲酰凝胶涂敷患处。该药作用于皮肤后,能分解出苯甲酸和新生态氧而发挥强效的杀菌除臭作用,且能够透入皮脂滤泡深部,有对抗和杀死痤疮丙酸杆菌的作用。

(3)对于轻、中度痤疮,可选复方维A酸凝胶外用。该药可促进表皮细胞更新,调节表皮细胞增殖和分化,使角质层细胞疏松而容易脱落,有利于去除粉刺,并抑制新的粉刺形成。

(4)对于炎症突出或伴有感染的痤疮,可涂敷红霉素软膏、过氧苯甲酰凝胶、克林霉素磷酸酯凝胶。

(5)使用复方维A酸凝胶时应注意避开皮肤破溃处,且用药部位应避免日光照射;应慎与肥皂等清洁剂、含脱屑药的制剂(如过氧苯甲酰凝胶等)、含乙醇的制剂、异维A酸软胶囊等共用,因为共用会加剧皮肤刺激或干燥;用药部位如有烧灼感、瘙痒、红肿等情况,应停药,并将局部药物洗净,必要时向医师咨询。

(6)对异维A酸软胶囊过敏者、妊娠期或即将妊娠的妇女禁用异维A酸软胶囊,治疗期间及治疗结束后3个月应避免献血。

(7)使用过氧苯甲酰凝胶时应注意避开眼睛周围或其他黏膜处,避免接触毛发和织物,以免脱色;涂用部位如有烧灼感、瘙痒、红肿等,应停止用药,必要时应向医师咨询。

(8)为降低痤疮丙酸杆菌的耐药性,应尽可能使用非抗生素类抗菌药物,如过氧苯甲酰凝胶;如应用某种抗生素有效,可重复使用数个疗程,疗程的间歇期配合使用过氧苯甲酰凝胶;外用抗生素的疗程为4~8周,在此基础上一旦没有用药指征,应立即停药。

五、注意事项

(1)痤疮为一种有自愈倾向的疾病,是一种好发于面部的损容性皮肤疾病,其主要危害在于损伤皮肤,影响患者形象,从而造成患者的精神压力和经济负担,故在规范治疗的同时,需将健康教育、科学护肤及定期随访贯穿于痤疮治疗始终,以达到治疗、保持美观、预防于一体的防治目的。

(2)除用药外,痤疮患者应注意皮肤卫生,每晚睡前宜用温水、肥皂洗除油污,油脂分泌过多者可选用硫磺皂,忌用碱性大的肥皂。

(3)清淡饮食,少吃高脂、高糖、辛辣和油煎的食物及少喝白酒、咖啡等刺激性饮品,这些食品都会加重痤疮;宜多吃蔬菜、水果,多饮温开水,保持大便通畅。

(4)保持积极乐观的心态,坚持体育锻炼,以加快血液循环,促使体内的废物及时排出体外,使皮肤在不断出汗的过程中保持毛孔通畅。

(5)避免用手经常触摸或挤压痤疮或用头发及粉底霜极力掩盖皮损,因为手上的细菌和头发上的脏物极易造成皮肤感染而加重痤疮。此外,乱挤乱压可致永久性的凹陷性瘢痕,留下终身遗憾。

(6)合理使用护肤品,应避免使用油性或粉质化妆品,忌浓妆。睡前应彻底洗净当天的化妆品,使夜间的皮肤轻松、畅通、充分呼吸。

点 滴 积 累

1.治疗痤疮的非处方药有克林霉素磷酸酯凝胶、过氧苯甲酰凝胶、复方维A酸凝胶等。

2.痤疮容易复发,单一治疗往往很难获得良好的效果,常需要采取综合治疗措施;应合理使用护肤品,避免使用油性或粉质化妆品,忌浓妆;避免用手经常触摸或挤压痤疮;清淡饮食,宜多吃蔬菜、水果,多饮温开水;保持积极乐观的心态,坚持体育锻炼。

任务八　足　癣

一、疾病概述

(一)概念

足癣是指发生于跖趾部皮肤的浅部真菌感染,又称"脚气",俗名"香港脚"。

知识链接

脚 气 病

脚气病,即维生素B₁缺乏症,又称为硫胺素缺乏症,不具有遗传性。早期症状缺乏特异性。本病无传染性,无流行性,无季节特异性。目前在临床上,该病较为罕见,患者多为发展中国家中以精制大米、面粉等食物为主并长期酗酒的人群,也可见于维生素代谢障碍、吸收障碍以及甲状腺功能亢进症等高代谢性疾病的患者。

(二)分类

足癣按照皮损形态可分为水疱型、糜烂型、鳞屑型、角化型和体癣型。但临床上往往几种类型同时存在。

1.水疱型足癣　常发生在足跖、足缘部,常有水疱成群或散在分布,以夏季多见。

2.糜烂型足癣　常发生在第3、4趾间,也可波及全趾,趾间皮肤变软、脱皮,部分趾间皮肤皲裂,有时可出现红色的糜烂面,夏重冬轻。

3.鳞屑型足癣　常发生在足跖部,损害以鳞屑为主,伴有稀疏而干燥的小水疱。四季皆可发生,以夏季多见或加重。

4.角化型足癣　常发生在足跟、足跖、足旁部,皮肤干燥粗厚、角化过度。四季皆可发生,以冬季多见或加重。

5.体癣型足癣　常发生在足背部,皮损为典型的弧状或环状体癣改变,常并发体癣,以夏季多见或加重。

(三)病因

1.多汗　足跖部常易出汗,由于汗液蒸发不畅,皮肤表皮呈白色浸渍状,尤以趾间最为明显,严重多汗者可起水疱或角化过度,易继发真菌感染而致足癣。

2.妊娠　受激素水平影响,皮肤抵抗真菌的能力降低。

3.肥胖　指(趾)间间隙变窄,十分潮湿,易诱发糜烂型足癣。

4.足部皮肤损伤　破坏了皮肤的防御屏障,真菌易于侵入。

5.糖尿病　糖代谢紊乱,抵抗力下降,易诱发糜烂型足癣。

6.药物　长期服用抗生素、糖皮质激素、免疫抑制剂,使正常的菌群失去平衡,细菌被杀死而真菌大量繁殖,从而诱发足癣。

(四)机制

足部表皮细胞更替时间长,角质层厚,汗腺多,又无皮脂腺,且双足经常穿着鞋袜,密不透风,汗液蒸发困难,致使局部温度高、湿度大,角质层常被浸渍变软,表皮 pH 改变,导致红色毛癣菌等真菌大量繁殖而引起足癣。

二、临床表现

1.水疱型足癣　原发损害以小水疱为主,成群或散在分布,水疱壁厚而不易破裂,内容物澄清,若继发细菌感染,则可形成脓疱,干燥吸收后出现脱屑,常伴瘙痒。

2.糜烂型足癣　皮损表现为趾间糜烂、浸渍发白,除去浸渍发白的上皮可见其下红色糜烂面,可有少许渗液。患者瘙痒明显,局部容易继发细菌感染,可导致下肢丹毒或蜂窝织炎。多见于足部多汗、经常浸水或长期穿不透气鞋的人。

3.鳞屑型足癣　以鳞屑为主,伴有稀疏而干燥的小水疱,局部有红斑、丘疹。

4.角化型足癣　皮肤呈弥漫性粗糙、增厚、干燥,纹理增宽,易发生皲裂、出血、疼痛。

5.体癣型足癣　皮疹为弧状或环状红斑,表面有鳞屑,边缘有水疱、丘疹,形似体癣。

三、药物治疗

(一)治疗原则

治疗目标是清除病原菌,快速解除症状,防止复发。

(二)常用药物

常用于治疗足癣的药物见表 11-3。

表 11-3　常用于治疗足癣的药物

疾病	非处方药	处方药
水疱型足癣 鳞屑型足癣 角化型足癣 体癣型足癣	西药:复方苯甲酸酊、硝酸咪康唑乳膏、盐酸特比萘芬乳膏、复方十一烯酸锌软膏	伏立康唑胶囊、伊曲康唑胶囊、盐酸特比萘芬片
糜烂型足癣	西药:3％硼酸溶液、足癣粉、足光粉	——

四、用药指导

(1)外用制剂应避免接触眼睛和其他黏膜(如口、鼻等),抗真菌乳膏不得用于皮肤破溃处。若用药部位有烧灼感、红肿等情况,应停药,并将局部药物洗净,在医师指导下更换药物。

(2)在足癣尚未根治时,切勿自行停药,最好能做真菌检查及培养,连续 3 周都是阴性才算治愈。禁用糖皮质激素制剂,以免加重病情。

(3)幼儿及皮肤娇嫩处(如阴囊、面部)不宜用抗真菌的酊剂,避免发生接触性皮炎。

(4)坚持正规治疗、局部治疗,使用外用药物症状消失后,真菌仍然存活在皮肤鳞屑或贴身衣物中,遇到潮湿温暖环境又会大量繁殖,导致足癣复发。因此,表面症状消失后,仍要坚持用药 1～2 周,以免复发。

(5)避免滥用激素软膏,涂擦激素软膏只能起到一时的缓解作用,但由于抑制了免疫作用,反而会促进真菌繁殖而加重病情。

(6)足癣继发细菌感染,治疗原则为先抗细菌治疗,再抗真菌治疗;足癣合并湿疹者,治疗原则为抗过敏治疗的同时积极治疗原发性真菌感染。

(7)糖尿病患者或肥胖患者应控制好基础疾病。

(8)口服抗真菌药的不良反应较大,主要表现为肝损害,在用药过程中应密切注意肝功能变化,一旦发现异常,应立即停药就医。肝病患者有明确的用药指征时,应权衡利弊后决定是否用药。妊娠期患者确有用药指征时,应充分权衡利弊后决定是否应用;哺乳期患者用药期间应停止哺乳。

五、注意事项

(1)注意个人卫生,勤洗澡,勤换鞋袜,保持局部皮肤清洁干燥;不与他人共用拖鞋、毛巾等,公共浴室、游泳池和家用拖鞋、毛巾定期消毒;家庭中其他成员的足癣要同时治疗,以避免交叉感染;避免接触病猫、病犬,以免接触感染。

(2)在外用药物期间,对患部皮肤尽量少用或不用肥皂和碱性药物,仅用温水清洗,以延长抗真菌药在体表停留的时间而巩固和提高疗效。

点 滴 积 累

1.足癣是发生于跖趾部皮肤的浅部真菌感染。

2.治疗足癣的非处方药主要有复方苯甲酸酊、硝酸咪康唑乳膏、盐酸特比萘芬乳膏、复方十一烯酸锌乳膏、3%硼酸溶液、足癣粉、足光粉。口服抗真菌药的不良反应较大,如疾病需要,在无禁忌证的情况下,可以口服抗真菌药治疗。

3.足癣患者应重视足癣的预防措施;坚持正规治疗、局部治疗,用药期间禁用糖皮质激素制剂。

任务九　沙　　眼

一、疾病概述

(一)概念

沙眼是指沙眼衣原体侵入结膜和角膜引起的一种慢性传染性眼病,严重时双眼结膜表面犹如布满沙粒,故命名为沙眼。

(二)分类

1.Ⅰ期　进行性活动期。

2.Ⅱ期　退行期。

3.Ⅲ期　完全瘢痕期。

(三)病因

1.病原微生物感染　沙眼衣原体感染。

2.环境因素　生活卫生环境差。

知识链接

沙眼衣原体与不孕

现代医学研究证实,沙眼衣原体不仅可引起沙眼,而且能感染女性泌尿生殖系统,导致不孕症或异位妊娠。沙眼衣原体主要通过手、眼、毛巾、手帕、衣物、浴器及游泳池等途径传播,也可通过性接触传染给对方。当沙眼衣原体进入女性生殖系统时,首先侵犯的部位是子宫颈管,然后向上蔓延,可引起子宫内膜炎、输卵管炎或盆腔炎等。当这种病原体侵犯输卵管内膜产生炎症病变后,即有可能造成局部粘连,使输卵管管腔狭窄,甚至堵塞,从而丧失输送卵子的正常功能,导致不孕症或异位妊娠。

（四）机制

沙眼衣原体感染结膜及角膜后,侵入上皮细胞,导致眼红、眼疼、异物感、流泪等症状,同时由于眼睑红肿,结膜高度充血,可见乳头、滤泡增生,导致上、下穹隆结膜粗糙不平,伴耳前淋巴结肿大、压痛。

二、临床表现

1. Ⅰ期 上睑结膜乳头与滤泡并存,上穹隆结膜模糊不清,有角膜血管翳。

2. Ⅱ期 上睑结膜自瘢痕开始出现至大部分变为瘢痕,仅留少许活动性病变。

3. Ⅲ期 上睑结膜活动性病变完全消失,代之以瘢痕,无传染性。

三、药物治疗

（一）治疗原则

沙眼主要应用滴眼剂治疗,严重者需要口服抗生素或外科治疗。

（二）常用药物

常用于治疗沙眼的药物包括非处方药和处方药。非处方药有磺胺醋酰钠滴眼液、红霉素眼膏、复方硫酸锌滴眼液、酞丁安滴眼液等;处方药有盐酸米诺环素胶囊等。

四、用药指导

（1）磺胺醋酰钠滴眼液的毒性小,偶见过敏反应,对磺胺类药过敏者禁用,过敏体质者慎用。磺胺类药滴眼时可通过鼻泪管到达循环系统,不宜过量使用。该药不宜与其他滴眼液混合使用。

（2）复方硫酸锌滴眼液有腐蚀性,低浓度的溶液局部应用也有刺激性,急性结膜炎患者禁用。

（3）酞丁安滴眼液有致畸作用,育龄期妇女慎用,孕妇和对该药过敏者禁用。

（4）发生沙眼时,应根据炎症的性质和发展阶段及时选择适当的抗菌药物,在同一时期内用药种类宜少,一般以一种为主。

（5）沙眼及眼部有感染者,不能佩戴隐形眼镜,以免导致严重后果。

五、注意事项

（1）沙眼是一个重要的公共卫生问题,要注意个人卫生,尤其是保持洗漱用具的清洁;保持眼部清洁,勤洗手和脸,不用脏手揉眼,养成用手帕擦眼的好习惯;定期进行眼科检查,及早发现,积极治疗;改善厕所等环境卫生,注意水源清洁,以阻断沙眼传播的途径。

（2）沙眼患者不宜吃辛辣刺激性食物,如辣椒、大蒜、火烤的食物等,并要注意用眼卫生。

点 滴 积 累

1.沙眼是由沙眼衣原体引起的一种慢性传染性眼病。

2.治疗沙眼的非处方药主要有磺胺醋酰钠滴眼液、复方硫酸锌滴眼液、酞丁安滴眼液和红霉素眼膏等制剂,常局部用药。

3.重视滴眼液的不良反应;加强沙眼的预防,沙眼患者不宜吃辛辣刺激性食物。

任务十　急性结膜炎

一、疾病概述

（一）概念

急性结膜炎是指发生在结膜上的急性传染性眼病,俗称红眼病。

（二）分类

1.急性卡他性结膜炎 发病急骤,常同时(或间隔1~2日)累及双眼,常由肺炎链球菌、流感嗜血杆菌、葡萄球菌等引起。

2.春季卡他性结膜炎 其季节性强,多发生于春、夏季,可反复发作,以男性儿童及青年人多见。

3.流行性结膜炎 流行性结膜炎为急性滤泡性结膜炎并发浅点状角膜炎,一般仅局限于单眼,病情相对较轻,但传染性强,发病急骤,常由腺病毒引起。

4.流行性出血性结膜炎 流行性出血性结膜炎为暴发流行,常由肠道病毒70型引起。

5.过敏性结膜炎 一般较轻,由过敏原引起。

（三）病因

1.病原微生物感染 常见腺病毒、肺炎链球菌、流感嗜血杆菌、葡萄球菌等感染。

2.外伤 各种眼外伤、异物进入等。

（四）机制

病原微生物侵犯结膜后,引起球结膜和睑结膜充血,分泌黏液或脓性分泌物,发生水肿等,严重者出现结膜下出血。

二、临床表现

1.急性卡他性结膜炎 伴有大量黏液性分泌物(眼屎),于夜间分泌较多,常在晨起时被分泌物糊住双眼。轻症者眼内有瘙痒和异物感;重者眼睑坠重、灼热、畏光和流泪,结膜下充血、水肿或夹有小出血点,眼睑亦常红肿,角膜受累者有疼痛及视物模糊,症状类似于沙眼。

2.春季卡他性结膜炎 双眼奇痒,睑结膜有粗大的乳头,角膜缘胶样增生,治疗以抗过敏为主。

3.流行性结膜炎 流泪较多和伴有少量分泌物,分泌物最初为黏液性,其后黏液脓化而呈脓性,耳前淋巴结肿大。

4.流行性出血性结膜炎 表现除与流行性结膜炎类似外,同时可有结膜下出血。

5.过敏性结膜炎 结膜可充血和水肿,瘙痒而伴有流泪,一般无分泌物或稍有黏液性分泌物。

三、药物治疗

（一）治疗原则

白天宜用滴眼液,可反复多次使用,睡前则以眼膏为主。

（二）常用药物

常用于治疗结膜炎的药物见表11-4。

表11-4 常用于治疗结膜炎的药物

疾病	非处方药	处方药
急性卡他性结膜炎	西药:利福平滴眼液、磺胺醋酰钠滴眼液、红霉素眼膏	—
春季卡他性结膜炎 过敏性结膜炎	西药:色甘酸钠滴眼液、醋酸可的松滴眼液	—
流行性结膜炎	西药:酞丁安滴眼液	阿昔洛韦滴眼液
流行性出血性结膜炎	—	盐酸羟苄唑滴眼液、利巴韦林滴眼液

四、用药指导

(1)阿昔洛韦滴眼液应用时偶有一过性烧灼感、疼痛、皮疹、荨麻疹。应用眼膏后极少数患者可立即出现一过性轻度疼痛,可出现浅表斑点状角膜病变,但无须中止治疗,愈后亦无明显后遗症。

（2）在抗菌药物制剂中加入糖皮质激素,虽然具有抗菌、抗炎、加速治愈的优点,但有诱发真菌或病毒感染、延缓创伤愈合、升高眼压和导致晶状体混浊等风险,因此不应随意使用,除非患者是在眼病专科医师的密切监护下使用的。特别是尚未确诊的"红眼"患者不能使用这类药物,因为这种情况有时是由难以诊断的单纯疱疹病毒感染所致。

（3）早期结膜炎可采用热敷的方法,以热毛巾或茶壶的热气熏蒸,每次 10 min,每日 3 次;对于过敏性结膜炎,宜用冷毛巾湿敷。

五、注意事项

（1）建议过敏性结膜炎患者避免或减少接触过敏原、改善生活环境,这样有助于缓解和控制过敏性结膜炎病情。对尘螨过敏患者应做好室内清洁和除螨工作,对花粉过敏患者则需要在易产生花粉的季节尽量采取保护性措施。空气污染严重时患者应适当减少户外活动时间。

（2）患者应注意眼部卫生,不能与他人共用毛巾、浴巾、脸盆、枕巾,以防传染。在症状消失 24 h 后,才可配戴隐形眼镜。

点 滴 积 累

1. 急性结膜炎是指发生在结膜上的急性传染性眼病,俗称红眼病,分为急性卡他性结膜炎、春季卡他性结膜炎、流行性结膜炎、流行性出血性结膜炎和过敏性结膜炎。

2. 急性结膜炎患者应注意眼部卫生,不能与他人共用毛巾、浴巾、脸盆、枕巾,以防传染。在症状消失 24 h 后,才可配戴隐形眼镜。

3. 在抗菌药物制剂中加入糖皮质激素,虽然具有抗菌、抗炎、加速治愈的优点,但有诱发真菌或病毒感染、延缓创伤愈合、升高眼压和导致晶状体混浊等风险,因此不应随意使用,除非患者是在眼病专科医师的密切监护下使用的。特别是尚未确诊的"红眼"患者不能使用这类药物,因为这种情况有时是由难以诊断的单纯疱疹病毒感染所致。

（郑　辉）

历年真题　　　　　模拟检测

常见慢性疾病的健康管理

扫码看课件

学习目标

知识目标

1.掌握:高血压、血脂异常、糖尿病、痛风、骨质疏松症、支气管哮喘、慢性阻塞性肺疾病、消化性溃疡、类风湿关节炎、良性前列腺增生的药物治疗和健康指导。

2.熟悉:高血压、血脂异常、糖尿病、痛风、骨质疏松症、支气管哮喘、慢性阻塞性肺疾病、消化性溃疡、类风湿关节炎、良性前列腺增生的临床表现。

3.了解:高血压、血脂异常、糖尿病、痛风、骨质疏松症、支气管哮喘、慢性阻塞性肺疾病、消化性溃疡、类风湿关节炎、良性前列腺增生的疾病概述。

能力目标

具有正确进行问病荐药的能力。

素质目标

1.培养学生高血压、血脂异常、糖尿病、痛风、骨质疏松症、支气管哮喘、慢性阻塞性肺疾病、消化性溃疡、类风湿关节炎、良性前列腺增生用药指导能力,良好的沟通能力及药学服务的职业素养。

2.提高学生对患者进行安全用药宣传、真诚服务的职业意识。

岗位对接

职业面向:西药药师、药品经营。

职业要求:接待患者,仪表大方,问病荐药,顾客满意。

导学情景

情景描述:随着社会经济水平的不断提高,医疗技术的不断进步,曾经严重危害生命健康的急性疾病不再是挥之不去的梦魇。与此同时,生活节奏不断加快,生活习惯亦随之改变,慢性疾病却日益增多,悄无声息地蚕食人类的生命。慢性疾病与急性疾病的不同不但体现在病程的长短上,而且更多地体现在其本质上。慢性疾病虽不会在短期内带走患者生命,但会一步一步地降低患者的生活质量,降低患者的劳动力,造成急性疾病所不可企及的社会和经济负担。无论从宏观的公共卫生角度还是从微观的临床基础医学角度来说,慢性疾病的防治都将是人类在21世纪所面临的最大挑战。由于慢性疾病起病隐匿、机制复杂以及其本身的部分不可逆性,无法对因治疗,因此,慢性疾病逐渐从过去的治疗转变为现在的健康管理。

学前导语:下面将学习高血压、血脂异常、糖尿病、痛风、骨质疏松症、支气管哮喘、慢性阻塞性肺疾病、消化性溃疡、类风湿关节炎、良性前列腺增生等慢性疾病的健康管理。

知识拓展

任务一 高 血 压

一、疾病概述

1. 概念 以体循环收缩压和(或)舒张压持续升高为主要表现的临床综合征。

2. 诊断 高血压诊断标准见表 12-1。

表 12-1 高血压诊断标准

指标	收缩压(SBP)/mmHg	条件	舒张压(DBP)/mmHg
血压	≥140	和(或)	≥90

注:在未使用抗高血压药的情况下,非同日 3 次测量血压。

3. 分类

(1)按病因分类。

①原发性高血压:发病原因不明,具有起病隐匿、病情发展缓慢、病程较长等特点,多与遗传和环境因素有关,又称高血压病,约占 95%。

②继发性高血压:由本身明确独立的病因引起,如原发性醛固酮增多症、肾动脉狭窄、嗜铬细胞瘤、糖尿病等疾病,又称症状性高血压,约占 5%。

(2)按病程进展分类。

①缓进型高血压:起病隐匿,病情发展缓慢,病程较长,可达数十年,多见于 40 岁以上人群,早期可无任何症状,偶尔在体格检查时发现血压升高。缓进型比较多见,约占高血压患者的 95%。

②急进型高血压:又称恶性高血压,病程发展迅速,血压显著升高,出现头痛、呕吐、心悸、眩晕等症状,严重时会出现神志不清、抽搐。短期内发生严重的心、脑、肾等器官损害,如心肌梗死、脑卒中、肾衰竭等,但临床上较少见。

(3)按血压水平分类(表 12-2)。

表 12-2 按血压水平分类

分类	SBP/mmHg	条件	DBP/mmHg
一级高血压(轻度)	140～159	和(或)	90～99
二级高血压(中度)	160～179	和(或)	100～109
三级高血压(重度)	≥180	和(或)	≥110
单纯收缩期高血压	≥140	和	<90

注:当收缩压和舒张压分属于不同级别时,以较高的分级为准。

(4)按心血管风险分层:高血压患者的预后和治疗决策不仅要考虑血压水平,还要考虑心血管疾病的危险因素、靶器官损害、有无临床并发症和糖尿病等。根据这几项因素合并存在时对心血管事件绝对危险的影响,将高血压患者心血管风险水平分为低危、中危、高危和很高危 4 个层次(表 12-3)。

表 12-3 高血压患者心血管风险水平分层

其他危险 因素和病史	风险水平			
	SBP 130～139 mmHg 和(或) DBP 85～89 mmHg	SBP 140～159 mmHg 和(或) DBP 90～99 mmHg	SBP 160～179 mmHg 和(或) DBP 100～109 mmHg	SBP≥180 mmHg 和(或) DBP≥110 mmHg
无	—	低危	中危	高危
1～2 个其他危险因素	低危	中危	中/高危	很高危

续表

其他危险 因素和病史	风险水平			
	SBP 130～139 mmHg 和（或） DBP 85～89 mmHg	SBP 140～159 mmHg 和（或） DBP 90～99 mmHg	SBP 160～179 mmHg 和（或） DBP 100～109 mmHg	SBP≥180 mmHg 和（或） DBP≥110 mmHg
不少于 3 个其他危险因素或靶器官损害，或 CKD 3 期、无并发症的糖尿病	中/高危	高危	高危	很高危
有临床并发症，或 CKD 4 期及以上、有并发症的糖尿病	高/很高危	很高危	很高危	很高危

注：其他危险因素包括年龄（男性＞55 岁、女性＞65 岁）、吸烟、血脂异常（总胆固醇水平＞5.2 mmol/L）、肥胖、心脑血管疾病家族史、靶器官损害（左心室肥厚、蛋白尿、血肌酐升高、动脉粥样硬化、视网膜病变、脑卒中）。CKD 为慢性肾脏病。

4. 病因

（1）遗传因素：大约 60% 的高血压患者有家族史。目前认为高血压是多基因遗传所致，30%～50% 的高血压患者有遗传背景。

（2）精神因素：长期的精神紧张、激动、焦虑，受噪声或不良视觉因素刺激等也会引起高血压的发生。

（3）年龄因素：发病率有随着年龄增长而增高的趋势，40 岁以上者发病率高。

（4）生活因素：膳食结构不合理，如摄入过多钠盐、低钾饮食、大量饮酒、摄入过多饱和脂肪酸均可使血压升高。吸烟可加速动脉粥样硬化的过程，为高血压的危险因素。

（5）药物因素：避孕药、激素、解热镇痛药等均可影响血压。

（6）疾病因素：糖尿病、睡眠呼吸暂停低通气综合征、甲状腺疾病、肾动脉狭窄、肾实质损害、肾内占位性病变、嗜铬细胞瘤及其他神经内分泌肿瘤等。

5. 机制　原发性高血压机制尚不清楚，可能是综合作用的结果，如神经或内分泌因素、肾素-血管紧张素-醛固酮系统亢进、水钠潴留等。

二、临床表现

不同类型的高血压和病情发展的不同阶段，其临床表现轻重不一。

1. 高血压早期　一般无症状，或在体检时才被发现，受精神紧张和劳累等因素影响时，患者可有头痛、头晕、心悸、健忘、乏力、眼底视网膜细小动脉痉挛等表现。

2. 高血压后期　血压常持续在较高水平，除上述早期的一般症状外，还可出现脑、心、肾等一个或多个器官受损的相应临床表现。

（1）心：长期的高血压可导致高血压心脏病甚至左心衰竭，出现胸闷、气急、咳嗽等症状。

（2）肾：持续高血压可致肾动脉硬化，从而引起高血压肾损害，出现多尿、夜尿，尿检时可有少量红细胞、管型、蛋白质，尿比重减轻；严重时出现肾衰竭，表现为少尿、无尿、氮质血症或尿毒症。

（3）脑：因脑血管痉挛或硬化，患者头痛、头晕加重，出现一过性失明和肢体麻木等，严重者可致脑卒中（脑出血和脑血栓）。

（4）眼底：可见眼底出血、渗出，视神经盘水肿。

极少数患者病情发展急骤，血压急剧升高，同时伴有剧烈头痛、头晕、恶心、心悸、视力障碍，甚至昏迷抽搐等，称为高血压危象。

三、药物治疗

（一）治疗目标

一般高血压患者，血压降至 140/90 mmHg 以下即可。合并糖尿病、冠心病、心力衰竭、慢性肾脏病伴有蛋白尿的患者,如能耐受,血压应降至 130/80 mmHg 以下;65～79 岁的老年患者血压应降至 150/90 mmHg 以下,如能耐受,血压可进一步降至 140/90 mmHg 以下;80 岁及以上的老年患者血压应降至 150/90 mmHg 以下。

(二)治疗原则

小剂量开始,联合用药,个体化给药,优先选择长效制剂。

(三)常用药物

1. 血管紧张素转换酶抑制剂(ACEI) 代表药物有卡托普利、依那普利、贝那普利等。这类药物具有中等降压强度,降压时不伴有反射性心率加快,不减少肾血流量,并能减轻心脏的前、后负荷,逆转心室肥厚,能一定程度地改善心功能。尤其适用于高血压伴有慢性心力衰竭、心肌梗死后、糖尿病、慢性肾病、蛋白尿的患者。

主要不良反应为刺激性干咳,尤其在用药早期;也可见血钾升高、血管神经性水肿、味觉异常、皮疹、药物热等。双侧肾动脉狭窄、血肌酐(Cr)≥3 mg/dL 的严重肾功能不全、高钾血症、妊娠或计划妊娠者禁用。

2. 血管紧张素Ⅱ受体阻滞剂(ARB) 代表药物有氯沙坦、缬沙坦、厄贝沙坦等。这类药物的降压作用与 ACEI 相似,但不引起刺激性干咳。氯沙坦还可增加尿酸排泄,降低血液中尿酸水平。适用于各型高血压,尤其适用于高血压伴左心室肥厚、心力衰竭、糖尿病肾病、冠心病、代谢综合征及不能耐受 ACEI 的患者。

双侧肾动脉狭窄、血肌酐(Cr)≥3 mg/dL 的严重肾功能不全、高钾血症、妊娠或计划妊娠者禁用。

3. 钙通道阻滞剂(CCB) 可分为二氢吡啶类和非二氢吡啶类,最常用于降压的是二氢吡啶类钙通道阻滞剂,如硝苯地平、尼群地平、氨氯地平、非洛地平等。此类药物降压作用强,耐受性较好,适用范围相对广,对于左心室肥厚、老年单纯性收缩期高血压、心绞痛、动脉粥样硬化、代谢综合征更适用。

该类药物没有绝对禁忌证,但快速性心律失常和充血性心力衰竭患者慎用。常见的不良反应包括头痛、面部潮红、踝部水肿、心跳加快、牙龈增生等。

4. β 受体阻滞剂 代表药物有普萘洛尔、美托洛尔、阿替洛尔等。该类药物对于心输出量偏高或血浆肾素活性增高的患者疗效较好;可降低心率,适用于快速型心律失常患者;用于合并心肌梗死或心力衰竭的患者,可改善预后;用于冠心病、劳力性心绞痛患者,可减轻心绞痛症状。

主要不良反应为心功能抑制、支气管痉挛,大剂量应用时对糖、脂肪代谢可能有影响,高选择性 β 受体阻滞剂如比索洛尔、美托洛尔等对糖、脂肪代谢影响较小。长期应用时,突然停药可发生血压反跳性升高。禁用于严重心动过缓患者,如心率小于 55 次/分、病态窦房结综合征、二度或三度房室传导阻滞患者;禁用于严重支气管哮喘患者。

5. 利尿药 噻嗪类利尿药较为常用,如氢氯噻嗪、吲达帕胺等。适用于无并发症的高血压患者,是其首选药物,尤其适用于老年人、单纯收缩期高血压及高血压合并心力衰竭的患者。

主要不良反应为低钾血症,且随着利尿药使用剂量增加,低钾血症发生率也相应增高,因此建议小剂量使用,氢氯噻嗪还可引起高尿酸血症、高脂血症和高血糖,故痛风、高脂血症和糖尿病患者禁用,可选用吲达帕胺。对磺胺类药过敏者禁用吲达帕胺。严重心力衰竭或慢性肾功能不全时,可应用高效利尿药,如呋塞米,同时需补钾。

近年来由 ACEI、ARB、CCB、β 受体阻滞剂和利尿药组合形成的抗高血压单片复方制剂(表 12-4),由于服用方便,易于长期服用,已成为高血压治疗的新模式,推荐作为首选。

表 12-4 抗高血压单片复方制剂

主要组分	剂量	次数/(次/日)	相应组分的不良反应
氨氯地平/贝那普利	1 片	1	头痛,踝部水肿,咳嗽
贝那普利/氢氯噻嗪	1 片	1	咳嗽,偶见血管性水肿,血钾异常

续表

主要组分	剂量	次数/(次/日)	相应组分的不良反应
复方卡托普利	1～2 片	2～3	咳嗽,偶见血管性水肿,血钾异常
赖诺普利/氢氯噻嗪	1 片	1	咳嗽,血钾异常
依那普利/氢氯噻嗪(Ⅱ)	1 片	1	咳嗽,偶见血管性水肿,血钾异常
厄贝沙坦/氢氯噻嗪	1 片	1	偶见血管性水肿,血钾异常
氯沙坦钾/氢氯噻嗪	1 片	1	偶见血管性水肿,血钾异常
替米沙坦/氢氯噻嗪	1 片	1	偶见血管性水肿,血钾异常
缬沙坦/氢氯噻嗪	1～2 片	1	偶见血管性水肿,血钾异常,血尿酸升高
缬沙坦/氨氯地平	1 片	1	头痛,踝部水肿,偶见血管性水肿

注:每种药物的具体使用方法详见国家药品监督管理局批准的药品说明书。

抗高血压药的联合应用已被公认为较好且合理的治疗方案。联合用药可减少单药剂量,增强降压效果又不增加不良反应,提高患者的耐受性和依从性。

我国临床主要推荐应用的优化联合治疗方案如下:CCB＋ACEI 或 CCB＋ARB;利尿药＋CCB;利尿药＋ACEI 或利尿药＋ARB;CCB＋β受体阻滞剂。

联合用药的适应证:二级高血压、高于目标血压 20/10 mmHg 和(或)伴有多种危险因素、靶器官损害或存在临床疾病的高危人群,往往初始治疗即需要应用 2 种小剂量抗高血压药,如仍不能达到目标血压,可在原药基础上加量或可能需要 3 种,甚至 4 种及 4 种以上抗高血压药。

四、健康指导

1. 知识指导　向患者和患者家属宣传高血压的相关知识和危害性,解释引起高血压的生物、心理、社会因素,使患者和患者家属重视,了解控制血压的重要性和终身治疗的必要性。教会患者和患者家属正确测量血压的方法,每天定时监测血压,作为调整药量和选择用药的依据。指导患者调整心态,学会自我心理调节,避免情绪激动,以免诱发血压增高。家属应对患者充分理解、宽容和安慰。

2. 生活指导　改变不健康的生活方式和服用抗高血压药是治疗高血压的主要方法,二者缺一不可。其中改善生活方式是治疗高血压的基础。原发性高血压是一种"生活方式疾病",很多不良日常行为习惯是高血压发生的危险因素。在我国,高血压发生的主要危险因素包括高钠低钾饮食、超重/肥胖、吸烟、过量饮酒、长期精神紧张、缺少体育锻炼等。而通过生活方式干预,即避免不利于身体和心理健康的行为和习惯,不仅可以预防或延缓高血压的发生,还可以降低血压,提高抗高血压药的疗效,进而降低心血管风险。因此,应对高血压患者进行健康教育,倡导健康的生活方式:科学合理饮食,多吃新鲜水果和蔬菜,减少钠盐摄入,控制体重,戒烟,限制饮酒,增加体育锻炼,减轻精神压力,保持心理平衡等。

3. 用药指导

(1)合理应用抗高血压药是血压达标的关键。药师要充分了解各类抗高血压药的作用特点,根据患者的年龄、血压水平、合并的临床疾病等为患者或医生提供用药咨询或用药参考。

(2)CCB 对老年患者降压疗效较好,且预防脑卒中的效果较好,可用于合并糖尿病、冠心病或外周血管病的患者。ACEI 和 ARB 可以降低心肌梗死后患者死亡率,有益于降低慢性心力衰竭患者的死亡率,减少蛋白尿,延缓肾病进展,对糖、脂肪代谢无不良影响,尤其适用于伴有慢性心力衰竭、心肌梗死后心功能不全、心房颤动、慢性肾病、代谢综合征的患者。对高血压合并心绞痛、心肌梗死后快速性心律失常者等,可选择 β受体阻滞剂。

(3)妊娠期高血压的治疗目的是减少母亲危险、保证母儿安全和妊娠的顺利进行。接受非药物治疗措施后,当血压升高至高于 150/100 mmHg 时,可选择对胎儿安全有效的药物治疗。治疗目标是将血压降至 150/100 mmHg 以下。常用抗高血压药有硝苯地平、拉贝洛尔、氢氯噻嗪等;硫酸镁是治疗严重子痫前期并预防子痫发作的首选药。而妊娠期使用 ACEI、ARB 可能会导致胎儿生长迟缓、羊水过少或新生儿肾衰竭，因此孕妇禁用；长期使用 β 受体阻滞剂，有引起胎儿生长迟缓的可能。

（4）儿童及青少年高血压多为原发性高血压，表现为轻、中度血压升高，临床特征不明显，与肥胖密切相关。血压明显升高者多为继发性高血压，肾性高血压是首位原因。当改变生活方式无效且出现靶器官损害、合并糖尿病等并发症时，可采用药物治疗。目前我国经国家药品监督管理局批准的儿童抗高血压药品种有限，可选卡托普利、氨氯地平、氨苯蝶啶、氯噻酮、氢氯噻嗪、呋塞米、普萘洛尔、阿替洛尔、哌唑嗪。

（5）根据患者血压的变化规律，选择合适的药物制剂及合理的给药时间，从而达到有效控制血压的目的。人体血压在昼夜之间存在周期性变化，6—8 时和 16—18 时各出现一个高峰，而后缓缓下降，夜间入睡时血压水平最低。要依从人体生物钟规律有效控制血压，若使用长效抗高血压药，则应在 7 时左右服用。若服用中短效的抗高血压药，要注意最后一次服药时间不能太迟，应在 16—18 时服药。不宜在睡前或夜间服用。

（6）应用抗高血压药要关注药品不良反应，如钙通道阻滞剂硝苯地平有头痛、面色潮红、下肢水肿等不良反应，地尔硫䓬可致负性肌力作用和心动过缓。β 受体阻滞剂可致心动过缓，冠心病患者不可突然停药，以免诱发心绞痛和心肌梗死。ACEI 可引起刺激性干咳。噻嗪类利尿药可导致离子紊乱。

（7）强调长期药物治疗的重要性，用抗高血压药使血压降至理想水平后，应继续服用维持量，以保证血压相对稳定，对无症状者更应强调这一点。不能擅自突然停药，经治疗血压得到满意控制后，可以逐渐减少剂量，突然停药可导致血压突然升高。

4. 病情监测　药师应鼓励患者进行自我血压监测管理，指导患者正确使用血压计并记录血压值。家庭血压监测便于患者及时准确地了解血压情况，从而达到了解病情、提高降压治疗依从性、提升降压治疗质量及达标率、减少患者就诊次数的目的。同时，实时血压监测有助于预测心血管疾病风险。对于老年高血压患者，可鼓励患者家属参与到血压监测管理中来，以提高患者治疗的依从性。

目前常用的血压计有水银血压计、电子血压计两种。为减少水银可能引起的污染，家庭血压监测多采用电子血压计，而且电子血压计操作方便、快捷。测量时环境应保持安静，室温适宜，在有靠背的椅子上坐位休息至少 5 min，再开始测量血压。测量血压前避免饮用浓茶、咖啡，不做易引起兴奋的动作。如果血压比较稳定，可以进行早、晚测量。在早上起床后排空膀胱，吃饭、吃药前测量；在晚饭后、睡前测量。每日早、晚各测量 2～3 次，间隔 1 min，取平均值。当血压不稳定时应增加测量次数，除早、晚测量外，还要在 9—10 时、15—17 时进行测量，甚至可以从早到晚每隔 2～3 h 测量 1 次，对测量结果进行详细记录。

监测血压时，一旦发现血压急剧升高、剧烈头痛、呕吐、大汗、视物模糊、面色及神志改变、肢体运动障碍等症状，立即就医。

学 以 致 用

工作场景：

患者，男，60 岁，高血压病史 8 年，血压最高达 180/120 mmHg，伴有头晕症状，就诊前服用氢氯噻嗪片；合并有高尿酸血症 3 年，未予以药物治疗。近期身体感觉不适，医院检查：血压 184/122 mmHg，血尿酸 860 μmol/L。诊断：三级高血压；高尿酸血症。停用氢氯噻嗪片，服用氯沙坦钾片与硝苯地平控释片控制血压，口服苯溴马隆片降尿酸。

知识运用：

氢氯噻嗪可升高尿酸水平，患者患有高尿酸血症，故应停止使用氢氯噻嗪片。氯沙坦有促进尿酸排泄作用，可降低血浆的尿酸盐浓度，适用于高血压伴高尿酸血症的患者。三级高血压患者加用硝苯地平控释片有利于将血压尽快降至正常水平，且该药不干扰尿酸代谢，控释制剂降压平稳。氯沙坦钾片和硝苯地平控释片每日给药 1 次。硝苯地平控释片应直接吞服,不可咀嚼和压碎服用,临用前取出,避免药物受潮。如果大便中排出用于控释剂型的不被人体吸收的药物骨架,属于正常现象,不影响药物疗效,但需提前告知患者,以免引起误解。定期监测血压,不适随诊。

点滴积累

1. 高血压是指在未使用抗高血压药的情况下,非同日 3 次测量血压,收缩压(SBP)≥140 mmHg 和(或)舒张压(DBP)≥90 mmHg。

2. 根据病因,高血压分为原发性高血压和继发性高血压两类;按病程进展,分为缓进型高血压和急进型高血压两类;根据血压水平,分为一级高血压、二级高血压和三级高血压。

3. 血管紧张素转换酶抑制剂(ACEI)、血管紧张素Ⅱ受体阻滞剂(ARB)、β受体阻滞剂、钙通道阻滞剂(CCB)和利尿药为常用抗高血压药。

4. 药物治疗的同时要结合非药物治疗,如控制体重,减少钠盐、脂肪摄入,增加体育锻炼,减轻精神压力,戒烟限酒等。

5. 药物治疗要合理选择药物,注意特殊人群用药选择、选择适当的用药时间、关注药品不良反应,并学会规律监测血压。

（马　腾）

任务二　血脂异常

一、疾病概述

1. 概念　血脂异常指血浆中甘油三酯(TG)和(或)总胆固醇(TC)水平升高,也包括低密度脂蛋白胆固醇(LDL-C)水平升高和高密度脂蛋白胆固醇(HDL-C)水平降低。

2. 诊断　血脂异常诊断标准见表 12-5。

表 12-5　血脂异常诊断标准

指标	总胆固醇	低密度脂蛋白胆固醇	高密度脂蛋白胆固醇	甘油三酯
数值/(mmol/L)	≥5.2	≥3.4	<1.0	≥1.7

3. 分类　按血脂成分水平,血脂异常临床分类见表 12-6。

表 12-6　血脂异常临床分类

临床分类	总胆固醇	甘油三酯	高密度脂蛋白胆固醇	相当于 WHO 分型
高胆固醇血症	增高	—	—	Ⅱa
高甘油三酯血症	—	增高	—	Ⅳ、Ⅰ
混合型高脂血症	增高	增高	—	Ⅱb、Ⅲ、Ⅳ、Ⅴ
低高密度脂蛋白血症	—	—	降低	—

4. 病因

(1)遗传因素:单一基因或多个基因突变所致。由于基因突变所致的血脂异常多具有家族聚集性,有明显的遗传倾向,特别是单一基因突变者,故临床上通常称为家族性血脂异常。某些遗传基因的异常可导致低密度脂蛋白(LDL)清除率降低、极低密度脂蛋白(VLDL)转变成低密度脂蛋白增多、低密度脂蛋白颗粒富含胆固醇酯、载脂蛋白B(ApoB)代谢缺陷等。

(2)饮食因素:长期摄入过多的胆固醇、高饱和脂肪酸和过多的热量或大量饮酒均易导致血脂异常。

知识链接

血脂异常患者的脂肪摄入量控制

血脂异常患者治疗期间应严格控制脂肪摄入量,患者每日脂肪摄入量不应多于25 g,并应减少摄入动物油(猪油、牛油等)及以动物油为原料的食品。烹饪用油应富含不饱和脂肪酸(玉米油、葵花籽油、橄榄油等)。

(3)年龄因素:好发年龄为50～55岁,随着年龄的增长,胆酸合成减少,肝内胆固醇含量增加,低密度脂蛋白受体活性降低。女性绝经后体内雌激素减少,低密度脂蛋白受体的活性降低,胆固醇水平也高于同龄的正常男性。

(4)体重因素:随着体重增加,发生血脂异常的概率增大。肥胖一方面促进肝输出含载脂蛋白B的脂蛋白,继而使低密度脂蛋白生成增加;另一方面使全身胆固醇合成增加,导致肝内胆固醇池扩大,并抑制低密度脂蛋白受体的合成。

(5)继发因素:继发性血脂异常是由其他疾病或药物等所引起的血脂异常,如某些代谢性疾病(肥胖、糖尿病、肾功能减退、肾病综合征、肝病、系统性红斑狼疮、糖原累积症、骨髓瘤、多囊卵巢综合征等)和某些药物(利尿药、β受体阻滞剂、糖皮质激素)等。

5. 机制 原发性血脂异常的机制尚不清楚,可能是先天因素和后天因素综合作用的结果,如极低密度脂蛋白产生过多或清除障碍、极低密度脂蛋白转变成低密度脂蛋白过多。

二、临床表现

(1)黄色瘤:常见异常的局限性皮肤隆起,由脂质在真皮内沉积所引起。

(2)冠心病、外周血管病:脂质在血管真皮沉积引起动脉粥样硬化,而动脉粥样硬化是冠心病的主要病理学基础。血清总胆固醇水平增高不仅增高冠心病发生风险,也增高缺血性脑卒中发生风险;低密度脂蛋白水平升高是引发冠心病的主要原因。

(3)眼角膜弓(老年环)和眼底改变。

三、药物治疗

1. 治疗目标 依据动脉粥样硬化性心血管疾病(ASCVD)发病的不同危险程度确定降脂治疗需要达到的基本目标,以降低低密度脂蛋白胆固醇水平为治疗的首要目标,以降低非高密度脂蛋白胆固醇水平为次要目标。不同危险人群降低低密度脂蛋白胆固醇/非高密度脂蛋白胆固醇的目标值见表12-7。

表12-7　不同危险人群降低低密度脂蛋白胆固醇/非高密度脂蛋白胆固醇的目标值

危险等级	低密度脂蛋白胆固醇	非高密度脂蛋白胆固醇
低危、中危	<3.4 mmol/L(130 mg/dL)	<4.1 mmol/L(160 mg/dL)
高危	<2.6 mmol/L(100 mg/dL)	<3.4 mmol/L(130 mg/dL)
极高危	<1.8 mmol/L(70 mg/dL)	<2.6 mmol/L(100 mg/dL)

注:①极高危人群:临床上诊断为ASCVD的所有人群,包括急性冠脉综合征(ACS)、稳定型冠心病、血运重建术后、缺血性心肌病、缺血性脑卒中、短暂性脑缺血发作、外周动脉粥样硬化等。

②高危、中危或低危人群:在非ASCVD人群中,需根据胆固醇水平和危险因素的严重程度及其数目多少,进行危险评估,将其分为高危、中危或低危。

2. 治疗原则　控制饮食,联合用药。

3. 常用药物

(1)他汀类:又称为羟甲戊二酰辅酶 A(HMG-CoA)还原酶抑制药,是目前临床上应用最广泛的一类降脂药,代表药物有辛伐他汀、氟伐他汀、阿托伐他汀等。主要作用是通过抑制细胞内胆固醇合成早期阶段的限速酶——HMG-CoA 还原酶,使细胞内的游离胆固醇减少,并通过反馈机制使细胞低密度脂蛋白受体数目增多、活性增强,加速血浆低密度脂蛋白和极低密度脂蛋白的清除。主要用于以高胆固醇血症为主的血脂异常。

主要不良反应为腹痛、腹泻、便秘等消化道症状及头痛、肌肉痉挛、疲乏无力、皮疹和视物模糊等,少数患者肝功能异常,出现天冬氨酸氨基转移酶(AST)及丙氨酸氨基转移酶(ALT)异常。2%～3%的患者服药后出现横纹肌溶解症,可导致急性肾衰竭,危及生命。如患者用药后出现全身性肌肉酸痛、僵硬、乏力,应警惕横纹肌溶解症的发生,检测肌酸磷酸激酶(CPK)可帮助诊断。

(2)贝特类:代表药物有吉非罗齐、苯扎贝特、非诺贝特等。其能增强脂蛋白脂肪酶的活性,加速血中的极低密度脂蛋白分解,并能抑制肝中极低密度脂蛋白的合成和分泌;明显降低血浆甘油三酯水平,并不同程度地升高高密度脂蛋白水平。主要用于高甘油三酯血症或以甘油三酯升高为主的混合型高脂血症。

主要不良反应为轻度腹胀、胃肠道反应,偶有皮疹、脱发、视物模糊,长期应用可能诱发类似Ⅰ型自身免疫性肝炎的症状,停药后可逐渐恢复。

(3)烟酸类:代表药物有烟酸、阿昔莫司等。烟酸属于 B 族维生素,大剂量使用有明显的降脂作用,能降低血浆甘油三酯、极低密度脂蛋白水平,降低低密度脂蛋白水平的作用较弱,也能降低胆固醇水平,并使高密度脂蛋白水平轻至中度升高。适用范围广,可用于除纯合子型家族性高胆固醇血症及Ⅰ型高脂蛋白血症以外的任何类型的高脂血症。与树脂类、他汀类有协同作用。

主要不良反应为面红、皮肤瘙痒,长期应用可致皮肤干燥、色素沉着,偶见肝功能异常、血浆尿酸增多、糖耐量降低等。为减少服药的不良反应,可从小剂量开始,每次 0.1～0.5 g,每日 3 次,以后酌情渐增至常用剂量。胃溃疡、糖尿病及肝功能异常者禁用。阿昔莫司是烟酸衍生物,作用类似于烟酸而不良反应较轻。

由于他汀类联合烟酸的临床研究提示,与单用他汀类相比,联合用药无心血管保护作用,欧美多国已将烟酸类药物淡出降脂药物市场。

(4)树脂类:又称为胆汁酸螯合剂,代表药物有考来烯胺、考来替泊等,为碱性阴离子交换树脂,在肠道内能与胆酸不可逆性结合,从而阻碍胆酸经肠肝循环的重吸收,促进胆酸排出。同时,其能促进肝内的胆酸合成,使肝内的游离胆固醇含量减少;能显著降低血浆总胆固醇和低密度脂蛋白水平,适用于以高胆固醇血症为主的血脂异常。

主要不良反应为胃肠道症状,大剂量时可导致吸收不良综合征,偶可引起氨基转移酶水平升高。为减少不良反应,从小剂量开始用药,3 个月内达最大耐受量。

(5)其他药物。

①依折麦布:固醇吸收抑制剂,作用于小肠细胞刷状缘,通过抑制胆固醇转运蛋白抑制胆固醇和植物固醇吸收,用于高胆固醇血症和以胆固醇升高为主的混合型高脂血症。可单用或与他汀类联合应用。不良反应少,偶有胃肠道反应、头痛、肌肉痛及氨基转移酶升高。

②普罗布考:一种强力抗氧化剂。吸收后可掺入低密度脂蛋白颗粒核心中,改变低密度脂蛋白的结构,使低密度脂蛋白被清除,还能增加肝细胞低密度脂蛋白受体活性,抑制胆固醇在小肠处的吸收,降低血浆胆固醇、低密度脂蛋白水平。主要用于高胆固醇血症,尤其是纯合子型家族性高胆固醇血症。不良反应以恶心、腹泻、消化不良等消化道反应为主,偶有嗜酸性粒细胞增多、肝功能异常、高尿酸血症、血小板减少等。近期有心肌损伤者、妊娠期妇女及小儿禁用。

③泛硫乙胺:辅酶 A(CoA)的组成成分,能促进血脂的正常代谢,并抑制过氧化脂质的形成。其

能中等程度地降低胆固醇、甘油三酯,并升高高密度脂蛋白水平。主要用于高甘油三酯血症及以甘油三酯升高为主的混合型高脂血症,不良反应少而轻。

④多烯脂肪酸类:包括来自海洋生物的鱼油制剂,如二十碳五烯酸、二十二碳六烯酸和来自植物油的亚油酸、亚麻酸,有轻度降低甘油三酯水平和稍升高高密度脂蛋白水平的作用。长期服用能预防动脉粥样硬化,还有抗血栓、扩张血管、改善微循环等作用。主要用于高甘油三酯血症。

⑤弹性酶:由胰腺提取或由微生物发酵制得的一种能溶解弹性蛋白的酶,可阻止胆固醇合成并促进胆固醇转化成胆酸,作用较弱,单用仅适用于轻度高胆固醇血症,几乎无不良反应。

不同类型血脂异常的药物选择见表 12-8。

表 12-8 不同类型血脂异常的药物选择

分型	药物选择
高胆固醇血症	他汀类、树脂类
高甘油三酯血症	贝特类、烟酸类
混合型高脂血症	他汀类和树脂类(以胆固醇升高为主)、贝特类和烟酸类(以甘油三酯升高为主)
低高密度脂蛋白血症	烟酸类

四、健康指导

1. 知识指导 向患者和患者家属介绍相关知识,告知基础药物治疗降脂效果的局限性,非药物性降脂治疗的重要性,包括合理膳食、适量运动,其中饮食治疗是血脂异常治疗的基础。

2. 生活指导 改变生活方式,在满足每日必需营养需要的基础上控制总热量,合理选择各类营养素。减少脂肪、胆固醇、反式脂肪酸的摄入。多摄入可溶性纤维,减轻体重,坚持规律的中等强度运动。

3. 用药指导 指导患者合理使用药物,不同种类降脂药物的用法、用量及服用时间存在明显差异,避免用药差错。他汀类药物一般在睡前服用;贝特类因药物而异,非诺贝特与食物同服,而吉非罗齐在早餐前或晚餐前 30 min 服用。强调长期坚持服药,不可中断,才能稳定降脂效果、防治冠心病等心脑血管疾病。降脂药物均有一些不良反应,如发生不良反应,须及时就医加以纠正。

4. 病情监测 治疗后的 4～6 周应复查血脂达标情况,根据血脂达标情况改变用药,如血脂未能达标,应增加药物剂量、改用其他降脂药物或联合用药。长期连续服药时,每 3～6 个月复查肝肾功能、血钙、碱性磷酸酶、肌酸磷酸激酶等。开展健康教育,主要包括血脂异常知识普及和推行健康生活方式,包括膳食营养、身体活动、戒烟、限酒、心理平衡、改善睡眠等。

点 滴 积 累

1. 血脂异常:血浆中甘油三酯(TG)和(或)总胆固醇(TC)水平升高,也包括低密度脂蛋白胆固醇(LDL-C)水平升高和高密度脂蛋白胆固醇(HDL-C)水平降低。

2. 血脂异常是遗传因素、饮食因素、年龄因素、体重因素、继发因素相互作用所致的代谢异常。

3. 治疗药物有他汀类、贝特类、树脂类、烟酸类和其他药物。

4. 在药物治疗的同时,非药物性降脂治疗尤其重要。要指导患者少摄入饱和脂肪酸和胆固醇,多摄入可溶性纤维,减轻体重,坚持运动。饮食治疗是血脂异常治疗的基础。

(蓝 俊)

任务三　糖　尿　病

一、疾病概述

1. 概念　糖尿病(DM)是一组由胰岛素分泌相对或绝对不足和(或)胰岛素利用障碍引起的糖、蛋白质、脂肪代谢紊乱性疾病。

2. 诊断　糖尿病的诊断标准见表 12-9。

表 12-9　糖尿病的诊断标准

指标	数值/(mmol/L)
随机血糖	≥11.1
空腹血糖	≥7.0
葡萄糖负荷后 2 h 血糖	≥11.1

3. 分类　按胰岛素的分泌是否缺乏分类。

(1)1 型糖尿病(T1DM)：又称为胰岛素依赖型糖尿病，主要由于胰岛 β 细胞破坏，导致胰岛素绝对缺乏。多发生于幼年或青少年，起病急，血糖波动大，易发生酮症酸中毒，一般需依赖胰岛素治疗。

(2)2 型糖尿病(T2DM)：又称为非胰岛素依赖型糖尿病，主要是由于胰岛素抵抗伴有胰岛素进行性分泌不足，随着病程进展，逐渐转变成以胰岛素进行性分泌不足为主，伴胰岛素抵抗。多发生于成人，大多数患者体形肥胖，起病缓，血糖波动较小，症状相对较轻。饮食控制和口服降糖药有一定效果，一段时间内可不依赖胰岛素治疗。

(3)其他特殊类型糖尿病：病因已明确的继发性糖尿病。

(4)妊娠期糖尿病：妊娠前糖代谢正常或有潜在糖耐量减退，妊娠期才出现或确诊的糖尿病。

4. 病因

(1)遗传因素：尤其是 2 型糖尿病。

(2)环境因素：如饮食、病毒感染等。

5. 机制　不同病因导致胰岛 β 细胞分泌缺陷和(或)外周组织对胰岛素利用不足，进而引起糖、脂肪及蛋白质等物质代谢紊乱。

二、临床表现

1. 代谢紊乱症候群

(1)多饮、多食、多尿、体重减轻：血糖升高后因渗透性利尿而多尿，继而口渴多饮。因外周组织对葡萄糖的利用发生障碍，脂肪、蛋白质的分解代谢增加，体重逐渐减轻，出现乏力、消瘦，儿童生长发育受阻。因葡萄糖的利用减少及丢失过多，患者常易饥、多食，出现典型"三多一少"症状。

(2)皮肤瘙痒：由于高血糖及神经末梢病变导致皮肤干燥和感觉异常，患者可有皮肤瘙痒症状。女性患者因尿糖刺激局部皮肤，可出现外阴瘙痒。

(3)其他症状：四肢酸痛、麻木、腰痛、性欲减退、阳痿不育或月经失调、便秘、视物模糊等。

2. 糖尿病的并发症

(1)急性并发症：糖尿病酮症酸中毒(DKA)、高血糖高渗状态(HHS)及感染。

(2)慢性并发症：微血管病变、大血管病变、神经病变、糖尿病足及其他(白内障、青光眼)。

三、药物治疗

1. 治疗目标　空腹血糖 4.4~7.0 mmol/L，非空腹血糖<10.0 mmol/L；糖化血红蛋白<7.0%。

2. 治疗原则　早期治疗、长期治疗、综合治疗及个体化治疗。

3. 常用药物

(1)胰岛素:酸性蛋白质,由两条多肽链(A 链、B 链)通过两个二硫键相连,共含有 51 个氨基酸。以往药用胰岛素多从猪、牛胰腺提取,目前多通过 DNA 重组技术合成,获得高纯度的人胰岛素。胰岛素类似物是对人胰岛素进行结构修饰,改变其吸收利用,更好地模拟人体胰岛素分泌,达到速效或长效目的的药物。目前上市的速效胰岛素类似物有赖脯胰岛素、门冬胰岛素,长效胰岛素类似物有甘精胰岛素、地特胰岛素等。

胰岛素在血液中的代谢非常快,几分钟即被清除或失去活性。胰岛素皮下或肌内注射后,不断被吸收进入血液,因此持续起效。胰岛素的不同制剂吸收入血的速度各不相同,导致起效、持续时间各异,可分为速效、短效、中效、长效以及预混胰岛素(表 12-10)。胰岛素主要用于 1 型糖尿病患者,2 型糖尿病患者在发生感染、外伤、手术等急性应激或出现严重并发症时,也使用胰岛素治疗。

表 12-10 常用胰岛素的作用特点

分类	品种	起效时间/h	药效高峰/h	维持时间/h	给药时间
速效	门冬胰岛素	0.15～0.25	1～3	2～5	餐前 5～15 min
	赖脯胰岛素	0.15～0.25	1～3	2～5	餐前 5～15 min
短效	中性胰岛素	0.5～1	2～5	6～8	餐前 20～40 min
中效	低精蛋白胰岛素	2～3	4～12	13～24	餐前 30～60 min
	精蛋白胰岛素	3～4	8～20	24～36	早餐或晚餐前
长效	甘精胰岛素	2～3	无峰	24	可睡前 1 次
	地特胰岛素	3～4	3～14	24	可睡前 1 次
预混	双时相低精蛋白锌胰岛素	0.3～0.5	2～8	最多 24	每日 1～2 次,餐前 15～30 min

注:按混合比例的不同,预混胰岛素主要有 30%短效与 70%中效预混(30R)剂型以及短、中效各占 50%的预混(50R)剂型,如预混人胰岛素、预混门冬胰岛素、预混赖脯胰岛素等。

(2)磺酰脲类:代表药物有格列本脲、格列吡嗪、格列齐特。对正常人和胰岛功能尚存的患者有效,但对胰岛功能完全丧失者无效。其能刺激胰岛 β 细胞释放胰岛素;抑制胰岛素代谢,增加胰岛素受体的数目和亲和力,提高靶细胞对胰岛素的敏感性;抑制胰高血糖素分泌。用于胰岛功能尚存且单用饮食控制无效的轻、中度 2 型糖尿病患者。

主要不良反应为胃肠道不适、头痛等,减少剂量常可缓解,可导致低血糖;从小剂量开始,超过最大剂量不能增加降糖作用且加重药品不良反应;进餐不影响吸收,多于餐前半小时服用。

(3)双胍类:代表药物有二甲双胍。其能通过促进外周组织对葡萄糖的摄取和利用,减少肠道对葡萄糖的吸收,抑制糖异生,抑制胰高血糖素释放等综合作用降低糖尿病患者血糖,但对正常人血糖无影响。

主要不良反应为胃肠道反应,如恶心、呕吐、腹痛、腹泻等。长期服用可引起维生素 B_{12} 水平下降,导致巨幼红细胞贫血。较严重的不良反应为乳酸酸中毒、酮血症。

(4)胰岛素增敏药:代表药物有罗格列酮、吡格列酮。其能提高机体对胰岛素的敏感性,改善胰岛素抵抗,降低血糖。用于其他降糖药效果不佳的 2 型糖尿病患者,尤其适合伴有胰岛素抵抗的患者。

主要不良反应为胃肠道症状、嗜睡、头痛等,较少出现低血糖。

(5)α-葡萄糖苷酶抑制剂:代表药物有阿卡波糖、伏格列波糖。其通过抑制小肠黏膜的 α-葡萄糖苷酶,减慢糖(淀粉、蔗糖)等水解产生葡萄糖的速度,延缓葡萄糖吸收,可明显降低餐后血糖。用于轻、中度 2 型糖尿病患者,尤其适合空腹血糖正常而餐后血糖明显升高的患者。饭前即刻吞服或与第一口主食一起咀嚼服用。

主要不良反应为胃肠道反应,如腹胀、腹泻、便秘等。较少出现低血糖,一旦出现应直接给予葡萄糖,给予淀粉或蔗糖等可水解为葡萄糖的糖无效。

（6）餐时血糖调节药：代表药物有瑞格列奈、那格列奈。其可模仿胰岛素生理性分泌，促进胰岛 β 细胞分泌胰岛素，使血糖迅速降低，起效快、维持时间短。用于 2 型糖尿病患者，餐前用药，较少引起低血糖。

（7）二肽基肽酶-4（DPP-4）抑制剂：代表药物有西格列汀，为新型口服降糖药。其通过抑制 DPP-4 增加活性肠促胰岛激素的水平，进而改善血糖控制。肠促胰岛激素包括胰高血糖素样肽-1（GLP-1）和葡萄糖依赖性促胰岛素分泌多肽（GIP），由肠道释放，并且其水平在进餐后升高。当血糖浓度升高时，GLP-1 和 GIP 可促进胰岛 β 细胞合成并释放胰岛素。GLP-1 和 GIP 的活性受 DPP-4 的抑制。

主要不良反应为鼻咽炎、头痛等，单用不增加低血糖风险。每日给药 1 次，不受进餐时间影响。

四、健康指导

1. 知识指导

（1）让患者和患者家属了解糖尿病的病因、表现、诊断要点与治疗方法，告知患者可能需要长期甚至终身使用药物治疗。

（2）消除患者对疾病的悲观认识，告知患者积极配合，坚持规范治疗，糖尿病完全可以控制，不影响生活质量，树立疾病治疗的信心。

（3）告知平稳控制血糖的重要性。对于初诊初治的患者，需要提醒患者足够重视，尤其是一些早期患者，做好饮食控制，树立药物治疗不能代替饮食控制在糖尿病治疗中的"基石"作用的意识。对于饮食控制不佳、运动量不足或对疾病重视程度不够的患者，应告知糖尿病这种"甜蜜的杀手"的危害，出现高血糖高渗状态、糖尿病酮症酸中毒等急性并发症可能导致昏迷等严重后果，而长期血糖控制不佳将出现糖尿病肾病、糖尿病性视网膜病变、动脉粥样硬化、神经病变、糖尿病足等慢性并发症。

2. 生活指导 2 型糖尿病是一种进展性疾病，随着病程的进展，血糖有逐渐升高的趋势，控制高血糖的治疗强度也应随之加强，常需要多种手段的联合。生活方式干预是 2 型糖尿病的基础治疗措施，应贯穿于糖尿病治疗的始终。指导患者掌握并自觉执行饮食治疗的具体要求和措施。让患者了解体育锻炼在治疗中的意义，掌握体育锻炼的具体方法及注意事项。运动时随身携带甜食以备急需，运动中如感到头晕、无力及心悸等，应立即停止运动。

3. 用药指导

（1）对于糖尿病的治疗，应采取综合性措施。单纯饮食控制及运动治疗不能使血糖维持基本正常水平时，适当选用口服降糖药及胰岛素，使患者血糖维持正常的状态，并定期对患者进行病情监测。

（2）糖尿病合并感染、大手术围手术期、出现糖尿病急性并发症等应激状态，或出现严重慢性并发症时，容易促使代谢紊乱恶化，此时应禁用口服降糖药，改用胰岛素治疗。严重的肝肾功能不全者、孕妇、哺乳期妇女、儿童等特殊人群不可使用口服降糖药，目前仅二甲双胍被批准用于 10 岁以上儿童。

（3）2 型糖尿病药物治疗的首选是二甲双胍。若无禁忌证，二甲双胍可一直保留在患者的治疗方案中。不适合二甲双胍治疗者可选择 α-葡萄糖苷酶抑制剂或餐时血糖调节药。如单独使用二甲双胍治疗而血糖仍未达标，则可加用餐时血糖调节药、α-葡萄糖苷酶抑制剂、DPP-4 抑制剂或胰岛素增敏药。

（4）低血糖反应为降糖药的主要风险，可导致患者不适，甚至出现生命危险，也是血糖达标的主要障碍。主要表现为交感神经兴奋（如心悸、焦虑、出汗、饥饿感等）和中枢神经症状（如神志改变、认知障碍、抽搐和昏迷）。老年患者发生低血糖时，还表现为行为异常等非典型症状，夜间低血糖常因难以发现而得不到及时处理。有些患者屡次发生低血糖后，可表现为无先兆症状的低血糖昏迷。胰岛素、磺酰脲类和餐时血糖调节药均可引起低血糖，故应从小剂量开始，逐渐增加剂量，谨慎地调整剂量。

（5）患者未进食或进食量偏少、运动量增加、饮酒等可能诱导低血糖的发生，患者出现低血糖时应积极寻找原因，发生严重低血糖或反复发生低血糖者，应及时调整治疗方案。患者应随身备甜食，一旦发生低血糖，立即食用。

4. 病情监测 指导患者每 3~6 个月复检 1 次糖化血红蛋白；血脂异常者每 1~2 个月检测 1 次血脂；每 1~3 个月检测 1 次体重；每年全面体检 1~2 次，以尽早防治慢性并发症；指导患者学习和掌握检测血糖、血压、体重的方法，了解糖尿病的控制目标。

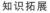

知识拓展

学以致用

工作场景：

患者，男，61 岁，于 20 年前无明显诱因出现多饮、多食、多尿，伴有消瘦，每日饮水量明显增多，饭量大增，夜尿频多、平均每晚 10 次左右，体重由 90 kg 渐降至 70 kg，现约 50 kg。查血糖偏高，曾诊断为糖尿病，服消渴丸治疗，血糖控制情况不详。3 天前来医院检查，测空腹血糖 11.51 mmol/L，总蛋白 54.2 mmol/L，白蛋白 30.3 mmol/L，血尿素氮 15 mmol/L，血肌酐 259 μmol/L，总胆固醇 7.88 mmol/L，随机血糖 30 mmol/L 以上；尿常规显示尿液微混浊，葡萄糖（＋＋＋＋），蛋白（＋＋＋）。

知识运用：

根据患者出现的症状，以及空腹血糖值和随机血糖值测定结果，应考虑为糖尿病。又因为患者尿常规检查结果显示尿液微混浊，葡萄糖（＋＋＋＋），蛋白（＋＋＋），提示为肾功能损害。故建议患者使用能有效控制血糖且对肾功能无损害的药物。综合考虑建议使用胰岛素增敏药。

点滴积累

1. 糖尿病（DM）是一组由胰岛素分泌相对或绝对不足和（或）胰岛素利用障碍引起的糖、蛋白质、脂肪代谢紊乱性疾病。

2. 糖尿病的治疗原则是早期治疗、长期治疗、综合治疗及个体化治疗，以使血糖达到或接近正常水平，纠正代谢紊乱，消除症状，防止或延缓并发症，延长寿命，降低死亡率。

（陈惠心）

任务四 痛 风

一、疾病概述

1. 概念 痛风是指由嘌呤代谢紊乱，尿酸产生过多或尿酸排泄不良而致血尿酸升高，尿酸盐结晶沉积在关节滑膜、滑囊、软骨及其他组织中引起的反复发作性炎性疾病。

2. 诊断 痛风诊断标准见表 12-11。

表 12-11 痛风诊断标准

指标	男性血尿酸/(μmol/L)	女性血尿酸/(μmol/L)
数值	≥420	≥360

注：在正常饮食情况下，非同日 2 次测量空腹血尿酸。

3. 按病因是否明确分类

（1）原发性痛风：占绝大多数，由遗传因素和环境因素共同致病，大多数为尿酸排泄障碍，少数为尿酸生成增多。具有一定的家族易感性，除极少数是先天性嘌呤代谢酶缺陷外，绝大多数病因未明，可能与肥胖、糖和脂肪代谢紊乱、高血压、动脉粥样硬化有关。

（2）继发性痛风：主要由肾病导致尿酸排泄减少，骨髓增生性疾病及放疗导致尿酸生成增多，某些药物抑制尿酸的排泄等。

4. 病因 由于受地域、民族、饮食习惯的影响，原发性痛风患病率差异较大，并随年龄增长、血尿酸升高和持续时间延长而增高，目前病因尚不十分清楚。

5. 机制 尚不明确，但高尿酸血症是重要的物质基础。

二、临床表现

1. 无症状期 仅有波动性或持续性高尿酸血症，从血尿酸增高至症状出现的时间可达数年，有些可终身不出现症状。但随年龄增长，痛风的患病率增高，并与高尿酸血症和持续时间有关。

知识拓展

2. 关节炎急性期 多在午夜或清晨突然起病，关节剧痛；数小时内受累关节出现红、肿、热、痛和功能障碍；单侧第 1 跖趾关节最常见；发作呈自限性，多于 2 周内自行缓解；可伴高尿酸血症，但部分急性发作时血尿酸水平正常；关节液或痛风石中发现尿酸盐结晶；秋水仙碱可迅速缓解症状。

3. 关节炎间歇期 间歇期是指两次痛风发作之间的无症状期。

4. 关节炎慢性期 多见于未规范治疗的患者，受累关节非对称性不规则肿胀、疼痛，关节内大量沉积的痛风石可造成关节骨质破坏。痛风石是特征性临床表现，典型部位在耳廓，也常见于关节周围以及跟腱、髌骨滑囊等处，外观为大小不一的、隆起的黄白色赘生物，表面菲薄，破溃后排出白色粉状或糊状物。

5. 肾病变

（1）痛风性肾病：起病隐匿，临床表现为尿浓缩功能下降，出现夜尿增多、低比重尿、低分子蛋白尿、白细胞尿、轻度血尿及管型尿等。晚期可出现肾功能不全及高血压、水肿、贫血等。

（2）尿酸性肾病：可表现为无明显症状至肾绞痛、血尿、排尿困难、肾积水、肾盂肾炎或肾周围炎等。

（3）急性肾衰竭：大量尿酸盐结晶堵塞肾小管、肾盂甚至输尿管，患者突然出现少尿甚至无尿，可发展为急性肾衰竭。

三、药物治疗

1. 治疗目标 局部未形成痛风石，血尿酸降至 360 μmol/L 以下；有大量的尿酸结晶或者形成痛风石，血尿酸降至 300 μmol/L 以下。

知识拓展

2. 治疗原则 控制高尿酸血症，预防尿酸盐沉积；迅速控制急性关节炎发作；防止尿酸结石形成和肾功能损害。

3. 常用药物

（1）抑制尿酸生成药：代表药物有别嘌醇、非布司他。通过抑制黄嘌呤氧化酶，阻断次黄嘌呤、黄嘌呤转化为尿酸，从而降低血尿酸水平。

主要不良反应为胃肠道症状、皮疹、药物热、肝酶升高等。

（2）促进尿酸排泄药：代表药物有苯溴马隆、丙磺舒。通过抑制肾小管尿酸重吸收，增加尿酸排泄，降低血尿酸水平。主要用于尿酸排泄减少型、对别嘌醇过敏或疗效不佳者，有尿酸性结石者不宜使用。用药期间应碱化尿液并保持尿量。

主要不良反应为胃肠道症状、肾绞痛、粒细胞减少等，罕见严重的肝毒性。对磺胺类药过敏者禁用。

四、健康指导

1. 知识指导 告知患者病因和诱因,改善生活方式,坚持长期规范治疗,减少痛风反复发作。预防相关慢性疾病如高脂血症、高血压、肥胖、高血糖等。急性期应卧床休息,抬高患肢,局部冷敷,越早用药控制急性发作,效果越佳。痛风常伴发代谢综合征中的一种或数种,如高血压、血脂异常等,应积极治疗。抗高血压药应选择氯沙坦或氨氯地平,降脂药选择非诺贝特或阿托伐他汀等。

2. 生活指导 痛风患者应遵循下述原则:限酒禁烟;控制体重;规律饮食,减少高嘌呤食物及富含果糖饮料的摄入,增加新鲜蔬菜、水果的摄入;大量饮水(每日 2000 mL 以上);规律运动和作息,防止剧烈运动和突然受凉。

3. 用药指导

(1)目前降尿酸药物主要有抑制尿酸生成药、促进尿酸排泄药两类。单一药物疗效不好、血尿酸明显升高、痛风石大量形成时可合用两类药物。

(2)别嘌醇应用初期可发生尿酸转移性痛风发作,宜于发病初始 4~8 周与小剂量秋水仙碱联合使用。妊娠期及哺乳期妇女、严重肝肾功能不全者、明显血细胞低下者禁用。非布司他不完全依赖肾排泄,可用于轻至中度肾功能不全患者。

(3)苯溴马隆初始剂量应小,治疗期间需大量饮水,避免导致尿酸结晶形成。

(4)丙磺舒治疗期间有痛风急性发作,可继续服用原剂量,同时给予秋水仙碱和非甾体抗炎药(NSAID);治疗用药期间应摄入充足的水分(每日 2500 mL 左右),并维持尿液呈微碱性,以减少尿酸结晶和痛风石的形成及降低肾内尿酸沉积的危险;与别嘌醇联合应用时需酌情增加别嘌醇的剂量,因丙磺舒可加速别嘌醇的排泄,而别嘌醇则可延长丙磺舒的血浆半衰期。不宜与阿司匹林等联合服用,因阿司匹林可抑制丙磺舒的促进尿酸排泄作用,丙磺舒也可抑制阿司匹林由肾小管的排泄而使阿司匹林的毒性增加。

(5)秋水仙碱、非甾体抗炎药和糖皮质激素是急性痛风性关节炎治疗的一线药物,应尽早使用。

①秋水仙碱不宜长期应用,长期应用可引起骨髓抑制、血尿、少尿、肾衰竭、肾肠道反应等不良反应。胃肠道反应是其严重中毒的前驱症状,一旦出现应立即停药。严重肾功能不全者、妊娠期妇女禁用;年老体弱者以及骨髓造血功能不全、严重心功能不全和胃肠疾病者慎用。

②非甾体抗炎药可有效缓解急性痛风关节炎症状,常见不良反应有胃肠道溃疡及出血,应警惕心血管系统不良反应,活动性消化性溃疡患者禁用,伴肾功能不全者慎用。

③糖皮质激素用于非甾体抗炎药、秋水仙碱治疗无效或禁忌者及肾功能不全者。短期口服中等剂量糖皮质激素或关节腔注射,对急性痛风性关节炎有明显疗效,停药后症状易"反跳"。

4. 病情监测 用药前及用药期间应定期检查血尿酸及 24 h 血尿酸水平,以此作为调整药物剂量的依据,并应定期检查血常规及肝肾功能。急性发作期不进行降尿酸治疗,已服用降尿酸药物者不需停用,以免引起血尿酸波动,导致发作时间延长或再次发作。

 学 以 致 用

工作场景:

患者,女,49 岁,体重 60 kg,身高 162 cm。过节期间经常下馆子,吃大鱼大肉,3 日前足跖趾关节持续疼痛,局部灼热红肿,就诊于当地医院。体格检查:基本正常。辅助检查:血尿酸 600 μmol/L,其他无明显异常。诊断:痛风。

知识运用:

该患者为痛风急性发作,一定要尽早用药,以免延误治疗。病情控制后不要立刻停药,防止复发。可选择的治疗药物主要是秋水仙碱、非甾体抗炎药(阿司匹林除外)、糖皮质激素。应卧床休息,抬高患肢,局部冷敷,改善生活方式。

点 滴 积 累

1.痛风是指由嘌呤代谢紊乱,尿酸产生过多或尿酸排泄不良而致血尿酸升高,尿酸盐结晶沉积在关节滑膜、滑囊、软骨及其他组织中引起的反复发作性炎性疾病。

2.治疗痛风的药物包括抑制尿酸生成药、促进尿酸排泄药两类。

3.痛风患者应遵循下述原则:限酒禁烟;控制体重;规律饮食,减少高嘌呤食物及富含果糖饮料的摄入,增加新鲜蔬菜、水果的摄入;大量饮水(每日 2000 mL 以上);规律运动和作息,防止剧烈运动和突然受凉。

(孙莉华)

任务五　骨质疏松症

一、疾病概述

1.概念　骨质疏松症是一种以全身骨量减少和骨组织显微结构受损为特征,骨脆性增加和骨折危险度升高的全身性骨代谢性疾病。

2.诊断　骨质疏松症诊断标准见表12-12。

表 12-12　骨质疏松症诊断标准

指标	T 值
骨密度	$\leqslant -2.5$

注:采用双能 X 线吸收法,T 值用于评估绝经后妇女和 50 岁以上男性的骨密度水平。本书主要讲绝经后妇女和 50 岁以上男性。

3.按病因是否明确分类

(1)原发性骨质疏松症:病因不明的骨质疏松症。

①绝经后骨质疏松症(Ⅰ型):一般发生在妇女绝经后 5~10 年。

②老年性骨质疏松症(Ⅱ型):一般指老年人 70 岁后发生的骨质疏松。

③特发性骨质疏松(包括青少年型):主要发生在青少年。

(2)继发性骨质疏松症:由任何影响骨代谢的疾病(如性腺功能减退症、甲状腺功能亢进症、甲状旁腺功能亢进症、库欣综合征、1 型糖尿病等)或药物所致的骨质疏松症。

4.病因　原发性骨质疏松症病因不明确,可能与高龄、女性绝经、低体重、性激素低下、咖啡及碳酸饮料摄入过多、少动、膳食中钙和(或)维生素 D 缺乏、光照少(户外活动少)、吸烟、酗酒(2 次/日以上)和药物等有关。

5.机制　骨代谢过程中骨吸收和骨形成的偶联功能异常,导致人体内的钙、磷代谢失衡,使骨密度逐渐减少,进而引起骨质疏松症。

二、临床表现

疼痛、脊柱变形和发生脆性骨折是骨质疏松症典型的临床表现。但许多骨质疏松症患者早期常无明显的症状,往往在骨折发生后经 X 线或骨密度检查才发现有骨质疏松症。

1.疼痛　患者可有腰背疼痛或周身骨骼疼痛,负荷增加时疼痛加重或活动受限,严重时翻身、起坐及行走有困难。

2.脊柱变形　骨质疏松症严重者可有身高缩短和驼背,脊柱畸形和伸展受限。

3. 骨折 脆性骨折是指低能量或非暴力骨折,如日常活动中发生的骨折为脆性骨折。常见部位为胸椎、腰椎、髋部、桡尺骨远端和肱骨近端,其他部位也可发生骨折。发生过一次脆性骨折后,再次发生骨折的风险明显增加。胸椎压缩性骨折会导致胸廓畸形,影响心肺功能。腰椎骨折可能会改变腹部解剖结构,引起便秘、腹痛、腹胀、食欲降低和早饱感等。

三、药物治疗

1. 治疗目标 骨密度 T 值 $\geqslant -1.0$。

2. 治疗原则 综合治疗、早期治疗、个体化用药。

3. 常用药物

(1)骨吸收抑制药。

①双膦酸盐类药:代表药物有阿仑膦酸钠、利塞膦酸钠、唑来膦酸等,是目前临床上应用最广泛的治疗骨质疏松症的药物,与骨骼羟基磷灰石的亲和力高,能够特异性地结合到骨重建活跃的骨表面,抑制破骨细胞功能,从而抑制骨吸收。不同双膦酸盐类药抑制骨吸收的效力差别很大。

主要不良反应:胃肠道反应,包括上腹部疼痛、反酸等症状;一过性"流感样"症状;肾毒性,进入血液的双膦酸盐类药约 60% 以原形从肾排泄,对于肾功能异常的患者,应慎用此类药物或酌情减少药物剂量;下颌骨坏死;非典型股骨骨折。由于食物或含钙饮料影响其吸收,故应空腹服用。

②降钙素:一种钙调节激素,能抑制破骨细胞的活性并能减少破骨细胞的数量,从而减少骨量丢失并增加骨量。此外,其还能明显缓解骨痛。对骨质疏松、骨折或骨骼变形所致的慢性疼痛及骨肿瘤等疾病引起的骨痛均有效。适用于骨转换率高和不愿接受、不宜采用雌激素的患者,也适用于骨折时的急性疼痛。用降钙素时需补充足量的钙剂。

主要不良反应为胃肠道反应、中枢神经系统症状、过敏反应等。

③雌激素:代表药物有尼尔雌醇、替勃龙、依普黄酮等。其可抑制骨转换,减少骨丢失。由于雌激素缺乏是绝经后妇女发生骨质疏松症的首要病因,故其适用于有绝经期症状的绝经后骨质疏松症。单用会引起不规律阴道出血,增高子宫内膜癌和乳腺癌的发生率,因此,临床上采用雌激素、孕激素联合治疗,用孕激素防止子宫内膜增生。

④选择性雌激素受体调节药:代表药物有雷洛昔芬。通过在骨骼处与雌激素受体结合,发挥类雌激素的作用,抑制骨吸收,增加骨密度,降低椎体骨折发生的风险;而在乳腺和子宫与雌激素受体结合后,则发挥拮抗雌激素的作用,因而不刺激乳腺和子宫,能降低雌激素受体阳性浸润性乳腺癌的发生率。仅用于绝经后骨质疏松症,不适用于男性骨质疏松症。

主要不良反应有胃肠道反应、头痛、静脉血栓栓塞。

(2)骨形成促进药。

①氟化物类药:代表药物有氟化钠、一氟磷酸二钠、一氟磷酸谷酰胺等。氟与羟基磷灰石置换成氟磷灰石,溶解度降低,骨吸收下降。用于骨质疏松症的治疗时,要注意同时补钙,必要时加服 1,25-二羟维生素 D_3。

主要不良反应为胃肠道反应、胃出血、肢体疼痛综合征等。

②甲状旁腺素(PTH):通过增加成骨细胞活性,促进骨形成,增加骨密度,改善骨质量,降低椎体和非椎体骨折发生的风险。

主要不良反应为胃肠道反应、肢体疼痛、头痛和头晕。

(3)骨矿化促进药。

①维生素 D:充足的维生素 D 可增加肠钙吸收、促进骨骼矿化、保持肌力、改善平衡能力和降低跌倒风险。维生素 D 的摄入量为 $400 \sim 800$ U/d;维生素 D 不足可导致继发性甲状旁腺功能亢进,增加骨吸收,从而引起或加重骨质疏松症。

活性维生素 D(如骨化三醇、阿法骨化醇)可以促进骨形成,增加骨钙素的生成和碱性磷酸酶的活性。服用活性维生素 D 较单纯服用钙剂更能降低骨质疏松症患者椎体和非椎体骨折的发生率。同时补充钙剂和维生素 D 可降低骨质疏松性骨折风险。大部分骨质疏松症患者存在不同程度的维生素 D

缺乏,严重的还可出现软骨病。常用活性维生素 D 0.25 μg,1～3 次/日,配合钙剂或辅以鲜牛奶疗效更好。

②钙剂:充足的钙摄入对获得理想骨峰值、减缓骨丢失、改善骨矿化和维护骨骼健康有益。《中国居民膳食营养素参考摄入量》(2013 年版)建议,成人每日钙推荐摄入量为 800 mg(元素钙),50 岁及以上人群每日钙推荐摄入量为 1000～1200 mg。尽可能通过饮食摄入充足的钙,饮食中钙摄入不足时,可给予钙剂补充。

碳酸钙含钙量高,吸收率高,易溶于胃酸,常见不良反应为上腹部不适和便秘等。枸橼酸钙含钙量较低,但水溶性较好,胃肠道不良反应小,且枸橼酸有可能减少肾结石的发生,适用于胃酸缺乏和有肾结石风险的患者。补充钙剂需适量,超大剂量补充钙剂可能增加肾结石和心血管疾病发生的风险。在骨质疏松症的防治中,钙剂应与其他药物联合使用,目前尚无充分证据表明单纯补钙可以替代其他抗骨质疏松症药物治疗。

四、健康指导

知识拓展

1. 知识指导 告知患者骨质疏松症的病因和发病因素,强调非药物治疗的重要性,提倡健康的生活方式。同时,告知患者预防比治疗更重要。

2. 生活指导 良好的营养对预防骨质疏松症也具有重要意义,包括足量的钙、维生素 D、维生素 C 以及蛋白质。从儿童时期起,日常饮食应有足够的钙摄入。避免嗜烟、酗酒,慎用影响骨代谢的药物。鼓励骨质疏松症患者积极锻炼。

3. 用药指导

(1)对低、中度骨折风险者,如年轻的绝经后妇女,骨密度水平较低但无骨折史的患者,首选口服药物治疗。对口服不能耐受、禁忌、依从性欠佳者及高骨折风险者,如多发椎体骨折或髋部骨折的老年患者,骨密度极低的患者,可考虑使用注射制剂。如仅有椎体骨折高风险,而髋部和非椎体骨折风险不高,可考虑选用雌激素或选择性雌激素受体调节药。新发骨折伴疼痛的患者可考虑短期使用降钙素。

(2)不要同时使用 2 种或 2 种以上的双膦酸盐类药,以减少不良反应的发生。

(3)应用降钙素带来的恶心、呕吐、头晕及面部潮红也与剂量有关,必要时可暂时性减少药物剂量。降钙素为多肽制剂,有引起过敏性休克的可能,应用前须做过敏试验。用药中若出现过敏、喘息、眩晕、便意、耳鸣等,应立即停药。

(4)应空腹服用双膦酸盐类药,用 200～300 mL 温白开水送服,服药后 30 min 内避免平卧,应保持直立体位(站立或坐立);此期间应避免摄入牛奶、果汁等任何食品和药品。胃及十二指肠溃疡和反流性食管炎者慎用。

(5)甲状旁腺素一定要在专业医生指导下应用,用药期间应监测血钙水平,防止高钙血症的发生。治疗时间不宜超过 2 年。

(6)大量使用维生素 D 可发生中毒,需定期监测血钙和尿钙。

(7)补充钙剂以清晨和睡前各 1 次为佳,以减少食物对钙吸收的影响;如采取每日 3 次的用法,最好于餐后 1 h 服用。

4. 病情监测 不随意改变药物的种类和剂量,对于用药后症状没有明显改善的患者,建议去医院就诊。

学 以 致 用

工作场景:

患者,女,58 岁,退休人员,已绝经,有高血压病史,自述腰背部疼痛,劳累或活动后加重,背微驼。药店销售员考虑该患者可能存在骨质疏松症,因此为其推荐尼尔雌醇 1～2 mg,每月口服 2 次;维生素 D 滴剂 0.25 μg,每日 3 次;碳酸钙 0.5 g,每日 3 次。

知识运用：

患者可能存在骨质疏松症的思路是对的，但雌激素的应用原则应严格把握，因患者并无雌激素缺乏的准确依据，加之有高血压病史，所以不能盲目用雌激素。

点滴积累

1.骨质疏松症是一种以全身骨量减少和骨组织显微结构受损为特征，骨脆性增加和骨折危险度升高的全身性骨代谢性疾病。

2.骨质疏松症发病缓慢，病程较长，常见于绝经后的妇女、老年人，也见于有慢性内科疾病的患者。

3.非药物治疗是预防骨质疏松症加重的关键。

4.治疗骨质疏松症的药物有骨吸收抑制药，如双膦酸盐类药、降钙素、雌激素、选择性雌激素受体调节药；骨形成促进药，如氟化物类药、甲状旁腺素；骨矿化促进药，如维生素 D、钙剂。

（黄　娇）

任务六　支气管哮喘

一、疾病概述

1.概念　支气管哮喘简称哮喘，是指由肥大细胞、嗜酸性粒细胞、T 淋巴细胞、中性粒细胞等多种炎症细胞以及细胞组分（组胺、白三烯等）参与的，以气道高反应性为主的慢性炎症性疾病。

2.诊断

(1)典型的临床症状和体征。

①反复发作的喘息、气急，伴或不伴胸闷或咳嗽，夜间及晨间多发，多与接触过敏原、冷空气，物理、化学性刺激以及上呼吸道感染、运动等有关。

②发作时双肺可闻及散在或弥漫性哮鸣音，呼气相延长。

③上述症状和体征可经治疗缓解或自行缓解。

(2)可变气流受限的客观检查指标。

①支气管舒张试验阳性：即吸入支气管舒张剂后，第 1 秒用力呼气容积（FEV_1）增加超过 12%，且 FEV_1 绝对值增加超过 200 mL。

②支气管激发试验阳性：即使用标准剂量的醋甲胆碱或组胺后，FEV_1 降低超过 20%。

③呼气流量峰值（PEF）：平均每日昼夜变异率＞10%，或每周变异率＞20%。

符合上述①，同时具备②③检查中任何一条，并排除其他疾病所引起的喘息、咳嗽、胸闷及咳嗽，可以诊断为哮喘。

3.分类

(1)按哮喘的诱因分类。

①外源性哮喘：又称为吸入型哮喘，与吸入某些外界过敏原有关，如花粉、尘埃、螨类。其特点为

发病有明显的季节性,一般以春、秋季多见;发病前常有鼻痒、咽痒及眼和耳发痒,连续打喷嚏,流清水样鼻涕和连续咳嗽等呼吸道和五官过敏表现,适当治疗后效果大多满意。大多数有明显的家族过敏史,吸入过敏原皮试常呈阳性。以儿童及青少年多见。

②内源性哮喘:又称为感染型哮喘,其特点是反复感染,发病与外界过敏原关系不大。初发因素常是呼吸道或肺部感染,反复发作前常有明显的感冒、发热等呼吸道炎症表现,好发于感冒流行前后。发病时有明显的喘息,同时伴有痰量增多、痰色变黄以及低热、外周血白细胞计数升高等。治疗时加用抗菌药物可使症状缓解。大多数无明显个人和家族过敏史,皮试大多阴性,也无明显季节性。以成人多见。

③混合性哮喘:外源性哮喘患者患病后,由于病情控制不好而反复发病,最终导致体质进一步衰弱,逐渐出现兼有内源性哮喘的临床特点,开始易被各种病毒和细菌感染,呈持续样发作且发作常失去明显的季节性,兼有外源性和内源性哮喘特点。治疗相对困难。

(2)根据临床表现分期。

①急性发作期:喘息、气急、咳嗽、胸闷等症状突然发生,或原有症状急剧加重,常有呼吸困难,以呼气流量降低为特征,程度轻重不一,可在数小时或数日内病情加重,甚至可在数分钟内危及生命。哮喘急性发作时病情严重程度分级见表 12-13。

表 12-13 哮喘急性发作时病情严重程度分级

临床特点	轻度	中度	重度	危重度
气短	步行、上楼时	稍活动	休息时	—
体位	可平卧	喜坐位	端坐呼吸	—
讲话方式	连续成句	单词	单字	不能讲话
精神状态	可有焦虑,尚安静	时有焦虑或烦躁	常有焦虑、烦躁	嗜睡或意识模糊
出汗	无	有	大汗淋漓	—
呼吸频率	轻度增加	增加	常高于 30 次/分	—
辅助呼吸肌活动及三凹征	常无	可有	常有	胸腹矛盾呼吸
哮鸣音	散在,呼吸末期	响亮、弥散	响亮、弥散	减弱甚至消失
脉搏/(次/分)	<100	100~120	>120	变慢或不规则
奇脉	无	可有	成人常有	无(呼吸肌疲劳)
PEF 占预计值或个人最佳值百分比/(%)	>80	60~80	<60	—
PaO_2/mmHg	正常	≥60	<60	<60
$PaCO_2$/mmHg	<45	≤45	>45	>45
SaO_2/(%)	>95	91~95	≤90	≤90
pH	—	—	—	降低

注:无须满足某一程度的全部指标,只要符合部分指标,即可提示为该级别的急性发作;PEF 为最初使用支气管舒张剂治疗后的呼气流量峰值;PaO_2 为静息状态下动脉血氧分压;$PaCO_2$ 为静息状态下动脉血二氧化碳分压;SaO_2 为静息状态下动脉血氧饱和度。

②慢性持续期:哮喘患者评估时没有急性发作症状,但在相当长的时间内(每周或每月)仍有不同频度和(或)不同程度的喘息、气急、咳嗽、胸闷等症状。

③临床缓解期:经过治疗或未经治疗,原有哮喘症状、体征消失,肺功能恢复到正常水平,并维持 1 年以上。

4. 病因

(1)遗传因素:哮喘是一种复杂的、具有多基因遗传倾向的疾病。其发病具有家族聚集现象,与哮喘患者血缘关系越近,患病率越高,如可以追溯到绝大多数患者的亲人有哮喘或其他过敏性疾病(过敏性鼻炎、特应性皮炎)病史。

(2)环境因素:具有哮喘易感基因的人群发病受环境因素的影响较大。

①过敏原性因素:a. 室内,如尘螨、宠物、蟑螂;b. 室外,如花粉、草粉;c. 食物,如鱼、虾、蛋类、牛奶等。

②非过敏原性因素:大气污染、吸烟、肥胖等。

③药物因素:如阿司匹林、抗生素、普萘洛尔等。

(3)其他因素:精神因素、气候变化、运动等。

5. 机制 哮喘的发病机制不完全清楚,过敏反应、气道炎症、气道反应性增高等因素及其相互作用被认为与哮喘发病密切相关。

二、临床表现

发作性、带有哮鸣音的呼气性呼吸困难是其特征性临床表现。发作持续数分钟、数小时、数日不等,经用支气管舒张剂后缓解或自行缓解。夜间及凌晨发作和加重是哮喘的特征之一。

有些青少年的哮喘症状表现为运动时出现胸闷、咳嗽和呼吸困难,称为运动性哮喘。还有一些患者咳嗽和(或)胸闷是唯一的症状,为咳嗽变异性哮喘。

三、药物治疗

1. 治疗目标 哮喘的治疗目标见表 12-14。

表 12-14 哮喘的治疗目标

临床特征	标准
白天症状	无或不超过每周 2 次
活动受限(包括运动)	无
夜间症状/憋醒	无
需急救治疗/缓解药物治疗的次数	无或不超过每周 2 次
肺功能(PEF/FEV$_1$)	正常或高于预计值或个人最佳值的 80%
急性发作	无

2. 治疗原则 积极治疗、规范治疗、长期治疗和个体化治疗。

3. 常用药物

(1)支气管舒张剂。

①β$_2$受体激动剂:代表药物有沙丁胺醇、特布他林、沙美特罗、福莫特罗等,为目前作用最强的支气管舒张剂。通过兴奋气道平滑肌和肥大细胞膜表面的 β$_2$受体,舒张气道平滑肌。此外,其还可通过降低微血管的通透性、增加气道上皮纤毛的摆动等机制缓解哮喘症状。其中,短效 β$_2$受体激动剂,如沙丁胺醇气雾剂,常在数分钟内起效,疗效可维持数小时,是控制轻、中度哮喘急性发作的首选药物。

主要不良反应为手指震颤、恶心、心悸、头痛、失眠等,停药一段时间后可消失。此外,长期使用可形成耐受性,不仅疗效降低,且有加重哮喘的危险,由药物导致的耐受性可在停药 1～2 周恢复敏感性。

②茶碱类药:代表药物有氨茶碱。除具有舒张支气管平滑肌作用外,还具有强心、利尿、扩张冠状动脉、兴奋呼吸中枢和呼吸肌等作用。口服可用于控制夜间哮喘,静脉给药主要应用于重度、危重症哮喘。常用氨茶碱缓(控)释制剂。

不良反应与血药浓度关系密切。当血药浓度为 15～20 μg/mL 时,特别是在治疗开始阶段,常表现为恶心呕吐、激动失眠等;当血药浓度超过 20 μg/mL 时,可出现心动过速、心律失常、血压下降等心血管症状;当血药浓度超过 40 μg/mL 时,可出现发热、脱水、惊厥等症状,严重者可出现呼吸、心搏骤停而导致死亡,故最好在用药时监测血中茶碱浓度,其安全有效浓度为 6～15 μg/mL。

③M 受体阻滞剂:代表药物有异丙托溴铵、噻托溴铵等。通过阻断呼吸道 M$_3$ 受体而舒张支气管,其舒张支气管的作用较弱,起效较慢,但其长期应用不易产生耐受性,对老年人的疗效优于年轻人。常与短效 β$_2$ 受体激动剂联合使用,具有协同舒张支气管的作用。

此类药物安全性较高,但妊娠早期女性及青光眼和前列腺肥大患者仍需慎用。

(2)抗炎平喘药:常用吸入型糖皮质激素(ICS),代表药物有丙酸倍氯米松、丙酸氟替卡松、布地奈德等,为目前控制气道炎症、治疗哮喘最有效的药物。通过吸入给药,直接作用于呼吸道,所需剂量较小,局部抗炎作用强,可较好地控制哮喘,有效减轻哮喘症状、提高生活质量、改善肺功能、降低气道高反应性、控制气道炎症、减少哮喘发作频率、减轻发作严重程度和降低死亡率。

全身性不良反应较少,口咽部的不良反应包括声音嘶哑、咽部不适和口腔念珠菌感染等,用药后及时用清水进行深咽部漱口,加用储雾器或选用干粉吸入剂可减少上述不良反应。长期高剂量吸入激素后可能出现的全身不良反应包括皮肤瘀斑、肾上腺功能抑制和骨密度降低等。

(3)抗过敏平喘药:主要用于预防哮喘发作。

①肥大细胞膜稳定药:又称为过敏介质阻释药,代表药物有色甘酸钠、酮替芬等。通过稳定肥大细胞的细胞膜,阻止肥大细胞脱颗粒,从而阻止组胺、白三烯等过敏介质的释放。药物起效慢,但作用时间长,常用于预防和减少各种支气管哮喘发作,尤其对外源性支气管哮喘预防效果较好,对已经发作的支气管哮喘无效。

知识拓展

主要不良反应为嗜睡。

②白三烯受体阻滞剂:代表药物有孟鲁司特、扎鲁司特、普仑司特等。白三烯是强效的炎症介质,与哮喘发病直接相关。白三烯受体阻滞剂可减轻哮喘症状、改善肺功能、减少哮喘的发作。轻度哮喘患者可单独使用该类药物,但其作用不如吸入激素;中、重度哮喘患者可将此类药物作为联合治疗药物中的一种,可减少患者每日吸入激素的剂量,并可提高吸入激素治疗的临床疗效,尤其适用于阿司匹林哮喘、运动性哮喘和伴有过敏性鼻炎的哮喘患者。

主要不良反应为胃肠道反应,少见皮疹、血管神经性水肿等。

四、健康指导

1.知识指导　告知患者哮喘是一种慢性疾病,表现为反复发作的喘息、气急、咳嗽、胸闷等,发作时短时间内还可能出现严重呼吸困难,目前尚无法治愈,但通过长期、适当、充分的治疗,完全可以有效地控制哮喘发作;介绍哮喘的常见诱发因素,指导患者积极寻找并避免接触诱发因素。使患者学会正确使用吸入器。

2.生活指导　居室内不放置花草,不饲养宠物,不使用地毯、羊毛及羽绒制品,经常清洗床上用品,保持室内空气清新;避免接触可能诱发哮喘的药物;避免摄入易导致过敏的食物以及辛辣、刺激性食物,戒烟酒;避免强烈的精神刺激、剧烈运动和持续喊叫等过度换气动作;避免接触刺激性气体,冬季外出戴围巾和戴口罩,避免冷空气刺激;在缓解期应加强体育锻炼和耐寒锻炼,以增强体质。对某些无法回避的过敏原,如粉尘、花粉、尘螨等,可采用脱敏疗法。

3.用药指导

(1)根据病情选择不同的给药方法。轻、中度患者可选择吸入给药,吸入给药较口服和静脉给药起效更快,更安全;对急症、重度患者,宜采取吸入、雾化和静脉给药,但不宜长期静脉给药,应在病情控制后改为口服给药。

(2)沙丁胺醇气雾剂作为按需使用的缓解药物,一般每次 1～2 吸,必要时可每隔 4 h 吸 1 次,但需控制每天使用总量不大于 8 吸。若需增加给药频率或突然增加用量才能缓解症状,表明患者病情恶化或哮喘控制不佳,此时应及时就医,避免擅自增加用量或给药次数。

(3)使用 ICS 等药物后,为尽量减少残留在口咽部的药物引起如声音嘶哑、咽部不适和口腔念珠菌感染等不良反应,应告知患者用药后及时用清水进行深咽部漱口。如需长期口服激素,应告知患者宜在早晨 8 点一次性服用,以减少外源性激素的使用对内源性激素分泌的影响,并需密切注意激素引起的全身不良反应。

(4)茶碱类药由于安全范围窄,不良反应与血药浓度关系密切,为提高使用安全性,临床常选用其缓(控)释制剂,应特别提醒患者这类特殊制剂不可压碎或嚼碎后服用。

(5)由于酮替芬具有嗜睡、倦怠等不良反应,应提前告知患者用药期间避免驾驶交通工具、高空作业、操作精密仪器等需精力高度集中的工作。

(6)大多数轻、中度哮喘发作不必常规使用抗菌药物,但重度哮喘发作时由于支气管痉挛和气道内分泌物增多,加上长期使用激素会抑制机体免疫力,可能并发呼吸道和肺部感染而需使用抗菌药物治疗。为避免抗菌药物滥用,应注意抗菌药物使用指征,最好有痰液标本做细菌培养和药敏试验数据支撑,结合细菌耐药性来选取合适的抗菌药物。使用抗菌药物时以静脉给药为主,并注意药物可能发生的过敏反应。

(7)给哮喘患者制订长期治疗方案需要定期评估药物疗效,根据评估结果及时调整药物治疗方案。调整药物治疗方案包括升级治疗和降级治疗,升级治疗适用于症状持续未减轻或发生急性发作的患者;降级治疗适用于哮喘症状控制良好且肺功能稳定至少 3 个月的患者,对大多数患者而言,通常每 3 个月降低 ICS 剂量 25%～50%是安全可行的。如患者使用最低剂量控制药物达到哮喘控制 1 年以上,且不再出现哮喘发作症状,可考虑停药。

4.病情监测 学会在家中自我监测病情变化,并进行自我评估,重点掌握峰流速仪的使用方法,尽量坚持写哮喘日记。哮喘日记包括记录日夜呼吸困难次数、因哮喘在夜间憋醒次数、是否有哮喘导致的活动受限、呼气流量峰值、使用急救药物次数、控制药物使用情况以及可疑急性发作的危险因素等。学会在哮喘发作时的简单紧急自我处理方法,告知患者在稍微活动后出现气促、喜坐位、讲话只能讲短句、出现焦虑或烦躁、呼吸频率增加,脉率增加至 100～120 次/分等情况下,应及时去医院就诊。

案 例 分 析

案例:患者,男,31 岁,工人。食用海鲜后出现呼吸困难 1 h,伴有胸闷、出汗,无胸痛,休息后无缓解,遂来就诊。体格检查:T 36.4 ℃,P 93 次/分,R 22 次/分,BP 95/70 mmHg。HR 93 次/分,律齐。神志清楚,体形中等,面色较白,唇略发绀。双肺闻及哮鸣音,呼气时间延长。余未见异常。

分析:根据患者自述,应考虑为哮喘急性发作。导致哮喘发作的病因复杂,主要受遗传和环境因素的双重影响。本案例可能是食用海鲜后因过敏而引起哮喘。

点 滴 积 累

1.支气管哮喘,简称哮喘,是指由肥大细胞、嗜酸性粒细胞、T 淋巴细胞、中性粒细胞等多种炎症细胞以及细胞组分(组胺、白三烯等)参与的,以气道高反应性为主的慢性炎症性疾病。根据临床表现,哮喘可分为急性发作期、慢性持续期和临床缓解期。

2.常用于治疗哮喘的药物有支气管舒张剂、抗炎平喘药和抗过敏平喘药。

3.注重对哮喘患者进行宣教和管理。对哮喘患者进行宣教和管理是提高疗效、减少复发、提高患者生活质量的重要措施。

(范高福)

任务七 慢性阻塞性肺疾病

一、疾病概述

1. 概念 慢性阻塞性肺疾病(COPD)简称慢阻肺,是一种以持续性气流受限、不完全可逆为特征的肺部疾病。

2. 诊断 慢阻肺诊断标准为吸入支气管舒张剂,第 1 秒用力呼气容积(FEV_1)/用力肺活量(FVC)<70%。慢阻肺的诊断主要依据危险因素暴露史、症状、体征及肺功能检查等临床资料,并排除可引起类似症状和持续气流受限的其他疾病,综合分析确定。

3. 分类

(1)按气流受限严重程度,慢阻肺可分为1~4级,见表 12-15。

表 12-15 慢阻肺分级

分类	临床特征
1 级(轻度)	FEV_1/FVC<70%、FEV_1≥80%预计值
2 级(中度)	FEV_1/FVC<70%、50%预计值≤FEV_1<80%预计值
3 级(重度)	FEV_1/FVC<70%、30%预计值≤FEV_1<50%预计值
4 级(极重度)	FEV_1/FVC<70%、FEV_1<30%预计值

注:基于吸入支气管舒张剂后的 FEV_1 占预计值的百分比。

(2)按病情分期。

①急性加重期:在短期内咳嗽、咳痰、气短和(或)喘息加重、浓痰量增多,可伴发热等症状。

②稳定期:咳嗽、咳痰及气短症状稳定。

4. 病因

(1)吸烟:重要因素。

(2)感染:另一个重要因素。病毒和(或)细菌感染与气道炎症加剧有关,是急性加重期的常见原因。

(3)空气污染:空气中的烟尘、二氧化硫等能刺激支气管黏膜,使气道清除功能受到损伤,为细菌的入侵创造了条件。

5. 机制 支气管的慢性炎症可导致正常的支架作用丧失,吸气时支气管舒张,空气进入肺泡,呼气时管腔缩小,肺泡内积聚过多气体,肺泡内压力逐渐升高,导致肺泡过度膨胀或破裂,引起气流受限不完全可逆,从而导致慢阻肺。

二、临床表现

1. 咳嗽、咳痰 睡前及晨起时咳嗽较重,白天较轻。痰为白色黏液或浆液性泡沫样痰,急性发作期痰量增多,可为脓性痰。此症状长期、反复发作并逐渐进展,最终终身不愈。

2. 呼吸困难 进行性加重的呼吸困难是标志性症状。早期仅在体力劳动或上楼时出现,随着病情的发展,呼吸困难逐渐加重,日常活动甚至休息时也可感到气短。

3. 全身症状 晚期患者常出现体重下降、食欲减退等症状。

三、药物治疗

1. 治疗目标 吸入支气管舒张剂后,FEV_1/FVC≥70%及 FEV_1≥80%预计值。

2. 治疗原则 预防和控制症状,减少进入急性加重期的频率和减轻严重程度,改善健康状况和运动耐力。

3. 常用药物

(1)支气管舒张剂:与口服药物相比,吸入剂的不良反应小,因此多首选吸入治疗。

①β_2受体激动剂:代表药物有短效的沙丁胺醇、特布他林,长效的福莫特罗、沙美特罗。

主要不良反应为窦性心动过速,有诱发心律失常的潜在危险。部分老年患者使用剂量较大时,不论给药途径如何,均可引发躯体震颤。此外,可能出现低钾血症(特别是联合使用噻嗪类利尿药时)。

②胆碱受体阻滞剂:代表药物有短效的异丙托溴铵,长效的噻托溴铵。

由于吸入给药吸收很少,所以其类似阿托品的全身性不良反应较少。主要不良反应为口干,一部分使用异丙托溴铵的患者可能出现苦涩的金属味道。溶液经过面罩给药可能导致青光眼,原因可能是溶液与眼睛直接接触。

(2)抗炎药。

①糖皮质激素:代表药物有丙酸倍氯米松、布地奈德、丙酸氟替卡松。

主要不良反应为声音嘶哑和口腔及咽喉部位的念珠菌感染,吸入后应立即漱口,以降低进入体内的药量和降低口腔真菌继发性感染的机会。

②磷酸二酯酶-4(PDE-4)抑制药:代表药物有罗氟司特。

主要不良反应为腹泻、恶心、食欲减退、体重下降、反复疼痛、睡眠障碍及头痛。通常在治疗早期出现,停药后消失。注意监测体重,低体重患者禁用,抑郁症患者慎用。

(3)祛痰药:代表药物有盐酸氨溴索、乙酰半胱氨酸、福多司坦等。可祛除患者气道内的大量黏液性分泌物,防止继发感染,有利于气道引流通畅,改善通气功能,但仅对少数有黏痰的患者有效。

(4)抗菌药物:只用于细菌感染,不宜长期使用。

四、健康指导

1. 知识指导 向患者及其家属解释本病的发生、发展过程及导致疾病加重的因素。告知患者戒烟是防治本病的重要措施;嘱患者注意防寒、保暖,防治各种呼吸道感染;改善环境卫生,加强劳动防护,避免烟雾、粉尘和刺激性气体对呼吸道的影响;在呼吸道传染病流行期间,尽量少去人群聚集处。

2. 生活指导

(1)康复锻炼指导:根据患者心肺功能和体力情况,为患者制订康复锻炼计划,如慢跑、快走及打太极拳等,提高机体抵抗力。每天进行缩唇呼吸和腹式呼吸锻炼,以改善通气和增加有效呼吸。鼓励患者进行耐寒锻炼,如用冷水洗脸、洗鼻等。教会患者及其家属判断呼吸困难的程度,合理安排工作和生活。

(2)家庭氧疗指导:注意用氧安全,氧疗装置要定期清洁、消毒等。让患者及其家属了解吸氧的目的及必要性。告知患者吸氧时注意安全,严禁烟火,防止爆炸。氧疗装置要定期更换、清洁和消毒。

3. 用药指导

(1)糖皮质激素单独吸入效果较差,常与长效 β_2 受体激动剂联合使用。

(2)严格把握抗菌药物使用指征,只有在患者出现呼吸困难加重、痰量增加、脓性痰时,或患者需要无创或有创机械通气时可考虑。尽早明确细菌学诊断,分离病原微生物,做药物敏感试验,并保留细菌标本,以便需要时做联合药敏试验和血清杀菌试验,为合理应用抗菌药物确立先决条件。

4. 病情监测 教会患者自我监测病情的方法,告知患者病情加重时应及时就诊,防止病情恶化。

点 滴 积 累

1.慢性阻塞性肺疾病(COPD)简称慢阻肺,是一种以持续性气流受限、不完全可逆为特征的肺部疾病。

2.慢阻肺药物治疗的原则是预防和控制症状,减少进入急性加重期的频率和减轻严重程度,改善健康状况和运动耐力。

3.慢阻肺治疗的药物有支气管舒张剂、抗炎药、祛痰药和抗菌药物。

(范高福)

任务八　消化性溃疡

一、疾病概述

1.概念　消化性溃疡(PU)指胃和十二指肠黏膜被自身胃酸和胃蛋白酶消化而缺损,穿透黏膜肌层而形成的慢性溃疡。

2.诊断

(1)内镜检查:在内镜(如纤维胃镜或电子胃镜)直视下,消化性溃疡通常呈圆形、椭圆形或线形,边缘锐利,基本光滑,被灰白色或灰黄色苔膜覆盖,周围黏膜充血、水肿,略隆起。

(2)X线钡餐检查:悬液填充溃疡的凹陷部分形成龛影,X线下正面观,龛影呈圆形或椭圆形,边缘整齐,因溃疡周围的炎性水肿而形成环形透亮区。

3.按发病部位分类

(1)胃溃疡(GU):多发生在胃小弯和胃窦。

(2)十二指肠溃疡:多发生在球部的前壁。

4.病因　消化性溃疡的病因和发病机制较复杂,是一种多因素疾病。研究认为其病因是黏膜的损伤因子和保护因子之间的平衡受到破坏。

(1)损伤因子增强:如胃酸和胃蛋白酶分泌过多,胃黏膜坏死、脱落、形成溃疡。服用药物(阿司匹林等非甾体抗炎药)也可导致胃酸和胃蛋白酶分泌增加,损伤黏膜。

此外,幽门螺杆菌(Hp)感染是消化性溃疡重要的发病原因和复发因素之一,大约90%的十二指肠溃疡和80%的胃溃疡由幽门螺杆菌感染导致。

(2)保护因子减弱:如黏液-碳酸氢盐屏障、黏膜屏障、上皮细胞再生能力下降,黏膜血流及前列腺素减少等。

知识拓展

(3)其他因素:长期进食粗糙、刺激性食物,胆汁反流,嗜烟酒,过度的精神紧张,遗传、免疫因素等。

5.机制　溃疡的发生是黏膜自身防御/修复因素与黏膜侵袭因素之间失去平衡的结果。

黏膜自身防御/修复因素包括黏液-碳酸氢盐屏障、黏膜屏障,丰富的黏膜血流,上皮细胞更新,前列腺素和表皮生长因子充足等。

黏膜侵袭因素包括幽门螺杆菌感染,胃酸和胃蛋白酶的消化作用,非甾体抗炎药、胆盐及乙醇的作用等。

二、临床表现

消化性溃疡临床表现不一,多数表现为上腹有局限性压痛或中上腹反复发作性节律性疼痛,伴反酸、嗳气,少数患者无症状,或以出血、穿孔等并发症的发生作为首发症状。胃溃疡和十二指肠溃疡上腹痛特点见表12-16。

表 12-16　胃溃疡和十二指肠溃疡上腹痛特点

鉴别项目	胃溃疡	十二指肠溃疡
疼痛的部位	中上腹或剑突下偏左	中上腹或中上腹偏右
疼痛的时间	常在餐后约1 h发生,经1~2 h逐渐缓解,较少发生在夜间	常在两餐之间,至下次进餐后缓解,故又称空腹痛、饥饿痛,部分患者于午夜发生,称夜间痛
疼痛的性质	多呈灼痛、胀痛或饥饿样不适感	多呈灼痛、胀痛或饥饿样不适感
疼痛的节律性	进食—疼痛—缓解	疼痛—进食—缓解

三、药物治疗

1. 治疗目标 溃疡愈合,快速尿素酶试验阴性。

2. 治疗原则 缓解症状,促进愈合,防止并发症,预防复发。

3. 常用药物

(1)抑制胃酸分泌药。

①质子泵抑制剂(PPI):代表药物有奥美拉唑、兰索拉唑、雷贝拉唑。主要通过抑制胃壁细胞内质子泵,即 H^+-K^+-ATP 酶,有效抑制基础胃酸的分泌及各种刺激引起的胃酸分泌。其具有抑酸作用强、特异性高、持续时间长的特点,是目前抑制胃酸分泌作用最强的一类药物,同时,也是抑制胃酸分泌的首选药。

主要不良反应为腹泻、腹痛、疲乏、口干、恶心、腹胀、呕吐、皮疹等。对于存在高危因素和巨大溃疡患者,建议适当延长疗程。在抗幽门螺杆菌治疗结束后,仍应继续使用 PPI 至疗程结束。

②H_2受体拮抗剂:代表药物有西咪替丁、雷尼替丁、法莫替丁。通过与胃壁细胞的 H_2 受体结合,阻断组胺与受体结合,从而抑制组胺引起的胃酸分泌,达到治疗溃疡的目的,效果略逊于 PPI。

主要不良反应为便秘、腹泻、腹胀、皮疹、头痛、头晕等。长期应用可致阳痿、男性乳房肿大等。

(2)抗酸药:代表药物有氢氧化铝、三硅酸镁、碳酸氢钠等。通过中和胃酸而降低胃内容物酸度,从而解除胃酸对胃、十二指肠黏膜的侵蚀和对溃疡面的刺激,并降低胃蛋白酶的活性,发挥缓解疼痛和促进愈合的作用。一般用于临时给药以缓解症状,不用于长期治疗。

主要不良反应为胃肠道反应,如含镁的抗酸药可引起腹泻,含铝的抗酸药可引起便秘,现已较少单独使用,临床上多用复方制剂。

(3)胃黏膜保护药。

①铋剂:如枸橼酸铋钾、胶体果胶铋。在酸性条件下能形成氧化铋胶体附着于溃疡面,形成保护膜而抵御胃酸、胃蛋白酶及酸性食物对溃疡面的侵蚀。同时可降低胃蛋白酶活性,增加黏蛋白分泌,促进黏膜释放前列腺素,从而保护胃黏膜;另外,其对幽门螺杆菌具有杀灭作用,适用于合并幽门螺杆菌感染的消化性溃疡患者,以枸橼酸铋钾最常用。

主要不良反应为口中有氨味、舌苔及大便呈灰黑色、便秘、恶心等。

②硫糖铝:在酸性环境下可形成不溶性的胶体,与溃疡处渗出的蛋白质结合,有效黏着于器官黏膜表面,形成一层保护膜覆盖于溃疡面,阻止胃酸及胃蛋白酶的侵蚀,具有机械屏障保护作用。可与受损黏膜底部的蛋白质结合,起到较好的保护和促进愈合作用,增强免疫力。同时,硫糖铝还具有吸附胃蛋白酶和胆汁酸的作用,促进内源性前列腺素 E 的合成、刺激生长抑素,使溃疡局部纤维组织及血管加速生成,加快修复效果,有利于病情快速恢复。主要用于急、慢性胃炎,胃及十二指肠溃疡,药物性、应激性胃黏膜损伤,反流性食管炎和食管溃疡等。

主要不良反应为便秘,偶见口干、恶心、腹泻等,长期服用可导致低磷血症。

③米索前列醇:能有效抑制胃酸的分泌,并增加胃肠黏膜中黏液、碳酸氢盐的分泌与黏膜血流,不仅能防止溃疡的形成,而且能促进溃疡的愈合。用于预防和治疗非甾体抗炎药所致的胃肠损害、胃溃疡及十二指肠溃疡及慢性糜烂性胃炎。

主要不良反应为腹痛和腹泻,呈剂量依赖性,通常发生在治疗早期,一般呈自限性,可通过与食物同服减轻。此外,对子宫有收缩作用,孕妇禁用。

(4)抗幽门螺杆菌药。

①抗菌药物:代表药物有阿莫西林、克拉霉素、四环素、甲硝唑、呋喃唑酮、左氧氟沙星等。由于大多数抗菌药物在胃酸环境中活性较低且不能穿透黏液层而作用于细菌,故单一药物治疗效果较差,提倡联合治疗。

②抗消化性溃疡药:代表药物有质子泵抑制药(PPI)、铋剂。铋剂可通过破坏细菌细胞壁、阻止幽门螺杆菌黏附于胃黏膜上皮和抑制幽门螺杆菌尿素酶、蛋白酶活性而发挥抗幽门螺杆菌作用。奥美拉唑等 PPI 在体内外均可抑制幽门螺杆菌生长,但单独应用不能治愈幽门螺杆菌感染。PPI 可显著

提高胃内 pH,增加抗菌药物稳定性,提高抗幽门螺杆菌效果。

此外,一些中成药如快胃片、康复新液、胃康灵颗粒等对消化性溃疡也有一定的疗效。

知识拓展

四、健康指导

1.知识指导 告知患者消化性溃疡的病因、幽门螺杆菌根除方案的潜在不良反应和用药依从性的重要意义。由于幽门螺杆菌主要经口腔进入人体,这种细菌常存在于带菌者的牙垢与唾液中,通过共同进食传染。因此,须注意家人同时治疗、碗筷消毒、实行分餐制、口腔卫生、定期更换牙刷。

2.生活指导 生活规律,按时进餐,清淡细软饮食,细嚼慢咽,忌食坚硬、辛辣、油煎类、生冷食物。每餐八分饱,可在两餐之间加餐,避免摄入一些刺激胃酸分泌的食物;注意碗筷消毒或采用分餐制避免幽门螺杆菌交叉感染。避免过度劳累或睡眠不足,急性发作者应卧床休息。戒烟、酒、浓茶、浓咖啡。保持精神愉悦、心情愉快。注意保暖,避免受寒,增强机体免疫力。

3.用药指导

(1)消化性溃疡活动期的治疗首选质子泵抑制剂(PPI)或 H_2 受体拮抗剂等抑制胃酸分泌的药物,伴有幽门螺杆菌感染时,必须联合使用抗菌药物以根治幽门螺杆菌感染。

(2)提醒患者在确定了合适的方案后,必须坚持治疗 4～6 周,其间不宜随意更换药物,疗程结束后及时复查。

(3)消化性溃疡患者要注意避免同时使用对胃、十二指肠黏膜有损伤作用的药物,如阿司匹林、吲哚美辛、糖皮质激素、甲硝唑、抗肿瘤药物和抗凝药等。

(4)PPI 于清晨顿服或早晚各服 1 次,长期服用应注意低胃酸所致的维生素 B_{12} 等营养物质吸收障碍。由于胃酸分泌减少,可见血清胃泌素水平增高,应定期检查胃黏膜有无肿瘤样增生。

(5)H_2 受体拮抗剂应在餐中或餐后即刻服用,睡前服用效果更佳,近年来提倡睡前服用。如需要同时服用抗酸药,则应间隔 1 h 以上。

(6)抗酸药、铋剂、氢氧化铝凝胶和铝碳酸镁等形成黏膜保护膜的制剂不要于餐后服用,应在上腹痛前、腹痛时临时服用;不要与铁剂、钙剂及喹诺酮类药物等合用,以免影响药物吸收。

4.病情监测 用药期间注意观察病情变化,尤其是疼痛的时间、性质、部位,呕吐物性状、气味,大便颜色等,一旦出现异常,及时就医。

点 滴 积 累

1.消化性溃疡(PU)指胃和十二指肠黏膜被自身胃酸和胃蛋白酶消化而缺损,穿透黏膜肌层而形成的慢性溃疡,以胃溃疡和十二指肠溃疡多见。

2.消化性溃疡治疗的原则是缓解症状,促进愈合,防止并发症,预防复发。

3.治疗药物有抑制胃酸分泌药、抗酸药、胃黏膜保护药、抗幽门螺杆菌药。

(杨 玲)

任务九 类风湿关节炎

一、疾病概述

1.概念 类风湿关节炎(RA)是一种病因未明的、以炎症性滑膜炎为主的慢性系统性疾病。

2.诊断 至少1个关节肿痛,并有滑膜炎的证据(临床、超声或MRI),同时排除了其他疾病引起的关节炎,并有典型的类风湿关节炎所致骨破坏改变影像学征象,可诊断为类风湿关节炎。

3.按临床表现分类

(1)典型类风湿关节炎:又称典型类风湿或多关节炎型,具有典型的临床表现。

(2)不典型类风湿关节炎:又称不典型类风湿,典型临床表现不明显。

(3)儿童类风湿关节炎:临床表现中以长期高热为主,还有多关节炎型类风湿、单关节炎、少关节炎。

(4)重叠类风湿关节炎:临床表现有类风湿重叠风湿病、类风湿重叠系统性红斑狼疮、类风湿重叠瑞特综合征。

4.病因

(1)免疫紊乱:主要病因,为免疫介导的炎症反应。

(2)感染因素:细菌,尤其是A组链球菌,长期存在于体内成为持续的抗原,刺激机体产生抗体,发生免疫病理损伤而致病。

(3)遗传因素:本病在某些家族中发病率较高,遗传可能在发病中起重要作用。

5.机制 机制不清楚,基本病理改变为出现滑膜炎、血管翳,并逐渐出现关节软骨和骨破坏,最终可能导致关节畸形和功能丧失。

二、临床表现

典型表现为对称性多关节炎,主要侵犯小关节,以腕关节、近端指间关节、掌指关节常见。

1.晨僵 受累关节因炎症所致的充血、水肿和渗液,发生关节肿胀、僵硬、疼痛,不能握紧拳头或持重物。晨僵是类风湿关节炎突出的临床表现,活动后可减轻,常作为观察本病活动重要的指标。

2.痛与压痛 关节痛往往是本病最早的症状,多呈对称性、持续性,时轻时重,多伴有压痛。受累关节的皮肤可出现褐色色素沉着。

3.肿胀 凡受累的关节均可肿胀,常见部位为腕关节、掌指关节、近端指间关节、膝关节等,多呈对称性。其中,近端指间关节呈梭形肿胀是类风湿关节炎的特征。

4.畸形 见于较晚期患者,关节周围肌肉的萎缩、痉挛使畸形加重。常见的关节畸形是腕和肘关节强直,掌指关节半脱位,手指向尺侧偏斜和呈"天鹅颈"样畸形及"纽扣花"样畸形表现(图12-1、图12-2)。

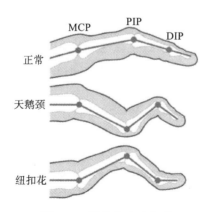

图 12-1 指关节畸形表现

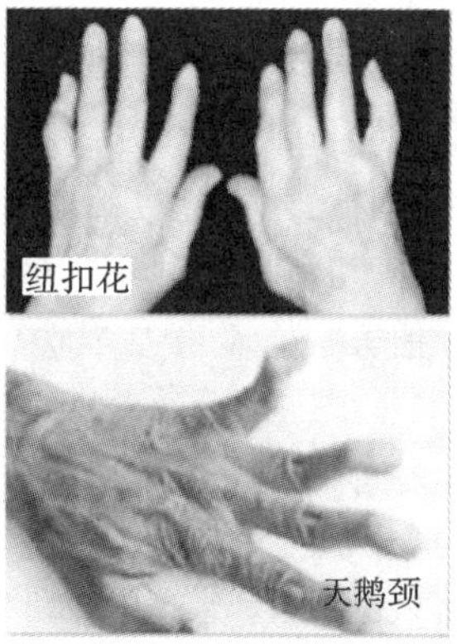

图 12-2 指关节临床表现

注:MCP 为掌指关节,PIP 为近端指间关节,DIP 为远端指间关节。

5.功能障碍 关节肿痛、结构破坏和畸形都会引起关节的功能障碍。

三、药物治疗

1.治疗目标 达到并长期维持临床缓解或低疾病活动度。

2.治疗原则 控制症状,防治关节破坏,保持功能正常。

3. 常用药物

(1)改善病情抗风湿药(DMARD):代表药物有甲氨蝶呤(MTX)、柳氮磺吡啶(SSZ)、羟氯喹等。类风湿关节炎一经确诊,即开始 DMARD 治疗。考虑到疗效及费用等,首选甲氨蝶呤,并将其作为联合治疗的基本药物。

目前常用的联合方案:MTX＋SSZ,MTX＋羟氯喹。

(2)非甾体抗炎药(NSAID):代表药物有布洛芬、萘普生、塞来昔布等。通过抑制环氧合酶(COX)活性,减少前列腺素(PG)合成,从而产生解热、镇痛、抗炎作用。与非选择性(抑制 COX-1 和 COX-2)的传统 NSAID 相比,选择性 COX-2 抑制剂(如昔布类)能明显减少严重胃肠道不良反应的发生。

NSAID 虽能减轻类风湿关节炎症状,但不能改变病程和预防关节破坏,故必须与 DMARD 联合应用。

(3)糖皮质激素:代表药物有泼尼松、地塞米松等。小剂量能迅速减轻关节疼痛、肿胀等症状,可作为 DMARD 起效前的"桥梁"。治疗过程中,要短期、小剂量使用,同时注意补充钙剂和维生素 D 以防止骨质疏松,还应对血压及血糖变化进行监测。

(4)生物制剂。

①肿瘤坏死因子-α(TNF-α)拮抗剂:代表药物有依那普利、英夫利昔单抗和阿达木单抗,起效快,抑制骨质破坏的作用明显。

主要不良反应为注射部位反应,增加感染和肿瘤的风险。

②白细胞介素-6(IL-6)拮抗剂:用于中、重度类风湿关节炎,对 TNF-α 拮抗剂效果不佳的患者可能会有效。

主要不良反应为感染、胃肠道反应等。

③抗 CD20 单抗:代表药物有利妥昔单抗,主要用于 TNF-α 拮抗剂疗效欠佳的活动性类风湿关节炎。

主要不良反应为皮疹、关节痛、感染等。

④细胞毒性 T 淋巴细胞相关抗原 4-免疫球蛋白(CTLA4-Ig):代表药物有阿巴西普,用于治疗 TNF-α 拮抗剂效果欠佳或病情较重的患者。

主要不良反应为头痛、恶心、感染等。

(5)植物药:代表药物有雷公藤多苷等,对缓解关节症状有较好作用。

主要不良反应为性腺抑制,可导致女性闭经和男性不育。此外,还产生骨髓抑制、肝损伤等副作用。

四、健康指导

1. 知识指导 告知患者类风湿关节炎是一种自身免疫性疾病,以侵蚀性关节炎为主要特征,其病因尚处于探索阶段。实际生活中每个患者病情的严重程度、疾病进展阶段不一,采取的治疗手段会有所差异,无法确切地说何种方法最佳。

2. 生活指导 建议患者多吃鱼类、蔬菜、水果、橄榄油。超重肥胖者控制膳食总量,避免体重增加,加重关节负担。日常饮食应尽量包含水果、蔬菜、肉蛋奶制品、水产品、大豆及坚果制品,主食可选择全谷物或谷薯类。饥饱要适当,不应暴饮暴食,食盐、油脂要适量,粗细要搭配;甜食需少吃,三餐要合理,建议每日安排三餐饮食,尽量不要不吃早餐。

3. 用药指导

(1)在治疗类风湿关节炎的过程中,大部分患者需要长期使用药物,而且需要规范规律地用药,如果擅自停药,可能会导致原有疾病复发或者加重,甚至出现致残的情况。

(2)NSAID 具有解热、镇痛、抗炎作用,是改善关节症状的常用药,但不能控制病情,必须与 DMARD 同服。服药时会出现胃肠道不良反应,必须加以注意,只有在一种药物足量使用1～2周无效时才更改为另一种。为减少胃肠道刺激,可在饭后服用。用药剂量应个体化,避免同时选用 2 种 NSAID。老年人宜服用半衰期短的 NSAID,而对有消化性溃疡病史的老年人,为减少胃肠道的不良反应,宜用选择性 COX-2 抑制剂。

（3）DMARD 较 NSAID 发挥作用慢,临床症状明显改善需 1～6 个月,有改善和延缓病情进展的作用。临床一般首选甲氨蝶呤,不良反应有肝损害、胃肠道反应、骨髓抑制和口角糜烂等,停药后多能恢复。应严格按医嘱用药并定期复查血常规、肾功能等。

（4）糖皮质激素具有强效抑制免疫系统的功效,是急性炎症发作的常用药物。抗炎作用强大,在关节炎急性发作时可给予短效糖皮质激素,其剂量依病情程度调整,可使关节炎症状得到迅速而明显的缓解,改善关节功能。糖皮质激素虽是一种强大的抗炎药,但有较多的不良反应,尤其是长期服用者。临床上须严格遵医嘱服用,不得随意停药和减量,同时检测其不良反应。

（5）生物制剂可在一定程度上调节免疫系统,使之恢复正常,近年在国内外都在逐渐使用。其适用于传统抗风湿药治疗效果不佳,或病情较重伴有内脏受累等情况,具有抗炎及防止骨破坏的作用。为增强疗效和减少不良反应,宜与 DMARD 甲氨蝶呤联合应用。

4.病情监测 患者需每日观察关节肿胀疼痛的情况,应定期评估疾病活动度,及时调整治疗方案。如果患者平时关节活动比较灵活,早晨起床后突然关节活动不灵,出现晨僵,需要活动一段时间后才能够缓解,提示关节炎症状可能加重,要及时到医院就诊。

点 滴 积 累

1.类风湿关节炎(RA)是一种病因未明的、以炎症性滑膜炎为主的慢性系统性疾病。

2.类风湿关节炎临床表现为晨僵、压痛、肿胀、畸形、功能障碍。

3.类风湿关节炎治疗药物有改善病情抗风湿药(DMARD)、非甾体抗炎药(NSAID)、糖皮质激素、生物制剂、植物药等。

（李 娟）

任务十 良性前列腺增生

一、疾病概述

1.概念 良性前列腺增生(BPH)又称前列腺肥大,是一种由于前列腺体积增大而导致老年男性出现排尿障碍的常见良性疾病。

2.诊断 50 岁以上男性出现夜尿次数增多或进行性排尿困难、反复发作下尿路感染(尿常规)、膀胱结石或出现肾功能不全时,可初步诊断为良性前列腺增生。

3.国际前列腺症状评分表 见表 12-17。

表 12-17 国际前列腺症状评分表

在最近一个月,您是否有以下症状?	评分					
	无	在 5 次中少于 1 次	少于半数	大约半数	多于半数	几乎每次
1.是否经常有尿不尽感?	0	1	2	3	4	5
2.两次排尿间隔是否经常小于 2 h?	0	1	2	3	4	5
3.是否曾经有间断性排尿?	0	1	2	3	4	5
4.是否有排尿不能等待现象?	0	1	2	3	4	5
5.是否有尿线变细现象?	0	1	2	3	4	5

在最近一个月,您是否有以下症状?	评分					
	无	在5次中少于1次	少于半数	大约半数	多于半数	几乎每次
6.是否需要用力及使劲才能开始排尿?	0	1	2	3	4	5
7.从入睡到早起一般需要起来排尿几次?[①]	0	1	2	3	4	5

注:1.轻度:症状评分0~7分,一年中必须去医院做一次前列腺检查。

　　2.中度:症状评分8~19分,最好马上去医院做前列腺检查。

　　3.重度:症状评分20~35分,需要做紧急治疗。

①此项1~5分评分标准依次为没有、1次、2次、3次、4次、5次及以上。

4.病因

(1)年龄:男性随着年龄增长,前列腺也增大。

(2)睾丸激素:在前列腺生长发育和增长的过程中,睾丸分泌的雄激素起到了重要作用。雄激素主要是睾酮,在 5α-还原酶的作用下转化为双氢睾酮,刺激前列腺使其增生。

(3)其他:遗传、饮食、吸烟、饮酒、肥胖、性生活、高血压、糖尿病等因素均可能影响前列腺的增生。

5.机制　机制尚不明确,可能与老龄化和有功能的睾丸这两个重要因素有关。随着年龄增长,男性患者都会出现前列腺增生;此外,有功能的睾丸分泌雄激素,也会导致前列腺不断增生,最终造成膀胱出口梗阻,从而引起一系列下尿路症状。

二、临床表现

良性前列腺增生的主要临床表现分为储尿期、排尿期、排尿后症状以及相关的并发症。

1.储尿期症状　主要表现为尿频、尿急、夜尿次数增多。夜尿次数增多是发病的早期信号,且对患者困扰较大,可能导致睡眠障碍、跌倒等。

2.排尿期症状　主要表现为排尿困难,包括排尿无力、尿流变细、射程不远等症状,这也是前列腺增生主要的症状。

3.排尿后症状　主要表现为尿后滴沥,尿不尽。

4.并发症　主要有尿潴留、感染、肾盂积水等,如前列腺增生严重的患者,可能因受凉、饮酒、憋尿时间长等因素导致尿液无法排出而发生急性尿潴留。

三、药物治疗

1.治疗目标　短期目标为缓解下尿路症状,长期目标为延缓疾病的临床进展,预防并发症,提高生活质量。

2.治疗原则　行为治疗、药物治疗、手术治疗。

3.常用药物

(1) α_1 受体阻滞剂:代表药物有特拉唑嗪、阿夫唑嗪、多沙唑嗪等。通过阻断前列腺和膀胱颈内平滑肌上的 α_1 受体,减轻前列腺张力和膀胱出口梗阻,使尿道通畅。

主要不良反应为直立性低血压(伴高血压老年患者)、眩晕、头痛、乏力、困倦等。

(2) 5α-还原酶抑制剂:代表药物有非那雄胺、依立雄胺、度他雄胺等。通过特异性抑制 5α-还原酶,阻断睾酮代谢成活性双氢睾酮,降低血液和前列腺内的双氢睾酮水平,有效缩小前列腺的体积,改善排尿症状,特别适用于前列腺体积较大的患者。

主要不良反应为性欲减退等。

(3)M受体阻滞剂:代表药物有奥昔布宁、索利那新、托特罗定等。通过阻断膀胱平滑肌上的M受体,使平滑肌松弛,膀胱容量增大,适用于合并有膀胱过度活动症的良性前列腺增生患者。

主要不良反应为口干、便秘、尿潴留等。

四、健康指导

1. 知识指导 告知患者良性前列腺增生是中老年男性常见的慢性疾病,可以应用药物缓解尿路症状,提高生活质量。由于良性前列腺增生进展比较缓慢,故对症状轻微、不影响生活且无并发症的患者,可以暂时观察,不急于用药。

2. 生活指导 保持良好的生活习惯,营养充足,戒烟忌酒,少食辛辣、生冷食物,劳逸结合,避免久坐、过度劳累、受寒、憋尿等。以坐位排尿代替站立排尿,避免睡前过多饮水;减少摄入咖啡、酒精等;"二次排尿"有助于排空膀胱。

3. 用药指导

(1)应用 α_1 受体阻滞剂有利于快速控制尿路症状,连续使用 1 个月症状无明显改善者不继续使用。与抗高血压药合用时,要注意检测血压,注意预防直立性低血压。

(2)5α-还原酶抑制剂需长时间应用以控制前列腺的体积,治疗 6～12 个月后,可诱导前列腺上皮细胞凋亡,使前列腺体积缩小 15%～25%,血清前列腺特异性抗原(PSA)水平降低约 50%。

4. 病情监测 患者要留意症状变化,如症状加重,应及时就诊,选择合适的治疗方式。

学 以 致 用

工作场景:

患者,男,75 岁,有高血压,长期使用厄贝沙坦氢氯噻嗪片(150 mg/125 mg),每日 1 次,血压控制平稳。因排尿困难、尿频、尿不尽就诊,诊断为良性前列腺增生。给予非那雄胺片 5 mg、每日 1 次,特拉唑嗪片 5 mg、每日 1 次。患者用药后出现头晕,前来咨询。

知识运用:

特拉唑嗪的不良反应包括直立性低血压(伴高血压的老年患者易出现)、头晕、头痛、乏力、困倦等。建议睡前服用,可缓解头晕症状。

点 滴 积 累

1. 良性前列腺增生(BPH)又称前列腺肥大,是一种由于前列腺体积增大而导致老年男性出现排尿障碍的常见良性疾病。

2. 根据国际前列腺症状评分表,良性前列腺增生可分为轻度、中度、重度。

3. 治疗药物主要有 α_1 受体阻滞剂,如特拉唑嗪等,有利于快速控制下尿路症状;5α-还原酶抑制剂,如非那雄胺等,需长时间使用以缩小前列腺的体积。

(丁宇翔)

历年真题 模拟检测

模块五

实　训

实训一 社区药房药学服务情况调查

【实训目的】

（1）熟悉社区药房药学服务的工作内容，包括处方调剂、参加临床药物治疗、治疗药物监测、药物利用研究与评价、药品不良反应监测和报告、药学信息服务、开展健康教育等内容。

（2）了解社区药房药学服务状况。

【实训准备】

（1）设计社区药房药学服务调查表。

社区药房药学服务调查表

序号	内容	选项			
1	您用药的支付方式	医保	新农合	全免	自费
2	您对药房的总体印象	满意	较满意	一般	不满意
3	您认为药房人员的精神面貌如何？	好	较好	一般	差
4	您认为药房人员之间团结协作关系怎样？	好	较好	一般	差
5	您认为药房与医师、护士协作关系怎样？	好	较好	一般	差
6	您到药房拿药，药房人员对您的态度怎样？	好	较好	一般	差
7	您发现药房拿错药时，他们的态度怎样？	敢承认，及时纠正	及时纠正，态度不好	找借口推脱责任	态度恶劣
8	您对用药不太清楚时，询问药房人员，他们会及时给您答复吗？	会，很乐意，态度好	会，态度不是很好	有时会	会，但态度不好
9	药房人员是否告诉您药品储存及药品用法、注意事项？	经常	一般都会	偶尔	从未指导
10	您在药房曾拿到或发现过期失效的药品吗？	从未	偶尔	有时会	拿到过
11	您索取药品说明书时，药房是否给予药品的相关资料？	会	多数时候会	有时会	从不会
12	您认为药房发药查对交代到位了吗？	经常查对与交代	有需要才查对	偶尔查对	基本没有查对
13	药房人员是否经常发错药品？	从未发错药	忙时偶尔发错	有时会发错	经常发错
14	您认为药房人员的业务素质怎样？	好	较好	一般	差
15	用药咨询窗口是否经常有药房人员？	有	一般都有	偶尔有	没有

我们希望您能表达更多的感受和期望：

1

2

3

调查时间：　　　　　　　　　　　　　　　　　　　　被调查者签名：

（2）分配小组，合作完成调查。

【实训步骤】

(1)每个小组各一半成员分别扮演调查者和被调查者,根据调查表设计情景对话,分组进行角色扮演,完成调查表的填写。

(2)将所获调查表的资料进行统计并分析得出结论。

【实训思考】

(1)如何更好更有效地开展社区药学服务工作?

(2)对于社区药学服务工作,群众常见的问题有哪些?

(3)社区药学服务工作人员应该具备哪些专业素养?

(陈惠心)

实训二　药学服务的基本礼仪训练

【实训目的】

学会药学服务的基本礼仪。

【实训准备】

(1)药学服务礼仪规范的实训课件、视频等视听教学资源。

(2)形体训练室、工作服、药学技术人员相关场景的照片。

【实训步骤】

1.仪容仪表与服饰

(1)观看视频等。

(2)比较正、反两种案例图片,分组讨论,教师点评。

(3)分组进行学生仪容仪表面对面点评。

2.形体仪态训练　分组分解动作练习,建立良好的体态语言体系。

形体仪态训练

内容	操作规范	基本要求
站姿	头抬起,正视前方,下颌微收,颈部挺直,双肩放松,呼吸自然,腰部挺直。脚掌分开呈"V"字形。脚跟并拢,两膝并严。双手自然下垂或相交放在腹部	站姿端正,自然,亲切,要做到"立如松"
手势	指引:向顾客介绍、引导、指明方向时,手指自然并拢,手掌向上斜,以肘关节为轴,指向目标,上身稍向前倾。 展示物品:展示物品时,不论是口头介绍还是动手操作,均应将被展示物品的正面面向顾客,解说时应口齿清晰,动手操作时手法干净利索,速度适宜,并进行必要的重复。 递接物品:以双手递物于他人最佳,不方便双手并用时,以尽量采用右手为宜	自然优美,规范适度,手势不宜过多,幅度不宜太大,身体其他部位应与手势协调
表情	眼神:在问候对方、倾听、征求意见、强调要点、表示诚意时,应注视对方的眼睛,但时间不宜过长,以 3~6 s 为宜;注视对方的面部时,最好是对方的眼三角,以散点为宜;有时根据需要应对顾客的一部分多加注视,如在递接物品时应注视其手部	在注视顾客时,应面带微笑,视觉上要保持相对稳定、自然,体现重视、友好和尊敬

3.文明用语训练 两人一组,进行角色扮演,教师指导点评。

文明用语训练

分类	内容
招呼用语	"阿姨,您好,有什么可以帮忙的?" "请稍等一下,我接待完这位顾客,马上就来。" "先生/小姐,您慢慢选,选好了叫我一声,我先接待其他顾客。"
售中用语	"这是品牌药品,疗效好,价格合理,一向很受欢迎。" "这类药品,这几个品种都不错,您可以随便选。" "对不起,您要买的药品刚卖完,但××与它是同样性能,我拿给您看。" "对不起,您问的药品我们刚卖完,近期不会有,用同类性质的药品怎么样?" "您想买的药品在那边,请往这边走(手势)。"
收款用语	"这是找您的零钱,请收好。" "您的钱数不对,请您重新点一下。"
包装用语	"东西都放进去了,请您带好。" "这东西容易碎,请您小心拿好,注意不要碰撞。" "东西我已帮您装好,请不要倒置。"
道歉用语	"对不起,因为刚才忙没听见您叫我,您需要什么?" "我会将您的意见反映给领导,以改进我们的工作,谢谢!"
解释用语	"对不起,这的确是药品质量问题,我给您退换。" "对不起,您的药品已经使用过了,又不存在质量问题,不能再卖给其他顾客了,实在不好给您退换。" "对不起,您提出的这个药品的质量问题很难判断,请您到相关质检单位鉴定一下,如确属质量问题,我们承担相应责任。"
调节用语	"我是××,您有什么意见请对我说好吗?" "请您放心,我们一定解决好这件事情。" "您别着急,我们大家回忆一下,我记得刚才收您的是×张×元面额的人民币,找您×元钱,请您再回忆一下,好吗?"
道别用语	"这是您的药,请拿好!" "慢走,祝您早日康复!"

【实训思考】

某药店顾客,男,65岁,因感冒进药店买板蓝根颗粒,此药缺货,推荐清开灵颗粒。

请针对此案例,进行角色扮演,注意体现药学服务的基本礼仪。

(李 娟)

实训三 药学服务沟通技巧训练

【实训目的】

(1)掌握药学服务沟通技巧。

(2)初步学会接待投诉和处理纠纷。

【实训准备】

模拟药房。

【实训步骤】

1.药患沟通技巧练习

(1)表达热情练习:每组 4～6 人,录制 10 min 与患者单独沟通的视频。组织小组讨论并完成表达热情评价表,反复练习,直到反馈信息为满意。

表达热情评价表

药学技术人员行为	时间/min										得分
眼神沟通	1	2	3	4	5	6	7	8	9	10	
直视患者	1	2	3	4	5	6	7	8	9	10	
身体微向前倾	1	2	3	4	5	6	7	8	9	10	
注意倾听的姿态	1	2	3	4	5	6	7	8	9	10	
放松的姿态	1	2	3	4	5	6	7	8	9	10	
点头表示感兴趣	1	2	3	4	5	6	7	8	9	10	
笑容	1	2	3	4	5	6	7	8	9	10	
语调温和	1	2	3	4	5	6	7	8	9	10	
面部表情表现出感兴趣、专注	1	2	3	4	5	6	7	8	9	10	
语言沟通表明很感兴趣	1	2	3	4	5	6	7	8	9	10	

注:出现相应的行为,在对应的时间点画"√"。

每项行为在 1 min 时出现计 1 分,2 min 时出现计 0.9 分,每迟 1 min 递减 0.1 分。

得分不低于 4.0 分表示很有热情,2.5～3.9 分表示有热情,1.5～2.4 分表示冷淡,1.4 分及以下表示冷酷。

(2)表达尊重练习:2 人一组,1 人扮演谈话者,另 1 人扮演倾听者。倾听者的工作是表现吵嚷、喧闹、不尊重,如初次见面不打招呼、不关注对方、行为粗鲁、草率结束谈话等。2～3 min 后停止谈话一起讨论,互换角色体验。分享不尊重和不被尊重的感受,认识到不被尊重带来的消极影响。

(3)有效询问练习:一患儿妈妈到药店咨询购买退热药,作为药师,向患儿妈妈询问相关病情。每组 4 人,写下要问的前 3 个问题,小组讨论后角色扮演模拟练习,再互换角色练习,交流讨论,体会有效询问的技巧。

(4)移情表达练习:患者表现得很恐惧,并告诉药师糖尿病可能会带来很多部位的病变,甚至会导致死亡。2 人一组,通过角色扮演进行移情表达,讨论并提出改进意见。

在教师的指导下分组进行角色扮演(一名同学扮演药师,另一名同学扮演患者)。

2.案例讨论 引导学生应用所学的理论知识来分析问题。

参考案例 1

地点:药房。

药师:您好! 请问我能帮您什么?

患者:我好像感冒了,想买点感冒药。

药师:请问您感觉哪里不舒服?

患者:这两天我咳嗽得厉害。

药师:咳嗽时有没有痰?

患者:没有。

药师:请问您咳嗽多长时间了?

患者:一两天吧。

药师:您除了咳嗽外,还有没有其他地方感觉不舒服?

患者:没有。

药师:在此之前,您用过什么药吗?

患者:没有。

药师:我去给您拿点治咳嗽的药,它会帮助您早日康复。

患者:好的。那我怎么服用它呢?

药师:口服,一日 3 次,一次 2 片。

患者:那它有没有什么不良反应?

药师:它的不良反应很少,偶尔会有头晕、口干等。

患者:知道了。另外,在服药期间我要注意哪些问题呢?

药师:回去后多喝水,注意休息,避免摄入辛辣和生冷的食物,在天气变化时注意保暖。这些都会让您的咳嗽好得更快一些。

患者:好的,谢谢您。

药师:不用谢,祝您早日康复,再见。

患者:再见。

参考案例 2

地点:门诊药房。

患者:嘿,怎么搞的,你们医院的药品质量有问题,怎么摁都摁不出来!

药师:您好,您先别急,让我看一下。哦,这个鼻用喷雾剂要先摇一下,然后再往下摁。

患者:我摇过了,根本压不下去(不耐烦,发火)。

药师:我来试试看。您看,药喷出来了,可能是您压的时候遇到阻力就没敢用力往下压,您再试试。其实这个鼻用喷雾剂质量是没问题的。如果有质量问题,我们一定会给您更换,您放心好了。

患者:噢,不好意思,是我没搞清楚(面带愧色)。

药师:没关系,这种情况我们经常遇到,因为这个是进口药,患者接触不多,所以不会用也是很常见的。如果还有其他问题,请随时与我们联系。

患者:谢谢你,再见。

药师:再见。

【实训思考】

(1)请列举以上案例中用到的沟通技巧。

(2)搜集一个药房沟通案例,分析所用的沟通技巧是否合理,并给出最佳解决方案。

(李　娟)

实训四　社区用药咨询服务

【实训目的】

(1)运用课堂所学的理论知识,进一步加深对用药咨询的理解。

(2)对咨询的方式、咨询的内容、解释技巧有明确的认识。

(3)熟悉用药咨询,能独立解决用药咨询中的一般问题。

【实训准备】

(1)选定咨询地点,要求环境舒适,有明显的标识。

(2)准备用药咨询所需要的参考资料,如必要的书籍或论文。

(3)准备好心情,以饱满的热情、专业的素养面对每一个患者。

【实训步骤】

1. 选定咨询环境

(1)紧邻门诊药房或药店大堂:咨询处宜紧邻门诊药房或设在药店大堂的明显处,目的是方便患者向药师咨询与用药相关的问题。

(2)标识明确:用药咨询的位置应明确,并有明显的标识,使患者可快速找到。

(3)环境舒适:咨询环境应舒适,并相对安静,较少受外界干扰,创造一个让患者感觉信任和舒适的咨询环境。如遇咨询时间较长、老年患者或站立不便的患者,应请患者坐下,药师与患者面对面咨询。

(4)适当隐秘:对大多数患者,可采用柜台式面对面咨询的方式;但对某些特殊患者(如计划生育、妇产科、泌尿科、皮肤性病科患者),应单设一个比较隐蔽的咨询环境,以便为特殊患者提供咨询,使患者放心、大胆地提出问题。

(5)必备设备:咨询台应准备药学、医学的参考资料以及面对患者发放的医药科普宣传资料。有条件的单位可以配备装有数据库的计算机及打印机,当场打印患者所需文件。

2. 用药咨询的练习 角色扮演。

药师:您好,请问您需要什么帮助吗?

患者:哦,我想买点补药。

药师:给您自己买吗?

患者:是的。

药师:请问您有什么不舒服?

患者:我从去年生完小孩后总是感觉浑身无力,经常感觉头晕、眼花,也很容易疲倦,还有出汗,活动一下就感觉喘不过气来,食欲也不好。去医院检查除了有点贫血,其他检查都没发现什么异常。医生开了点葡萄糖酸亚铁胶囊给我,但我服药后总感觉胃部不适,有时有点恶心和腹痛,我服了1周就自己停药了。

药师:哦,您的脸色看起来不好,有点萎黄和苍白,您现在的月经情况怎么样?

患者:现在月经周期不太规律,每次月经量比较少,颜色也比较淡,但白带比较多。

药师:请问您的睡眠情况怎么样?

患者:睡得也不太好,总是睡不着,而且梦也比较多。

药师:请问您有多高,体重是多少啊?

患者:我1.60 m,体重42 kg。

药师:您很瘦啊,一直是这样吗?

患者:以前瘦些,怀孕时胖过一阵,但生完小孩后就又这样了。

药师:您嘴唇的颜色比较苍白,请您伸出舌头让我看看。

患者:好的。

药师:哦,舌头比较胖,边上有些齿痕,颜色很淡,也没什么唾液。请您再伸出手,让我看看您的指甲情况。

患者:好的。

药师:您的甲床也比较苍白。您的这些情况表明您气血两虚。

患者:什么是气血两虚啊?那我应该怎么办?

药师:气虚的表现一般有全身疲倦乏力、声音低沉、动则气短、易出汗、头晕、面色萎黄、食欲不振、舌淡而胖。血虚的表现一般有头晕、眼花、面色苍白、口唇及甲床苍白、失眠多梦、月经不调、月经量少而淡,另外身体瘦弱。由于这两方面的症状您都有,所以您需要用一些补气和补血的药物。

患者:那我可以用一些什么样的药物呢?

药师:常用于补气的中药有人参、党参、黄芪等,常用于补血的中药有阿胶、当归、熟地、川芎、白芍等。您之前服用的葡萄糖酸亚铁胶囊是补血的,但您服用后却出现了胃肠道的不良反应,有可能是您没有正确服用,应该在饭后服用,这样可减少对胃肠道的刺激。针对您气血两虚的情况,我建议您服用×××,因为这种药物中含有乌鸡、人参、黄芪、当归等,可以补气养血、调经止带,非常适合您。

患者:好的,那我试试,只服这一种药吗?

药师:您可以先服用这一种药,可同时结合饮食来补,补气的食物有牛肉、鸡肉、猪肉、糯米、大豆、大枣、鲫鱼、鹌鹑、黄鳝、虾、蘑菇等,您可以经常交替食用。补血的食物有乌鸡、黑芝麻、胡桃肉、龙眼肉、鸡肉、猪血、猪肝、红糖、赤豆等,水果可选用桑葚、葡萄、红枣、桂圆等。当然,也可以用上面提到的中药和补气、补血的食物一起做成可口的药膳,如当归生姜羊肉汤、药膳鸡等,都有很好的滋补作用。

患者:好的,谢谢您。

药师:您平时会参加些什么体育锻炼吗?

患者:很少参加,因为我的工作一天到晚都是坐着的,回家后又总觉得特别疲劳,所以不愿意锻炼。

药师:您应该积极参加一些适合您的体育活动,体育活动能促进您的消化、吸收,增加您的食欲,从而有利于从食物中补充所需的营养,对改善您的体质有非常好的作用。

患者:好的,非常感谢。那给我拿你刚推荐的药吧。

药师:请问您要买几盒?

患者:先拿两盒吧。

药师:好的,服药期间不要喝茶和吃萝卜,忌生冷辛辣,因为这样会影响药效。

患者:好的,谢谢你耐心的指导。

药师:不用客气,用药的过程中如果有什么问题,欢迎您随时咨询。

【实训思考】

(1)对处于愤怒中的患者,你应该怎么做?

(2)若患者告知你,你的意见与医嘱矛盾,你应该怎么处理?

(黄　娇)

实训五　处方分析

【实训目的】

(1)能准确说明处方的含义、组成和书写要求。

(2)学会正确地审核处方。

【实训准备】

(1)收集常见疾病的处方。

(2)根据处方中出现的药品,查阅相关文献或药品说明书。

【实训步骤】

(1)给出案例处方,提示学生该案例需解决的问题。

(2)让学生分组讨论完成处方分析,并由该组组长汇报讨论结果,教师逐一对其进行点评。

参考案例 1

幼儿,男,2 岁 10 个月。感冒、流鼻涕 3 天,在家服用感冒药未见好转,现又伴有剧烈咳嗽,来附近的医院诊治。医师开出下列处方:

Rp.

左氧氟沙星胶囊 0.1 g×12 粒

Sig. 0.1 g bid. po.

小儿速效感冒片 2 g×12 片

Sig. 2 g tid. po.

小儿百部止咳糖浆 100 mL×2 瓶

Sig. 10 mL tid. po.

分析：上述处方不合理。左氧氟沙星胶囊为喹诺酮类抗菌药,该类药物的作用机制为抑制细菌脱氧核糖核酸(DNA)的合成。该类药物会对幼龄动物承受重力的关节产生损害,并能抑制四肢的生长发育,还可能诱发骨骺端结构破坏,发生关节病。故建议妊娠期妇女、哺乳期妇女、婴幼儿以及骨生长期(18 岁以下)患者禁用或限制性使用该类药物。可选择使用第三代头孢菌素类抗生素替换该处方中的左氧氟沙星胶囊。

参考案例 2

患者,男,28 岁,因感冒出现流鼻涕、打喷嚏、咽痛、疲乏,有轻微咳嗽,并伴有白色黏痰。经检查被确诊为上呼吸道感染,医生开具下列处方：

Rp.

维 C 银翘片 一袋

Sig. 2 片 tid. po.

感冒灵颗粒 10 袋

Sig. 1 袋 tid. po.

感冒清片 30 片

Sig. 3 片 tid. po.

分析：上述处方不合理。维 C 银翘片、感冒灵颗粒和感冒清片中均含对乙酰氨基酚、氯苯那敏,属重复用药;药物的剂量与数量书写要用阿拉伯数字。

参考案例 3

贺某,女,25 岁。月经量多 4 年,头昏、乏力、食欲减退,活动后心慌气短约 7 个月。近日出现尿痛、尿急、尿频前来就诊,经检查被诊断为缺铁性贫血伴尿路感染。医师开具下列处方：

Rp.

硫酸亚铁片 0.3 g×20 片

Sig. 0.3 g tid. po.

维生素 C 片 100 mg×20 片

Sig. 100 mg tid. po.

四环素片 0.25 mg×20 片

Sig. 0.25 mg qid. po.

分析：上述处方不合理。因为四环素类药与高价金属阳离子同服易形成不溶性络合物,影响药物的吸收而降低疗效。此外,服用四环素的副作用较大,可致牙齿黄染、牙釉质发育不良及龋齿,还可导致发育不良,临床已经基本不使用,建议使用其他药物代替。

参考案例 4

李某,男,25 岁。近几天感冒,鼻塞、头痛、咽痛,体温 39 ℃,有黄色黏痰,咳嗽不止。医院门诊医师给他开了治疗感冒的复方氨酚烷胺片和治疗呼吸道感染的罗红霉素分散片。他拿着处方来到药店,想让药师再给他加上一种镇咳药喷托维林。假如你是药师,应怎样指导李某用药？

分析：虽然李某有咳嗽症状,但通过咳嗽才能使黏痰不断排出,如使用镇咳药,则痰液不能咳出而堆积,造成呼吸道阻塞引起其他症状,所以李某不宜用镇咳药,但可以加服一种化痰药,加服化痰药有利于黏痰的排出,黏痰排出后咳嗽自然就会减轻或消失。

可选用盐酸溴己新片,口服,一次1～2片,每日3次。该药偶有恶心、胃部不适等副作用,减量或停药后可消失。但若患者有胃炎或胃溃疡,则最好不用。

【实训思考】

(1)处方的基本结构包括哪几部分?

(2)处方的用药适宜性审核包括哪些内容?

(马　腾)

实训六　处方调剂

【实训目的】

(1)通过模拟处方调剂工作流程,学生应能够理论联系实践,掌握处方调剂的基本知识和基本技能,学会独立观察、分析和解决问题。

(2)加强学生对麻醉药品、精神药品等特殊药品管理的认识。

(3)增强学生为患者提供优质药学服务的意识。

【实训准备】

模拟药房、中西药处方。

【实训内容】

每4名同学为一个小组,分别担任审方人员(1人)、调配人员(1人)、核对发药人员(1人)和患者(1人),实训过程中4人轮换角色。

1.接收处方　患者将已经交费的处方交给审方人员。接收处方时要求学生具有基本服务礼仪。

2.审核处方　接到处方后,应对处方的合法性、规范性及适宜性进行审核。

3.调剂处方　调配人员对合理处方按调剂规程进行调配。

4.复核处方　调配人员将调配好的药品交付给核对发药人员,由核对发药人员核对所调配的药品,正确无误后,向患者发出所调配的药品,并对患者进行用药指导。

5.发药及用药指导　现场解答患者有关用药疑问。

6.评价　由患者观察监督调配人员和核对发药人员的操作过程,对调配结果进行评价,并按评分要求量化评价调配人员、核对发药人员工作质量。4名同学进行角色互换,按同样方法重新进行实训。

7.实训指导　教师当场对小组的整个调剂流程进行点评。

【实训提示】

(1)本实训的各项要求以《处方管理办法》《中华人民共和国药品管理法》及相关法规和《中华人民共和国药典》及相关药品说明书为主要依据。

(2)处方调剂的注意事项。

①仔细审核处方,按照处方中的药品顺序逐一调配。

②对贵重药品、麻醉药品等分别登记账卡。

③调配药品时应检查药品的批准文号,并注意药品的有效期,以确保使用安全。

④药品调配齐全后,与处方逐一核对药品名称、剂型、规格、数量和用法用量,准确规范地书写标签。

⑤对需特殊储存的药品,应加贴醒目标签,以提示患者注意,如"2～10 ℃冷处储存"。

⑥尽量在每种药品上分别加贴用法、用量、储存条件等标签,并正确书写药袋或粘贴标签。

特别注意标识以下几点:a.药品通用名、剂型、剂量和数量;b.用法、用量;c.患者姓名;d.调剂日期;e.处方号或其他识别号;f.药品储存方法和有效期;g.用药注意事项(如餐前或餐后、冷处储存、驾驶员不宜服用、需振荡混合后服用等);h.调剂药房的名称、地址和电话。

⑦调配好一张处方的所有药品后再调配下一张处方,以免发生差错。

⑧核对后签名或盖专用签章。

【实训思考】

(1)《处方管理办法》要求药师对处方的适宜性进行审核,审核的内容有哪些?

(2)药师调剂处方时必须做到"四查十对",具体内容是什么?

(3)如何做好用药指导工作?

(4)中药调剂与西药调剂有什么不同?

(5)如何在日常调配工作中做好药学服务工作?

(马　腾)

实训七　医院静脉用药调配中心观摩

【实训目的】

(1)熟悉静脉用药调配中心的工作场所、人员和设备等基本要求。

(2)实地了解静脉用药集中调配工作的流程和无菌调配技术。

【实训准备】

(1)熟悉静脉用药集中调配工作的流程和无菌调配技术要求。

(2)熟悉静脉用药集中调配工作中药师的具体操作步骤。

【实训步骤】

学生分批观摩静脉用药调配中心药师审核处方、打印标签、贴签摆药、核对、混合调配药品、成品输液核对等工作。

【实训思考】

简述建立静脉用药调配中心的意义。

(蓝　俊)

实训八　静脉用药集中调配技能

【实训目的】

掌握审核处方或医嘱、打印标签、贴签摆药、核对、成品输液核对等工作环节。

【实训准备】

熟悉静脉用药集中调配的具体操作步骤和注意事项。

【实训步骤】

在静脉用药调配中心,在药师指导下分组完成审核处方或医嘱、打印标签、贴签摆药、核对、成品输液核对等工作。

【实训思考】

简述静脉用药调配中心的工作流程。

(蓝　俊)

实训九　社区老年人用药指导

【实训目的】

(1)掌握社区老年人用药指导的原则。

(2)学会针对社区老年人用药指导的方法和技巧。

【实训准备】

(1)收集关于社区老年人用药指导的相关资料,提前做好知识储备。

(2)准备用药指导的资料和用具,比如宣传单、血压计等。

【实训步骤】

1.对象调研　通过网络调查、问卷调查、实地调查等手段了解社区老年人的发病情况,了解其治疗手段和用药情况。

2.小组研讨　以 5～10 人为一个小组进行合作性研讨,重点分析社区老年人用药指导的目标、方法和技巧,并拟定用药指导的初步方案。

3.模拟演练　每个小组派代表扮演药师和社区老年人,在实训场所借助道具模拟演练用药指导流程,经同学互评、教师讲评后综合意见,形成最终方案。

4.现场实施　到社区或养老院进行实际的用药指导,记录实施效果。

5.总结归纳　根据实施记录,客观评价实施效果,对方案进行评价和修正。

【实训思考】

(1)老年人用药有哪些特点? 应该如何选择药物?

(2)应该如何与社区老年人进行沟通?

(丁宇翔)

实训十　驾驶员用药指导

【实训目的】

(1)掌握驾驶员用药指导的原则。

(2)学会针对驾驶员用药指导的方法和技巧。

【实训准备】

(1)收集关于驾驶员用药指导的相关资料,提前做好知识储备。

(2)准备用药指导的资料和用具,比如宣传单、题板等。

【实训步骤】

1.对象调研　通过网络调查、问卷调查、实地调查等手段了解驾驶员的用药情况。

2.小组研讨　以 5～10 人为一个小组进行合作性研讨,重点分析驾驶员用药指导的目标、方法和技巧,并拟定用药指导的初步方案。

3.模拟演练　每个小组派代表扮演药师和驾驶员,在实训场所借助道具模拟演练用药指导流程,经同学互评、教师讲评后综合意见,形成最终方案。

4.现场实施　到社区进行实际的用药指导,记录实施效果。

5.总结归纳　根据实施记录,客观评价实施效果,对方案进行评价和修正。

【实训思考】

(1)驾驶员工作有哪些特点？

(2)驾驶员应当慎用哪些药物？

（丁宇翔）

实训十一 药品不良反应/事件调查

【实训目的】

(1)运用课堂所学的理论知识,学会收集药品不良反应/事件。

(2)能正确、规范填写"药品不良反应/事件报告表"。

(3)会按照药品不良反应/事件报告流程进行药品不良反应/事件呈报。

【实训准备】

(1)《药品不良反应报告和监测管理办法》。

(2)收集药品不良反应/事件案例。

【实训步骤】

1.填表注意事项

(1)"药品不良反应/事件报告表"的填报内容应真实、完整、准确。

(2)"药品不良反应/事件报告表"是药品安全性监测工作的重要档案资料,手工报表需长期保存,因此务必用碳素笔、钢笔书写,填写内容、签署意见(包括有关人员的签名)字迹要清楚,不得用报告中未规定符号、代号、不通用的缩写形式或花样式签名。其中选择项画"√",叙述项应准确、完整、简明,不得有缺漏项。

(3)每一例患者填写一张报告表。

(4)尽可能详细地填写报告表中所要求的项目。有些内容无法获得时,填写"不详"。

(5)对于报告表中的描述性内容,如果报告表提供的空间不够,可另附纸说明。并将"附件"写在纸的顶部,所有的附件应按顺序标明页码,附件中必须指出继续描述的项目名称。

2.填表详细要求

(1)首次报告□ 跟踪报告□ 编码:

如果是跟踪报告,与原始报告重复的部分可不必再填写。编码是报告单位内部编码,网络上报后系统自动形成电子编码,由医院不良反应/事件联络员填写,跟踪报告的编码应与原始报告相同。

(2)报告类型:新的□ 严重□ 一般□

新的药品不良反应是指药品说明书中未载明的药品不良反应。严重的药品不良反应是指因服用药品引起以下损害情形之一的反应:①引起死亡;②致癌、致畸、致出生缺陷;③有生命危险并能够导致人体永久的或显著的伤残;④对器官功能造成永久损伤;⑤导致住院或住院时间延长。一般的药品不良反应是指除新的、严重的药品不良反应以外的所有药品不良反应。

(3)报告单位类别:医疗机构□ 经营企业□ 生产企业□ 个人□ 其他□_____

选择"药品不良反应/事件报告表"的填报单位的类型,在相应类别画"√",若为其他,应具体注明。

(4)患者姓名:填写患者真实全名。

当新生儿被发现有出生缺陷时,如果报告者认为这种出生缺陷可能与母亲在妊娠期间服用药品有关,患者是新生儿。

如果不良反应涉及新生儿或者母亲,或者两者均涉及,报告人认为不良反应的发生与母亲在妊娠、哺乳期间服药有关时:①如果不良反应没有影响新生儿,患者是母亲;②如果不良反应使胎儿死亡或自然流产,患者是母亲;③如果只有新生儿出现不良反应(除了胎儿死亡/自然流产),患者是新生儿,将母亲使用的引起新生儿出现不良反应的药品列在可疑药品栏目中;④如果新生儿和母亲都有不良反应发生,则应填写两张报告单,并且注明两张报告单的相关性。

(5)性别:在填写选择项时应规范使用"√",不应使用"×"等其他标志,避免理解错误。

(6)出生日期:患者的出生年份应填写 4 位,如 2019 年 11 月 5 日。如果患者的出生日期无法获得,应填写发生不良反应时的年龄。

(7)民族:应正确填写,如回族。

(8)体重:注意以千克(kg)为单位。如果不知道准确的体重,请做一个最佳的估计。

(9)联系方式:最好填写患者的联系电话。如果填写患者的通信地址,请附上邮政编码。

(10)原患疾病:即病例中的诊断,诊断疾病应写全称,如急性淋巴细胞白血病,不能写成 ALL。

(11)医院名称:须填写医疗机构、卫生机构的完整全称,如××市第一人民医院。

(12)病历号/门诊号:需认真填写,以便对详细病例和详细资料的查找。

(13)既往药品不良反应/事件:包括药品过敏史。

(14)家族/药品不良反应/事件:选择正确选项,如需要详细叙述,请另附纸说明。

(15)相关重要信息:过敏史包括药物、食物、花粉过敏等,若为其他,应具体注明。

(16)怀疑药品:报告人认为可能与不良反应/事件发生有关的药品。批准文号应与药品生产厂家、名称、规格对应。如果无商品名或不知道,填写"不详"。通用名、生产厂家应填写完整,不应简写。生产批号应是患者使用时发生不良反应的药品的生产批号。对于规定要缓慢静脉注射的药品应在报告表"备注"栏内注明是否缓慢注射。

用药起止时间:使用药品的同一剂量的开始时间和停止时间,如果用药过程中改变剂量,应另行填写该剂量的起止时间,并注明。用药起止时间大于 1 年时,按"×年×月×日—×年×月×日"的格式填写;用药起止时间小于 1 年时,按"×月×日—×月×日"的格式填写;如果用药不足 1 天,可填写用药持续时间,例如一次或静脉滴注 1 h。

用药原因:填写使用该药品的原因,应详细填写,如患者既往高血压病史,此次因肺部感染使用注射用氨苄西林引起不良反应/事件,用药原因栏应填写肺部感染。

(17)并用药品:发生药品不良反应/事件时除怀疑药品外患者的其他用药情况,包括患者自行购买的药品或中草药等。并用药品的信息可能可以提供以前不知道的药物相互作用线索,或者提供不良反应/事件发生的另外的解释,故请一定填写。

填写怀疑药品和并用药品时须参考文献,如不良反应/事件表现形式,药品不良反应/事件的发生时间、发生率,与患者情况进行比较,再客观分析填写,并以此决定怀疑药品和并用药品的顺序。填报时还应注意不要忽略慢性疾病长期服药因素。

(18)不良反应/事件名称:应参考《WHO 药品不良反应术语集》,对明确药源性疾病的填写疾病名称,不明确的填写不良反应中最主要、最明显的症状。

(19)不良反应/事件发生时间:填写不良反应/事件发生的确切时间(具体到×年×月×日)。当新生儿被发现有出生缺陷,不良事件的发生时间就是新生儿的出生日期;当胎儿因为先天缺陷而发生早产或流产时,不良反应的发生时间就是妊娠终止日期。

(20)不良反应/事件过程描述及处理情况:3 个时间、3 个项目和 2 个尽可能。

3 个时间:①不良反应/事件发生的时间;②采取措施干预不良反应/事件的时间;③不良反应/事件终止的时间。

3 个项目:①第一次药品不良反应/事件出现时的相关症状、体征和相关检查;②药品不良反应/事件动态变化的相关症状、体征和相关检查;③发生药品不良反应/事件后采取的干预措施结果。

2个尽可能:①填写不良反应/事件的表现时要尽可能明确、具体;②与可疑不良反应/事件有关的辅助检查结果要尽可能明确填写。

套用模板:何时出现何不良反应(2个尽可能),何时停药,采取何措施,何时不良反应治愈或好转。

要求:相对完整,以时间为线索,重点为不良反应的症状、结果,目的是为关联性评价提供充分的信息。

(21)不良反应/事件的结果:本次不良反应/事件经采取相应的医疗措施后的结果,不是指原患疾病的后果,例如,患者的不良反应已经痊愈,虽后来死于原患疾病或与不良反应无关的并发症,此栏仍应填"痊愈"。

不良反应经治疗后明显减轻,在填写报告表时没有痊愈,但是经过一段时间可以痊愈时,选择"好转"。

不良反应经治疗后,未能痊愈而留有后遗症时,应注明后遗症的表现。后遗症即永久的或长期的生理功能障碍,应具体填写其临床表现,注意不应将恢复期或恢复阶段的某些症状视为"后遗症"。

患者因不良反应导致死亡时,应指出直接死因和死亡时间。

(22)停药或减量后,不良反应/事件是否消失或减轻? 再次使用可疑药品后是否再次出现同样不良反应/事件?

根据不良反应/事件处理结果实际情况填写。

(23)对原患疾病的影响:发生的不良反应/事件对原患疾病有无影响,如有影响,需写明具体有哪些影响,例如病情加重、病程延长,甚至导致死亡,应根据实际情况选择。

(24)关联性评价:报告人只填写"报告人评价",签名处需报告人亲笔签名。"报告单位评价"由联络员填写。

我国使用的分析方法主要遵循以下五条原则。

①用药与不良反应/事件的出现有无合理的时间关系。

②不良反应/事件是否符合该药已知的不良反应/事件类型。

③停药或减量后,不良反应是否消失或减轻。

④再次使用怀疑药品是否再次出现同样不良反应/事件。

⑤不良反应/事件是否可用并用药品的作用、患者病情的进展、其他治疗的影响来解释。

(25)报告人信息:务必填写完整,需报告人亲笔签名。

(26)报告单位信息:务必填写完整,需联络员亲笔签名。

3. 药品不良反应案例

患儿,男,5岁,因间断发热8天到医院就诊。由门诊以"急性化脓性扁桃体炎"收入住院部儿科,医生开具哌拉西林-他唑巴坦抗感染治疗。患儿输注该药物约20 min时,颜面部出现红色小丘疹,并逐渐增多,伴瘙痒。医生考虑该患儿对哌拉西林-他唑巴坦过敏,立即停用该药。停药后患儿丘疹逐渐消退,未诉不适。

4. 药品不良反应报告

患儿主管医生判断丘疹症状为药品哌拉西林-他唑巴坦的不良反应,填写"药品不良反应/事件报告表",呈报至医院药剂科临床药学室。临床药学室对收集的报告进行整理、加工。一般的药品不良反应于30日内,新的、严重的药品不良反应/事件于发现或获知之日起即日内、死亡病例须立即上报至国家药品不良反应监测系统。

【实训思考】

(1)药品不良反应/事件的收集与呈报有什么意义?

(2)如何辨别是患者原患疾病还是药品不良反应?

药品不良反应/事件报告表

首次报告□ 跟踪报告□ 编码：

报告类型：新的□ 严重□ 一般□

报告单位类别：医疗机构□ 经营企业□ 生产企业□ 个人□ 其他□_____

患者姓名：	性别：男□ 女□	出生日期： 年 月 日 或年龄：	民族：	体重(kg)：	联系方式：

原患疾病：	医院名称： 病历号/门诊号：	既往药品不良反应/事件： 有□_____无□ 不详□ 家族药品不良反应/事件： 有□_____无□ 不详□

相关重要信息：吸烟史□ 饮酒史□ 妊娠期□ 肝病史□ 肾病史□ 过敏史□_____ 其他□_____

药品	批准文号	商品名	通用名（含剂型）	生产厂家	生产批号	用法用量（次剂量、途径、日次数）	用药起止时间	用药原因
怀疑药品								
并用药品								

不良反应/事件名称：	不良反应/事件发生时间： 年 月 日

不良反应/事件过程描述（包括症状、体征、临床检查等）及处理情况（可附页）：

不良反应/事件的结果：痊愈□ 好转□ 未好转□ 不详□ 有后遗症□ 表现：_____

死亡□ 直接死因：_____ 死亡时间： 年 月 日

停药或减量后，不良反应/事件是否消失或减轻？ 是□ 否□ 不明□ 未停药或未减量□

再次使用可疑药品后是否再次出现同样不良反应/事件？ 是□ 否□ 不明□ 未再使用□

对原患疾病的影响：不明显□ 病程延长□ 病情加重□ 导致后遗症□ 导致死亡□

关联性评价	报告人评价：肯定□ 很可能□ 可能□ 可能无关□ 待评价□ 无法评价□ 签名： 报告单位评价：肯定□ 很可能□ 可能□ 可能无关□ 待评价□ 无法评价□ 签名：
报告人信息	联系电话： 职业：医生□ 药师□ 护士□ 其他□_____ 电子邮箱： 签名：

报告单位信息	单位名称：	联系人：	电话：	报告日期： 年 月 日

备 注	

（范高福）

实训十二　苯妥英钠血药浓度监测及个体化给药

【实训目的】

(1)熟悉血药浓度监测的工作流程,能够对血样进行处理并运用紫外分光光度法或高效液相色谱法对苯妥英钠的血药浓度进行检测。

(2)能结合苯妥英钠的药动学相关资料及患者的病理、生理情况等,初步对测定结果进行分析和解释,并提出用药建议。

【实训准备】

1.仪器　紫外分光光度计或高效液相色谱仪、离心机、恒温水浴锅、涡旋混合器等。

2.材料及试剂　苯妥英钠标准品、健康人血清、患者(苯妥英钠用药者)血清,紫外分光光度法还需准备 7 mol/L 氢氧化钠溶液、高锰酸钾溶液、磷酸缓冲液(pH 6.8)、二氯甲烷、环己烷等试剂,高效液相色谱法还需要准备甲醇(色谱纯)、乙酸乙酯(分析纯)、纯化水等。

【实训步骤】

1.紫外分光光度法

(1)对照溶液的制备:精密称取苯妥英钠标准品 0.025 g,加新沸过放冷的蒸馏水定容至 25 mL,制备对照溶液。

(2)标准曲线的绘制:分别取新配的苯妥英钠对照溶液 5 μL、10 μL、20 μL、40 μL 及 80 μL,各加入 0.5 mL 健康人血清,混匀,加 pH 6.8 磷酸缓冲液 0.5 mL,涡旋混合后加二氯甲烷 5.0 mL,振荡 10 s,离心(3000 r/min)10 min,吸取下层有机层 4.0 mL,用 7 mol/L NaOH 溶液 2.0 mL 回提,吸取碱液层,55 ℃水浴加热,除去残留的二氯甲烷,涡旋混合,离心(3000 r/min)10 min,取上层溶液,以环己烷为空白对照,于 250 nm 波长处测定吸光度,以吸光度对药物浓度进行回归分析,计算标准曲线方程、线性范围及定量限。

(3)血药浓度测定:取患者血清 0.5 mL,从加 pH 6.8 磷酸缓冲液 0.5 mL 开始,同上述标准曲线的制备操作,测得吸光度,代入回归方程,求得血药浓度。

(4)TDM 结果解释:结合相关资料对实际测定的结果进行解释,并给出用药建议。

2.高效液相色谱法

(1)苯妥英钠对照溶液的配制:精密称取苯妥英钠标准品 0.020 g,放置于 50 mL 容量瓶中,加入纯化水溶解稀释至刻度,得 400 mg/L 的标准储备液。再精密吸取标准储备液 10 mL 置于 50 mL 容量瓶中,加纯化水稀释至刻度,得到 80 mg/L 的苯妥英钠对照溶液。

(2)标准曲线的绘制:吸取 80 mg/L 的苯妥英钠对照溶液,分别配制成 2.5 mg/L、5.0 mg/L、10.0 mg/L、20.0 mg/L 及 40.0 mg/L 的含药标准血清,每份含药标准血清及空白标准血清各取 0.3 mL,加入乙酸乙酯 4 mL 后涡旋振荡 5 min,再离心(4000 r/min)15 min 后,取上清液 3 mL,于 50 ℃ 水浴中经氮气挥干,取残渣用 0.1 mL 甲醇复溶后,取 20 μL 进样,测定。以外标法定量,计算标准曲线方程、线性范围及定量限。

(3)色谱条件:ODS(C18)柱(4.6 mm×150 mm,5.0 μm),流动相为甲醇-水(50∶50);检测波长为 254 nm;流速为 1 mL/min;分析时间为 20 min。

(4)血样处理及血药浓度测定:取患者待测血清 0.3 mL,按前述血样处理方法和色谱条件进样,测定并计算血药浓度。

(5)TDM 结果解释:结合相关资料对实际测定的结果进行解释,并给出用药建议。

【实训思考】

(1)作为药师,除了准确及时地测定药物浓度外,还需要重点收集哪些资料,以科学合理地解释测定结果?

(2)还有哪些药物需要进行血药浓度监测? 请举例。

(范高福)

实训十三 头痛用药案例分析及宣教能力训练

【实训目的】

(1)运用课堂所学的理论知识,对头痛案例进行分析,强化学生对头痛及临床用药相关知识的理解,培养学生独立分析问题和解决问题的能力。

(2)通过实训让学生熟悉头痛防治宣教的基本知识,学会正确推荐治疗头痛的药物,培养用药咨询和用药指导的能力。

【实训准备】

(1)临床合理用药案例。

(2)具有多媒体设备的模拟药房。

【实训步骤】

(1)学生分组对案例进行讨论、分析,教师巡视指导,每组推选代表发言,最后由教师点评、总结。

(2)教师通过多媒体向学生介绍头痛防治宣教的基本知识,并分组进行合理用药指导和宣教模拟训练(患者与药师角色)。

(3)模拟情景对话。

药师:您好,请问有什么可以帮您?

患者:我头有点痛,想买点止痛药。

药师:头痛有多长时间了?

患者:有两三天了,前两天受凉后就觉得头有点痛。

药师:具体哪个部位比较痛? 是胀痛还是刺痛?

患者:头前面和两侧的位置一阵阵胀痛,晚上都休息不好。

药师:以前有过这样的头痛吗?

患者:没有。

药师:有没有恶心、呕吐、视物模糊的感觉?

患者:没有。

药师:有没有咳嗽?

患者:也没有。

药师:有没有自己测过体温? 做过什么检查吗?

患者:前几天自己测是有点发烧,快 38 ℃了,今天测好点了,是 37 ℃。

药师:那有没有吃过什么药?

患者:我吃了午时茶,不发烧了,但是头痛还是没有缓解,并且觉得全身酸痛。

药师:从您的症状来看,还是感冒引起的头痛。

患者:那我应该吃什么药比较好呢?

药师:您对哪些药物过敏? 有没有其他疾病,比如说胃肠道疾病?

患者:都没有。

药师:可以选用复方对乙酰氨基酚,口服,1 次 1 片,1 日 3 次。这个药可以减轻您的头痛和发热症状。

患者:有没有什么不良反应?

药师:可能会感觉胃不太舒服,最好是饭后服药。注意服药的时间不能超过 5 日,头痛症状消失后就停止用药。

患者:好的,谢谢。

药师:注意服药时不要喝酒或饮用含有乙醇的饮料,要注意休息,不要喝浓茶、浓咖啡,不要吃辛辣、高糖食物。

患者:好的,谢谢。

(4)推荐用药。

①如果是精神紧张性头痛,宜选用何药?

②如果是偏头痛,宜选用何药?

③如果是鼻窦炎性头痛,宜选用何药?

(5)用药指导。

①对乙酰氨基酚、阿司匹林等解热镇痛药仅对头痛症状有缓解作用,不能解除头痛的根本病因,不宜长期使用。

②解热镇痛药的主要不良反应为胃肠道反应,为减少药品对胃肠道的刺激性,解热镇痛药宜在餐后服用或与食物同服。

③解热镇痛药用于头痛一般不超过 5 日,如 5 日后症状未缓解,或伴有发热、嗜睡等,应及时去医院就诊。

④保持乐观情绪、劳逸结合是防治头痛的有效措施。注意戒除烟酒,忌辛辣、高糖饮食。

(6)学生认真完成实训报告。

【实训思考】

(1)头痛的主要临床表现及治疗原则是什么?

(2)非药物治疗头痛的措施有哪些?

(孙莉华)

实训十四　腹泻用药案例分析及宣教能力训练

【实训目的】

(1)运用课堂所学的理论知识,对腹泻案例进行分析,强化学生对腹泻及临床用药相关知识的理解,培养学生独立分析问题和解决问题的能力。

(2)通过实训让学生熟悉腹泻防治宣教的基本知识,学会正确推荐治疗腹泻的药物,培养用药指导和用药咨询的能力。

【实训准备】

(1)临床合理用药案例。

(2)具有多媒体设备的模拟药房。

【实训步骤】

(1)学生分组,对合理用药案例进行讨论、分析,教师巡视指导,每组推选代表发言,最后由教师点评、总结。

(2)教师通过多媒体向学生介绍腹泻防治宣教的基本知识,并分组进行合理用药指导和宣教模拟训练(患者与药师角色)。

(3)模拟情景对话。

药师:您好,请问有什么可以帮您?

患者:我拉肚子,想买点治拉肚子的药。

药师:什么时候开始的? 今天拉了多少次?

患者:上午 10 点多钟开始拉的,到现在拉了四五次了。

药师:大便成形吗? 还是像水样的呀?

患者:大便不成形,很稀,像水样的。

药师:您还有哪里不舒服吗?

患者:很想吐,吐了 2 次,肚子也很痛。

药师:感觉口渴吗?

患者:有点渴,一直都想喝水。

药师:有发烧吗?

患者:好像有一点点,没测体温。

药师:您今天有没有吃什么特别的东西呀?

患者:早上在外面吃早点,1 h 后就感觉肚子不舒服,想吐,接着就拉肚子。

药师:从症状看,您应该是急性胃肠炎引起的腹泻,可能是您早上吃了不干净的食物导致的。

患者:那我该吃什么药呀?

药师:您现在有点脱水,可以服用补液盐,每小袋加 500 mL 温开水溶解,分次喝,能补充身体丢失的水分和盐分。

患者:好的,我还需要吃什么药吗?

药师:您以前有药品和食物的过敏史吗?

患者:没有。

药师:还可以使用蒙脱石散止泻,首次要用 2 袋,之后 1 次 1 袋,每日 3 次,或者腹泻后加服 1 袋,使用时加入 50 mL 温水中,摇匀后口服,最好是饭前半小时服用。另外,还可以服用山莨菪碱片,此药可以减轻您的腹痛,1 次 1 片,一日 3 次。

患者:听别人说诺氟沙星止泻效果挺好的,我可以用吗?

药师:诺氟沙星属于处方药,必须要凭医师处方才能购买,并且这类药物会影响软骨的发育,18 岁以下是禁止使用的。你满 18 岁了吗? 从您的症状上看暂时还不需要。

患者:我 20 岁,我还是用你推荐的这两个药吧。那我服药期间要注意什么吗?

药师:蒙脱石散的副作用很少,山莨菪碱在您的腹痛缓解后就不必再用了。另外使用过程中可能会出现口干、面红、看近物模糊等,停药后症状会自然缓解。

患者:好的,谢谢。

药师:这些天您要注意休息,饮食要清淡,主食以半流质为主。如果服药后症状还没有缓解,您应该去医院的消化科看一下。

患者:我会注意的。

药师:好的,祝您早日康复。

(4)推荐用药。

①感染性腹泻患者如果出现明显的腹痛,宜选用何药?

②对细菌感染的急性腹泻可选用哪些抗菌药物?

③如果患者是消化性腹泻,宜选用何药?

④如果患者是肠道菌群失调性腹泻,宜选用何药?

(5)用药指导。

①进行购药指导时,要询问既往用药史、过敏史等,注意询问肝、肾功能。

②腹泻是多种不同的病因导致的,在应用止泻药治疗的同时,也要注意对因治疗。

③服用蒙脱石散、山莨菪碱前,要仔细阅读药品说明书。

④蒙脱石散是胃肠道黏膜保护剂,会在胃肠道形成一层保护膜,如与其他药物合用,要间隔 2 h,

推荐饭前 30 min 左右服用。急性腹泻服用本品治疗时,首次剂量加倍。

⑤腹泻时应及时补充水分或口服补液盐。

⑥急性腹泻不需禁食,宜摄入清淡流质食物,如米汤、面汤等,忌辛辣、油腻食物。

(6)学生认真完成实训报告。

【实训思考】

(1)腹泻常见病因及主要临床表现有哪些?治疗原则是什么?

(2)感染性腹泻可用哪些药物治疗?

(孙莉华)

实训十五　感冒用药案例分析及宣教能力训练

【实训目的】

(1)运用所学知识,对临床典型的抗感冒药合理用药案例进行分析,强化对临床常用抗感冒药合理应用相关知识的理解,培养学生独立分析问题和解决问题的能力。

(2)通过观看多媒体资料,熟悉感冒防治宣教的基本知识,着重训练抗感冒药应用原则及感冒患者的饮食指导,掌握对感冒患者进行初步的合理用药和宣教的内容。

【实训准备】

(1)临床合理用药案例、处方或与感冒有关的视频资料。

(2)具有多媒体设备的模拟药房。

【实训步骤】

(1)学生分组对临床合理用药案例或处方进行讨论、分析,教师巡视指导,每组推选代表发言,最后由教师点评、总结。

(2)教师通过多媒体向学生介绍感冒防治宣教的基本知识,并分组进行合理用药指导和宣教的模拟训练(患者与药师角色),最后每组推选代表登台表演。

(3)模拟情景对话。

药师:您好! 请问有什么可以帮您?

患者:我想买感冒药。

药师:请问您有哪些不舒服的症状?

患者:我有点鼻塞、打喷嚏和鼻子发痒。

药师:这些症状持续多长时间了?

患者:有两天了。

药师:流鼻涕吗?

患者:有,清水鼻涕。

药师:您有没有头痛、全身酸痛或肌肉酸痛的症状?

患者:有点儿,主要是头有点儿疼。

药师:有没有发热现象?

患者:在家里测量过,不发热。

药师:咽喉痛吗? 有没有口干?

患者:咽喉不痛,也不特别口干。

药师:有没有咳嗽?

患者:稍微有点。

药师:有痰吗?

患者:有些,但不多,也容易咳出来。

药师:您这两天吃饭怎么样?

患者:感冒了,胃口不好。

药师:您在这之前是否劳累? 着过凉吗?

患者:有过,下班后没有热水,就洗了冷水澡,第 2 天起来就感觉不舒服了。

药师:您除了感冒症状外,还有没有哪里不舒服?

患者:没有。

药师:您自己服用过什么药?

患者:服用过维 C 银翘片,但不管用。

药师:您有没有对哪些药品过敏?

患者:没有。

药师:您有没有其他疾病,如胃病?

患者:也没有。

药师:从您的症状看,这是一次普通的感冒,属于风寒感冒,您服用的维 C 银翘片可治疗风热感冒,所以服用这个药效果不好。请您到这边来,我给您介绍几种中成药,您可选用风寒感冒颗粒,您服用之前仔细阅读说明书,在服药期间,需要多喝温开水,注意保暖。

患者:我想买些西药,西药治疗快些。

药师:您可选用复方药,我给您推荐复方盐酸伪麻黄碱缓释胶囊,它可减轻感冒引起的鼻塞、流鼻涕和打喷嚏;口服,1 日 2 粒,早晚各 1 粒。

患者:这药有没有不良反应?

药师:服用复方盐酸伪麻黄碱缓释胶囊的过程中容易出现困倦、口干、胃不舒服、乏力、头晕、大便干燥等轻微的不良反应,每日的药量不要超过 2 粒,服用时间不要超过 7 日,症状消失后应停止用药,用药期间应多喝水,如症状加重,请及时就医。

患者:除了这个药外,还有没有其他药?

药师:有,像扑尔伪麻片,也可有效地缓解您的感冒症状,这个药也是口服,1 日 3 次,1 次 1 片。

患者:那给我拿一盒复方盐酸伪麻黄碱缓释胶囊。

药师:好的,请到收银台付钱,如果用药过程中有什么问题,请来店咨询。服药几天后不见好转的话,请去医院就诊。祝您早日康复,请慢走。

(4)推荐用药。

①如患者出现发热,头痛,选用何药?

②如患者出现感冒发热、鼻塞、流鼻涕、咳嗽、咳痰,选用何药?

③如患者出现发热、头痛、全身酸痛、咽喉痛等症状,除了选用解热镇痛药外,还需要选用何药?

(5)用药指导。

①服用感冒药前,一定要仔细阅读药品说明书。

②感冒症状消失后应停止用药。

③用药期间应多喝温开水,如症状加重,请及时就医。

④保证足够的休息和睡眠。

⑤对于流感患者,室内可用食醋熏蒸,每立方米空间用食醋 10 mL,加水 2 倍,加热熏 2 h,到公共场合尽量戴口罩。

(6)案例分析。

张某,男,50 岁,司机。感冒发热伴全身酸痛 3 日,患者于 3 日前出现鼻塞、头痛、全身酸痛,服用维 C 银翘片无效后出现发热、咽喉红肿、口渴、咳嗽无痰等症状,故来药店买药。患者既往有高血压,无药物过敏史。体格检查:体温 38 ℃,脉搏 85 次/分,呼吸 21 次/分,血压 130/98 mmHg,神志清楚,体型中等,面色较红,声音嘶哑,咽部充血,心律齐,肺部未闻及干湿啰音。余未见异常。

讨论并拟定治疗方案,在伴有上述并发症时宜用何药?忌用何药?有何联合用药方案?请根据案例设计模拟药房问病荐药的情景对话。

【实训思考】

(1)除药物治疗外,有哪些非药物治疗措施可减轻感冒患者的症状或促进患者康复?

(2)服用抗感冒药时应注意哪些问题?

(3)小儿感冒宜选用哪些安全的抗感冒制剂?小儿感冒安全用药应注意哪些问题?

(马运成)

实训十六　荨麻疹用药案例分析及宣教能力训练

【实训目的】

(1)运用所学知识,对临床典型的抗荨麻疹药合理用药案例进行分析,强化对临床常用抗荨麻疹药合理应用相关知识的理解,培养学生独立分析问题和解决问题的能力。

(2)通过观看多媒体资料,熟悉荨麻疹防治宣教的基本知识,着重训练抗荨麻疹药应用原则及荨麻疹患者的饮食指导,掌握对荨麻疹患者进行初步合理用药和宣教的内容。

【实训准备】

(1)临床合理用药案例、处方或与荨麻疹有关的视频资料。

(2)具有多媒体设备的模拟药房。

【实训步骤】

(1)学生分组对临床合理用药案例或处方进行讨论、分析,教师巡视指导,每组推选代表发言,最后由教师点评、总结。

(2)教师通过多媒体向学生介绍荨麻疹防治宣教的基本知识,并分组进行合理用药指导和宣教的模拟训练(患者与药师角色),最后每组推选代表登台表演。

(3)模拟情景对话。

药师:您好!请问有什么可以帮您?

患者:我想买点治疗荨麻疹的药物。

药师:是不是像"风团块"的"包包"?

患者:是的。我想知道这个病是怎么发生的?

药师:引起荨麻疹的因素很多,病因也比较复杂,约3/4的患者找不到原因。引起荨麻疹的因素包括食物,有动物性蛋白,如鱼、虾、蛋类、奶类等;药物,如青霉素、阿司匹林、血清、疫苗等;感染,如病毒、细菌感染等;吸入物,如花粉、灰尘和动物皮屑;物理因素,如冷、热、日光、摩擦及压力等;精神因素,如精神紧张或兴奋、运动后引起乙酰胆碱释放等;系统性疾病,如风湿热、类风湿关节炎、系统性红斑狼疮、恶性肿瘤、甲状腺疾病、高脂血症、糖尿病等及遗传因素等。所以现在无法告诉您具体的原因,只能告诉您可能是内外因素共同作用引起的。

患者:你认为我需要查过敏原吗?

药师:由于大部分找不到原因,故不建议查,但建议您做食物日记,记录您每天食用的食物和每天皮疹的变化,从而判断过敏的发生与进食的关系,从中寻找可疑的致敏食物;当然,您也需要观察一下周围环境。

患者:有好点的药物吗?

药师:可以选择氯雷他定片,它属于第二代抗组胺药,没有中枢抑制症状,如嗜睡、乏力、困倦等不良反应。

患者:除了这个药外,还有没有其他药?

药师:还可以选择第一代抗组胺药马来酸氯苯那敏,也就是平时说的扑尔敏,但有中枢抑制症状,如嗜睡、乏力、困倦等不良反应。

患者:好吧,给我拿一盒氯雷他定片。

药师:好的,请到收银台付钱,如果用药过程中还有什么问题,请来店咨询。服药几天后不见好转的话,请去医院就诊。祝您早日康复,请慢走。

(4)推荐用药。

①如患者是急性荨麻疹,选用何药?

②如患者是慢性荨麻疹,选用何药?

③如患者是出租车司机,选用何药?

(5)用药指导。

①服用抗荨麻疹药前,一定要仔细阅读药品说明书。

②用药期间应注意饮食,少吃鱼、虾、蛋类、奶类等。

③保证足够的休息和睡眠。

④对于荨麻疹患者,室内尽可能不要养花及宠物,出门尽量戴口罩。

(6)案例分析。

男,21岁,出租车司机,于半小时前摄入辛辣食物,然后突发全身皮肤剧痒,周身皮肤可见大小不等的鲜红色、苍白色风团,以背部为主,呈圆形、椭圆形或者不规则形状,部分融合成片,中间可见抓痕。紧急去医院就诊,检查之后诊断为过敏性荨麻疹。

讨论并拟定治疗方案,宜用何药? 忌用何药? 请根据案例设计模拟药房问病荐药的情景对话。

【实训思考】

(1)除药物治疗外,有哪些非药物治疗措施可减轻荨麻疹患者的症状或促进患者康复?

(2)服用抗荨麻疹药时应注意哪些问题?

(郑 辉)

实训十七 高血压的用药指导

【实训目的】

(1)运用所学理论知识,学会面向患者开展正确的高血压用药咨询服务,指导患者合理用药。

(2)掌握高血压用药咨询、用药指导的基本程序和注意事项。

(3)树立正确的用药指导观念。

【实训准备】

(1)对模拟药房进行高血压用药咨询场景的布置。

(2)根据高血压用药咨询的内容,查阅高血压用药的相关知识。

【实训步骤】

1. 情景演练

患者,女,60岁。因头晕、头痛、乏力就诊,体格检查:血压155/97 mmHg,脉搏72次/分。诊断:1级高血压。医嘱给予硝苯地平降压治疗。

(1)角色扮演:学生分为若干组,由1名学生扮演患者,1名学生扮演药师。药师给患者发药,并进行用药指导,强调用药注意事项。

(2)讨论与点评:学生分小组讨论,每组推选1名学生进行评价,最后由教师总结点评。

2. 案例分析

患者,男,57岁。患高血压5年,同时有支气管哮喘病史。体格检查:血压165/105 mmHg。诊

断:2级高血压。医嘱如下:

卡托普利片 12.5 mg bid. po.

美托洛尔片 100 mg bid. po.

(1)学生以小组为单位,根据用药案例,讨论分析。

(2)每个小组推选 1 名学生代表发言,其他各组同学提问。

(3)教师点评、总结。

【实训思考】

(1)常用抗高血压药分为几类? 各类代表药有哪些?

(2)卡托普利、美托洛尔的降压作用有何特点? 主要不良反应是什么?

(3)建议该患者使用卡托普利、美托洛尔是否合理? 为什么?

(马 腾)

实训十八 糖尿病的用药指导

【实训目的】

(1)运用所学理论知识,对糖尿病案例进行分析,强化对临床常用降糖药合理应用相关知识的理解,培养学生独立分析问题和解决问题的能力。

(2)通过角色扮演,为糖尿病患者推荐合适的降糖药,并给予有效的用药指导和非药物治疗的建议。

(3)会正确使用血糖仪进行血糖测量。

【实训准备】

(1)教室、社会药店或模拟药房。

(2)案例。患者,女,56 岁,其母有糖尿病。因多饮、多尿、多食及消瘦 6 个月而到医院就诊,血糖 12.8 mmol/L,尿糖(＋＋＋),曾口服消渴丸,但效果欠佳。初步诊断为 2 型糖尿病,对该患者给出建议。

(3)常用口服降糖药,如氯磺丙脲、格列本脲、格列齐特、二甲双胍、阿卡波糖、罗格列酮等。

(4)血糖仪、血糖试纸、采血器、消毒棉球等。

【实训步骤】

(1)熟悉案例,分组讨论、分析,教师巡视指导,每组推选代表发言,最后由教师点评、总结。

(2)每组推举出"药师""患者"各 1 名,根据案例设计情景对话,分组进行角色扮演。

(3)互相进行血糖测量。

①清洁双手、晾干,备好血糖仪、血糖试纸、采血器(采血笔、采血针)等。打开血糖仪,校准。

②将采血针插入采血笔的置针架中,调节笔端深度旋钮,用消毒棉球对手指指尖消毒,等酒精挥发后,用采血笔在手指指尖采血。

③弃去第一滴血,将第二滴血靠近试纸的吸血区使其直接吸进试纸,将试纸插入测量显示器内。

④从血糖仪上读出血糖值,记录监测时间和血糖值。

【实训思考】

(1)糖尿病的综合管理是什么?

(2)常用口服降糖药有哪些? 各有哪些特点?

(3)如何对患者进行用药指导?

(陈惠心)

参考文献

［1］ 陈地龙,姚晓敏.药学服务实务[M].2版.北京:中国医药科技出版社,2021.

［2］ 许杜鹃.药学服务实务[M].2版.北京:中国医药科技出版社,2021.

［3］ 蒋红艳,向敏,范高福.药学服务[M].北京:高等教育出版社,2020.

［4］ 国家药品监督管理局执业药师资格认证中心.药学综合知识与技能[M].8版.北京:中国医药科技出版社,2022.

［5］ 秦红兵,陈俊荣.药学服务实务[M].2版.北京:人民卫生出版社,2018.

［6］ 陈地龙,张庆.药学服务实务[M].北京:中国医药科技出版社,2017.

［7］ 方士英,赵文.临床药物治疗学[M].北京:中国医药科技出版社,2017.

［8］ 许杜娟.药学服务实务[M].北京:中国医药科技出版社,2016.